Comidas que Combaten el Dolor

TAMBIÉN DEL DR. NEAL BARNARD

Food for Life

Eat Right, Live Longer

Turn Off the Fat Genes

Breaking the Food Seduction

Dr. Neal Barnard's Program for Reversing Diabetes

COMIDAS QUE COMBATEN EL DOLOR

SOLUCIONES DIETÉTICAS COMPROBADAS PARA OBTENER EL MÁXIMO ALIVIO DEL DOLOR SIN MEDICAMENTOS

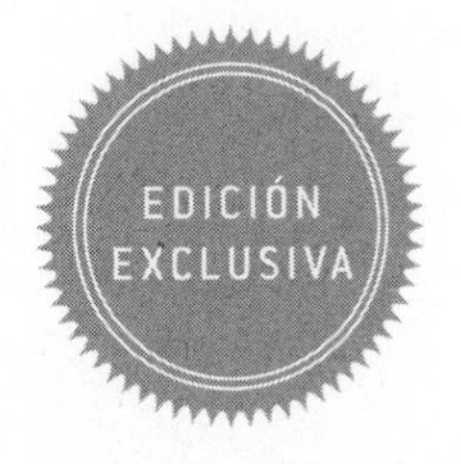

DR. NEAL D. BARNARD

Impreso en los Estados Unidos de América
Rodale Inc. hace lo posible por utilizar papel reciclado ♲ y libre de ácidos ♾.

La información de este libro se publicó previamente con la autorización de Three Rivers Press, una marca registrada de Random House, Inc. La edición de envío directo de Rodale Inc. se publica en 2009 bajo licencia de Random House, Inc.

Diseño del libro de Christopher Rhoads

Library of Congress Cataloging-in-Publication Data

Barnard, Neal D.
(Foods that fight pain. Spanish)
Comidas que combaten el dolor: soluciones dietéticas comprobadas para obtener el máximo alivio del dolor sin medicamentos / Neal D. Barnard.
p. cm.
Includes bibliographical references and index.
ISBN-13 978-1-60529-701-9 hardcover
ISBN-10 1-60529-701-1 hardcover
1. Pain—Diet therapy. I. Title.
RB127.B35518 2009
616'.0472—dc22 2009009741

2 4 6 8 10 9 7 5 3 1 tapa dura

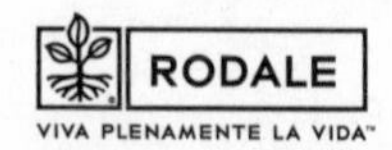

Inspiramos a las personas y les damos la posibilidad de mejorar tanto sus vidas como el mundo a su alrededor

Para consequir más de nuestros productos visite **rodalestore.com** o llame al 800-424-5152

UNA NOTA PARA EL LECTOR

Mi objetivo es proporcionarle información acerca del poder de los alimentos para la salud. No obstante, ni este libro ni cualquier otro puede sustituir el cuidado o asesoramiento médico individualizado. Si usted padece alguna enfermedad, tiene sobrepeso o toma algún medicamento, hable con su médico sobre cómo pueden afectar a su salud los cambios en la dieta, el ejercicio y otros tratamientos médicos.

La ciencia de la nutrición avanza cada vez más conforme pasa el tiempo, así que lo animo a que consulte otras fuentes de información, como las referencias que aparecen en este libro.

Cuando uno realiza un cambio dietético, es importante asegurarse de obtener una nutrición completa. Incluya una fuente de vitamina B_{12} en su rutina, como podría ser cualquier complejo multivitamínico normal, leche de soya o cereales enriquecidos o un suplemento de vitamina B_{12} de 5 microgramos o más al día.

Le deseo una salud inmejorable.

ÍNDICE

CUARTA PARTE:
PROBLEMAS METABÓLICOS E INMUNITARIOS

QUINTA PARTE:
ACTIVIDAD, DESCANSO Y COMIDA

SEXTA PARTE:
MENÚS Y RECETAS

AGRADECIMIENTOS

Tengo una deuda de gratitud con todas las personas que hicieron posible este libro:

La clarividencia, el apoyo constante y la enorme destreza como agente literario de Patti Breitman hizo posible que este proyecto se convirtiera en realidad.

La destreza editorial de Peter Guzzardi y su sorprendente combinación de entusiasmo y objetividad convirtieron la tarea de escribir en un placer.

Jennifer Raymond me brindó maravillosos menús y recetas, además de prestar sus habilidades como instructora de cocina a los participantes de nuestra investigación, cambiando con ello muchas vidas para siempre.

El Dr. Andrew Nicholson, responsable de las investigaciones del Comité de Médicos para una Medicina Responsable, que aportaron un tratamiento para la diabetes nuevo y más avanzado.

El Dr. Anthony Scialli, del Departamento de Obstetricia y Ginecología de la Facultad de Medicina de la Universidad Georgetown, compartió su pericia en la concepción y en la práctica de nuestras investigaciones acerca del dolor menstrual.

El Dr. Gabe Mirkin, Diana Rich y Pat Mill nos permitieron utilizar generosamente sus excepcionales instalaciones de enseñanza de la nutrición para nuestras investigaciones.

La Dra. Donna Hurlock, Lisa Talev, Miyun Park, Neva Davis, Kathy Savory, Steven Ragland y Cathy DeLuca dedicaron muchas noches a que nuestras investigaciones siguieran adelante, mientras que Tony Perfetto y la compañía Quest Diagnostics nos ayudaron a superar muchos obstáculos científicos.

Los participantes en nuestras investigaciones nos dedicaron muchísimo tiempo y esfuerzo y se sometieron a exámenes, cuestionarios y análisis de laboratorio a fin de contribuir a nuestros estudios.

El Dr. David Perlmutter, un sensato y eminente médico, nos proporcionó muchos conocimientos útiles sobre el tratamiento dietético de las migrañas.

El Dr. Richard Wurtman, del Instituto Tecnológico de Massachusetts; el Dr. Robert Zurier, de la División de Reumatología del Centro Médico de la Universidad de Massachusetts; David Eisenberg de la empresa fabricante de suplementos Health from the Sun de Sunapee, New Hampshire; el Dr. C. Peter N. Watson, y el Dr. Eduardo Siguel, Ph.D., respondieron con toda generosidad a mis numerosas preguntas acerca de los detalles de diversas investigaciones.

Ellen Moore, Bruce Burdick y Claire Musickant me permitieron muy amablemente compartir sus experiencias para alentar a los demás a probar el poder curativo de los alimentos.

Dean Buchanan, del laboratorio Apothecary de Bethesda, Maryland, compartió conmigo sus inestimables conocimientos sobre el poder de los tratamientos botánicos.

PREFACIO

Todos sufrimos dolor de vez en cuando, y para algunos de nosotros ese dolor se ha convertido en una presencia recurrente y a veces constante en nuestras vidas. En este libro me gustaría ofrecerle una perspectiva sobre el dolor que será diferente —y quizás más poderosa— que cualquier otra que haya conocido. Se basa en la premisa de que las comidas tienen un valor medicinal, una noción aceptada desde hace mucho tiempo en las tradiciones médicas de China, India, América precolombina y en otras culturas de todo el mundo y que ahora están confirmando las últimas investigaciones médicas occidentales.

Las comidas pueden combatir el dolor. En las siguientes páginas veremos cómo actúan y más concretamente, cuáles alimentos o suplementos son más eficaces para su dolor, junto con recetas para convertir esos alimentos en deliciosas comidas. Pero por el momento quiero dejar claro algo importante: la premisa de que las comidas pueden combatir el dolor no tiene nada de especulativa ni de extravagante. Todo lo contrario. Las ideas que se presentan en este libro están extraídas de abundantes investigaciones nuevas llevadas a cabo por prestigiosos centros médicos de todo el mundo.

Hace años, los hallazgos que mostraban que los alimentos combaten el dolor, incluso el dolor en sus formas más intensas, dieron lugar a teorías provisionales y algunas veces, controvertidas. Entonces los médicos y científicos investigaron de manera rigurosa estos conceptos en personas que aceptaron de manera voluntaria poner a prueba esos nuevos métodos. Hoy en día, tras años de pruebas, descartes y perfeccionamiento, hemos llegado a una forma revolucionaria para tratar el dolor. Los estudios de investigación nos han proporcionado las bases científicas que explican no sólo por qué las comidas pueden obrar ese milagro, sino también cómo utilizarlos. Este libro convierte estos importantes hallazgos científicos en métodos sencillos que usted puede aplicar.

Los nutrientes combaten el dolor de cuatro maneras. Pueden reducir los daños en el lugar de la lesión, aliviar la respuesta inflamatoria del cuerpo, proporcionar analgesia en los nervios mismos del dolor e incluso actuar dentro del cerebro para reducir la sensibilidad al dolor.

El enfoque más importante para usted depende del tipo de dolor que sufra. Si usted padece artritis, su objetivo es detener los daños que están sufriendo las articulaciones junto con el dolor. Si usted sufre dolor a causa del cáncer o dolor en el pecho, puede escoger alimentos que influyan en el proceso de la enfermedad. Si usted sufre de herpes, dolor nervioso a causa de la diabetes o síndrome del túnel carpiano, tiene que resolver el problema en el interior de sus nervios. Si sufre dolor de espalda crónico, cefaleas, dolor abdominal o retortijones (cólicos), lo único que desea es que el dolor desaparezca. Hay comidas específicas que pueden ayudarle con todos estos tipos de dolor.

NUNCA ES DEMASIADO TARDE

Uno de los más sorprendentes avances de los últimos años es el descubrimiento de los factores que contribuyen al dolor de espalda. Sin duda, el dolor de espalda es lo último que uno relacionaría jamás con los alimentos. Normalmente lo causan nervios comprimidos, esguinces musculares, heridas y osteoporosis, y en lo que respecta a la mayoría de nosotros, eso es todo lo que sabemos.

El tratamiento hasta ahora ha consistido en medicamentos antiinflamatorios, almohadillas térmicas, reposo en la cama, fisioterapia y —con demasiada frecuencia— cirugía. Y prácticamente todas las revisiones científicas de los diversos tratamientos que existen para el dolor de espalda han descubierto que sencillamente no funcionan para muchas personas. A menudo, un procedimiento quirúrgico conduce a otro, mientras el dolor continúa.

El estudio detenido de la propia columna vertebral nos aportó una perspectiva totalmente nueva. Los investigadores han examinado las columnas de personas con dolor de espalda, realizaron detallados estudios de autopsias de quienes habían recibido tratamiento para el dolor de espalda y después murieron por accidente u otras causas. Descubrieron que los discos correosos que actúan como almohadillas entre las vértebras óseas a menudo se pueden desgastar. Cuando la dura capa exterior del disco se desintegra, sus tejidos internos blandos pueden salirse y comprimir un nervio. Algunas veces se deterioran discos enteros y las vértebras terminan aplastándose unas contra otras.

Lo que acabo de describir no es una revelación; hace tiempo que sabemos que cuando los discos se deterioran se pueden comprimir los nervios. Las novedades se descubrieron cuando los investigadores examinaron los discos y las vértebras deterioradas.

Un par de arterias lumbares transportan la sangre a cada vértebra. Cuando estas arterias están bien abiertas, llevan el oxígeno y los nutrientes a la trabajadora columna vertebral. Al igual que cualquier otra parte del cuerpo —el corazón, el cerebro, las articulaciones y todos los demás órganos y tejidos— la espalda necesita un buen riego sanguíneo para poder sanarse de los traumas de la vida diaria.

Pero es sorprendente con cuánta frecuencia estas arterias están obstruidas con placa aretomatosa. De hecho, tenían exactamente el mismo tipo de obstrucciones que bloquean las arterias que van al corazón y que provocan ataques al corazón o derrames cerebrales.

Cuando las arterias lumbares se obstruyen, se corta el suministro de oxígeno y nutrientes que son esenciales para ayudar a la columna a recuperarse del desgaste natural. Además, empiezan a acumularse los productos de desecho que producen las células, por lo que se irritan los nervios sensibles. Las autopsias han revelado claramente que entre mayor sea la obstrucción arterial, peor resulta ser la degeneración de los discos, aumentando las probabilidades de que las vértebras se muevan de lugar, los discos se revientan y se compriman los nervios. . . y todo esto, a su vez, provoca el dolor crónico.

Resulta que una de cada diez personas que vive en los países occidentales tiene una obstrucción avanzada en una o más de estas arterias a los veinte años de edad.

Si lo sorprende, no está solo. Hasta hace muy poco nadie —ni siquiera los traumatólogos— sabían mucho acerca de las causas por las que los discos se degeneraban. Pero este descubrimiento ha abierto la puerta a una posibilidad fascinante: quizás si se mejorara la circulación se podría evitar el dolor de espalda. Después de todo, hemos aprendido mucho acerca de cómo impedir que las arterias se obstruyan en otras partes del cuerpo y no hay razón por la cual no podamos hacer lo mismo en la espalda.

No obstante, todo esto también nos obligó a formular otra pregunta que quizás sea incluso más importante: ¿podemos reabrir las arterias obstruidas y reestablecer el riego sanguíneo en una columna vertebral dañada?

A mediados de los años 90 ya sabíamos que las obstrucciones arteriales podían revertirse, al menos en otras partes del cuerpo. El Dr. Dean Ornish, un joven médico formado en la Universidad Harvard, ahora en el cuerpo docente de la Universidad de California, en San Francisco, demostró más allá de cualquier duda razonable que si cambiamos nuestras dietas lo suficiente y evitamos el cigarrillo, el estrés excesivo y los hábitos de vida sedentarios, las arterias comienzan a limpiarse ellas mismas. Estas medidas revirtieron las obstrucciones de las arterias coronarias en el 82 por ciento de los sujetos de la investigación de Ornish. También funcionan en las arterias de las piernas. La siguiente pregunta —que los investigadores están apenas comenzando a abordar— es: ¿funcionará en la espalda también?

Imagínese lo que eso podría significar para los millones de personas que sufren de dolor de espalda crónico y para los millones más a los que está a punto de sucederle. No obstante, la mayoría de personas con dolor de espalda no se da cuenta de lo que está sucediendo en sus arterias lumbares y tampoco saben cómo podría afectarles los alimentos y los cambios en el estilo de vida.

Examinaremos más detalladamente este trabajo en curso en el Capítulo 1. Lo planteo aquí simplemente para ilustrar una cuestión de suma importancia: la vieja idea de que el dolor crónico es irreversible está experimentando un cambio espectacular, y la clave reside en comprender cómo los alimentos pueden ayudar al cuerpo a llevar a cabo sus procesos naturales de recuperación.

DIFERENTES COMIDAS PARA DIFERENTES TIPOS DE DOLOR

Los estudios de investigación han revelado que ciertas comidas y nutrientes producen efectos especiales, tal como veremos en detalle en los siguientes capítulos. El arroz o el aceite de menta (*peppermint oil*), por ejemplo, pueden aliviar el tracto digestivo. El jengibre y la hierba matricaria (margaza) pueden evitar las migrañas y el café algunas veces las cura. Los aceites naturales de plantas pueden reducir el dolor de la artritis. El jugo de arándano agrio combate el dolor de las infecciones de vejiga. La vitamina B_6 incluso aumenta nuestra resistencia al dolor. Ahora bien, estos son sólo unos cuantos ejemplos: el menú de la salud es extenso.

Tanto si hablamos de dolor de espalda, de migrañas, dolor a causa del cáncer o cualquier otro tipo, hay tres principios básicos a la hora de utilizar las comidas para combatirlo. Los explicaré brevemente ahora y en los siguientes capítulos, le enseñaré cómo aplicarlas.

1. Escoja comidas que no provoquen dolor. En los dolores de cabeza, articulares y digestivos, por ejemplo, la clave no está tanto en agregar nuevos alimentos como en averiguar cuáles alimentos han causado su dolor y evitarlos, mientras cocina con comidas que prácticamente nunca causan síntomas a nadie.

   En la edición del 12 de octubre de 1991 de la revista médica *Lancet*, unos investigadores que estudiaban la artritis publicaron los resultados de un estudio cuidadosamente controlado que demostraba que evitar ciertos alimentos podía reducir la inflamación. A menudo los culpables eran alimentos tan aparentemente inocentes como un vaso de leche, un tomate (jitomate), el pan de trigo o los huevos. Al evitar comidas específicas, muchos pacientes mejoraron espectacularmente: el dolor disminuyó o desapareció y la rigidez de las articulaciones ya no era el mismo martirio matutino. Se ha observado el mismo beneficio con respecto a las migrañas. Si bien se pueden obtener beneficios de ciertos suplementos, sobre todo de los aceites naturales antiinflamatorios de algunas plantas, identificar sus propias sensibilidades es un primer paso de enorme importancia para combatir este mal.

El azúcar puede afectar el dolor, al menos en determinadas circunstancias. Tal como veremos en el Capítulo 12, unos investigadores del Centro Médico de Administración de Veteranos, ubicado en Mineápolis, demostraron sus efectos en un grupo de hombres jóvenes. Colocaron un clip en la membrana de piel ubicada entre los dedos y lo conectaron a un estimulador eléctrico. Aumentaron el voltaje gradualmente y pidieron a los hombres que dijeran cuándo sentían dolor y en qué punto lo encontraban insoportable. Cuando los investigadores les suministraron una dosis de azúcar, los voluntarios descubrieron que sentían el dolor antes y más intensamente. Luego los investigadores hicieron análisis a personas con diabetes, quienes tienden a tener más azúcar en la sangre que otras personas, y descubrieron que ellas también eran más sensibles al dolor que otras personas.

¿Qué pasaría si algún alimento de su dieta, ya sea el azúcar o cualquier otra cosa, le provocara dolor adicional sin que usted advierta qué es lo que está causando este problema? De hecho, muchas comidas provocan dolor y empeoran la inflamación. Escoger alimentos que no provocan dolor es tan importante como agregar las comidas especiales que curan.

2. Agregue alimentos que alivian el dolor. Resulta obvio que las comidas que mejoran el riego sanguíneo son muy importantes en la angina de pecho, el dolor de espalda y los dolores de las piernas. Los alimentos que alivian la inflamación ayudan a calmar las articulaciones. Otros alimentos equilibran las hormonas y acudirán a socorrerla si usted sufre dolor menstrual, endometriosis, fibromas o dolor en los senos. Tal como veremos más adelante, las comidas que regulan las hormonas también han sido objeto de una considerable cantidad de investigaciones para casos de cáncer.

3. Tome suplementos si los necesita. Le animo a que explore los beneficios de las hierbas, los extractos y las vitaminas que pueden tratar enfermedades dolorosas. Algunos se han utilizado durante mucho tiempo y se han probado en buenos estudios de investigación, como ya veremos. Haga esto bajo la supervisión de su médico, de manera que pueda integrar un tratamiento nutricional con otros tipos de tratamientos médicos que tal vez sean necesarios, además de contar con un diagnóstico sólido.

PREFACIO

¿POR QUÉ NO ME LO DIJO MI MÉDICO?

Al presentar la información de este libro he hecho bastante hincapié en los enfoques dietéticos que se han comprobado en estudios de investigación renombrados y serios. La ciencia normalmente comienza realizando observaciones anecdóticas, seguidas de pequeños estudios de investigación que establecen las bases para la puesta en marcha de estudios más controlados. No evitaré estas dos categorías de pruebas si eso es todo lo que conocemos de ciertas áreas, pero entre mejor sean las pruebas, más confianza podemos tener en que ese nuevo tratamiento dará los resultados que debería. He incluido las referencias a revistas científicas para las personas que deseen consultarlas, así como información sobre tratamientos que están apareciendo ahora mismo.

Lamentablemente lo más probable es que su médico no le pueda decir —y posiblemente quizás ni lo sepa— la mayoría de las cosas que usted leerá en este libro. Para tratar el dolor, muchos médicos confían en una variedad limitada de tratamientos, mientras diversas investigaciones de vital importancia que demuestran lo que realmente provoca el problema y cómo corregirlo a menudo se encuentran acumulando polvo en las bibliotecas médicas.

La verdad es que cuando en una revista médica aparece una muestra de información que puede salvar vidas, pocos médicos la llegarán a ver. Incluso para los médicos más serios, supone todo un reto mantenerse al corriente de más de unas cuantas de las miles de publicaciones que aparecen cada mes, aunque las respuestas que estamos buscando puedan encontrarse en ellas. Únicamente un puñado de estas revistas divulga sus hallazgos en la prensa convencional. La importantísima información que atesoran queda enterrada en los archivos médicos.

Desde luego, es totalmente diferente cuando un estudio de investigación apoya el consumo de un nuevo fármaco. Entonces la compañía farmacéutica contratará a una empresa de relaciones públicas, pagará para hacer publicidad masiva a los médicos y se anunciará en revistas médicas. La compañía patrocinará conferencias médicas que destaquen el papel del medicamento y pagará a oradores para que debatan sobre él. Las compañías farmacéuticas, motivadas por millones de dólares potenciales en beneficios, son expertas en atraer la atención de los médicos, por muy atareados que estén. Pero ninguna industria gana dinero si usted deja de comer un alimento que le provoca migrañas. Ninguna empresa que suministra equipamiento quirúrgico gana un centavo si usted abre sus arterias de manera natural mediante la dieta y el estilo de vida. El balance final de una compañía farmacéutica no mejora si usted consume comidas naturales con propiedades antiinflamatorias en lugar de fármacos caros. Y sin la maquinaria de la publicidad y la promoción que paga la industria, algunos de los descubrimientos más importantes nunca llegarían al escritorio de un médico. Los pacientes con artritis, migrañas, dolores menstruales o incluso cáncer que les preguntan a sus médicos qué es lo que deberían comer para recuperar su salud no obtienen respuestas, simplemente porque nadie ha proporcionado información nueva al médico.

A pesar de las razones económicas que a menudo ralentizan el progreso, tenemos muchos motivos para ser optimistas acerca del futuro de la medicina. Cada vez hay más médicos que están integrando la nutrición a sus tratamientos y las publicaciones científicas están respondiendo con informes sobre su eficacia. Diversos estudios aparecidos en destacadas revistas sobre alergias están demostrando los vínculos existentes entre las migrañas y las sensibilidades o intolerancias a los alimentos, la revista médica *Journal of Rheumatology* ha publicado una serie de artículos sobre cómo los alimentos afectan las articulaciones, la revista médica *Lancet* está publicando los nuevos tratamientos para el dolor de espalda y las enfermedades cardíacas y la revista médica *Journal of the American Medical Association* confirma el valor de algo tan simple como el jugo de arándano agrio para tratar las infecciones de la vejiga.

UTILICE LO QUE FUNCIONA

Cuando se trata de nuestra salud, queremos sencillamente lo que funciona. A menudo eso significa un cambio de dieta, puesto que cada hormona, neurotransmisor y célula sanguínea del cuerpo necesita nutrientes para hacer su trabajo. Por otra parte, algunas veces la mejor opción es un medicamento que se vende con receta. La mayor parte de las úlceras, por ejemplo, son causadas por una infección bacteriana y todas las "dietas antiúlcera" del mundo no son ni remotamente tan eficaces como tomar antibióticos durante dos semanas. De hecho, he incluido información sobre cómo tratar las úlceras con medicamentos para que pueda volver a comer los alimentos que quizás haya abandonado.

Le ruego que utilice la información de este libro con la aprobación de su médico. Si tiene dolor, necesita un diagnóstico. Sea cual sea el tratamiento que elija, su médico puede mostrarle otras opciones, controlar su progreso, vigilar si se producen efectos adversos y aprender de su caso conforme sus síntomas mejoren.

No obstante, esto no significa que tenga que renunciar a su buen criterio. Siempre es conveniente obtener una segunda opinión —o una tercera, de ser necesario— si tiene alguna duda acerca de cuál es el tratamiento adecuado para su enfermedad.

NO ES NECESARIO UN GRAN COMPROMISO

Cuando siga los tratamientos de este libro, le animo a que establezca metas a corto plazo. No es necesario comprometerse para toda la vida a cambiar de dieta o cualquier otra cosa. Lo único que pido es que esté dispuesto a explorar el poder de un enfoque dietético. En la mayoría de los casos sólo toma un par de semanas comenzar a ver los milagros que puede obrar para usted. Cada persona es única y lo que funciona para una puede que no funcione para otra. Esto se puede aplicar tanto a los tratamientos nutricionales como a la cirugía y los medicamentos. Pero si se plantea metas a corto plazo, puede probarlo en serio. Si le funciona, estará motivado para seguir adelante. Pruébelo; es lo único que le pido.

Hace poco realicé un estudio conjunto con médicos del Centro Médico de la Universidad Georgetown y del Comité de Médicos para una Medicina Responsable en el que utilizamos dietas muy bajas en grasa para equilibrar las hormonas de mujeres con dolor menstrual debilitante. La mayoría de las participantes estaban un poco asustadas ante la idea de realizar cambios importantes en sus dietas. No obstante, el hecho de que sólo lo tenían que hacer durante 8 semanas (dos ciclos menstruales) lo hizo mucho más accesible. Durante las 2 primeras semanas, probaron diferentes recetas, calcularon qué debían comer en el trabajo o en los restaurantes, se adaptaron de manera gradual a los nuevos sabores. Conforme se acostumbraron a la nueva dieta, descubrieron que les ayudaba a perder peso, aumentaba su energía y, para muchas, reducía su dolor.

Después de 8 semanas, el estudio requería que volvieran a su anterior dieta para comparar los efectos de la nueva dieta frente a la antigua. Para entonces, muchas de las participantes en la investigación no querían volver a cambiar. Preguntaban: "¿De verdad tengo que volver a comer como antes? ¿Puedo mantener al menos algún alimento de la nueva dieta?" Olvidaron rápidamente los alimentos que una vez les habían encantado cuando descubrieron una manera más saludable de comer. Plantearse las metas a corto plazo hace que el cambio resulte más fácil.

Los capítulos de este libro están organizados en seis secciones principales. Comenzamos con enfermedades relacionadas con una mala circulación, como el dolor de espalda y en el pecho. Nos centraremos en cómo utilizar las comidas y otros factores para restablecer el riego sanguíneo y también examinaremos algunos beneficios sorprendentes que nos brindan ciertos alimentos, aparte de sus efectos en la circulación sanguínea.

En la segunda sección veremos cómo las sensibilidades a los alimentos pueden provocar migrañas y otras cefaleas, artritis, problemas digestivos y fibromialgia. De nuevo, las intolerancias a los alimentos no lo determinan todo. También veremos cómo determinadas comidas pueden ayudar a reducir la inflamación y otros aspectos relacionados con la eliminación del dolor. Luego veremos cómo las hormonas influyen en el dolor menstrual, el dolor de los senos y en el dolor causado por el cáncer, y cómo los alimentos pueden actuar sobre ellos. Por último, estudiaremos los problemas metabólicos e inmunitarios, como el síndrome del túnel carpiano, los dolores causados por la diabetes, los herpes labiales (fuegos, boqueras, pupas), los herpes zóster, la anemia falciforme y los cálculos renales.

Como verá, estas secciones tienen bastantes elementos en común. Mejorar la circulación no sólo es importante para la salud de la espalda y del corazón, ya que también ayuda a aliviar el dolor nervioso diabético. Del mismo modo, la información acerca de cómo equilibrar las hormonas, que es fundamental para el dolor menstrual también es importante para las migrañas, la artritis y el síndrome del túnel carpiano. Puede comenzar por cualquier parte de este libro, ya que cada capítulo se puede leer por separado. Si es importante que sepa algo de otro capítulo, se lo indicaré.

Terminaremos con secciones sobre el ejercicio, el descanso y el sueño y recetas que ponen en práctica los principios de este libro. Al mismo tiempo veremos por qué determinados alimentos que deberían ser totalmente saludables pueden causar problemas a muchos de nosotros.

Permítame animarle a que lea todos los capítulos de este libro, sean cuales sean los síntomas que ahora le preocupan. Los principios para restaurar la circulación sanguínea y la utilización de las comidas para equilibrar las hormonas, en concreto, ejercen una gran influencia en cómo nos sentimos, por no hablar de nuestra esperanza de vida. Además, puede que tenga usted amigos o seres queridos que se podrían beneficiar de la información que presento aquí.

Para obtener el máximo beneficio, es necesario que siga las instrucciones que se ofrecen en cada capítulo tan cuidadosamente como lo haría con una prescripción de su médico. No tardará mucho en sentir los maravillosos efectos que los alimentos nos brindan. Espero que disfrute explorando el poder que tienen las comidas y le deseo una salud óptima.

INTRODUCCIÓN

LAS MANERAS EN QUE LAS COMIDAS COMBATEN EL DOLOR

En términos biológicos, el dolor no es un hecho localizado. Es una serie de reacciones que comienza en el lugar donde se ubica la lesión. Cuando alguien nos pisa el dedo del pie, nos duelen las articulaciones o nos da una migraña, la zona afectada envía una señal al cerebro a través del sistema nervioso. Sólo sentimos dolor cuando el cerebro recibe e interpreta la señal. Si la zona afectada o los nervios se inflaman, el daño y el dolor se puede intensificar.

Podemos abordar el dolor en cualquiera de los cuatro eslabones principales de la cadena: la lesión inicial, la respuesta inflamatoria, el mensaje del dolor que viaja través de los nervios e incluso la percepción cerebral del dolor. En los siguientes capítulos emplearemos cada una de estas estrategias, dependiendo del tipo de dolor que tengamos.

UTILIZAR LOS ALIMENTOS CONTRA LAS LESIONES Y LA IRRITACIÓN

Sin duda alguna el dolor es una parte esencial de la vida. Si no pudiéramos sentir una quemadura cuando tocáramos una estufa caliente o una picadura de abeja cuando un enjambre nos rodeara, una pequeña herida podría convertirse en algo mucho más grave. El dolor es una señal de peligro que nos permite actuar con rapidez. Pero cuando el dolor no cesa, necesitamos encontrar una manera de acabar con él.

Para tratar muchos tipos de dolor, nuestro objetivo es detener la lesión local. Si le duele el pecho, por ejemplo, su prioridad no es impedir que los nervios transporten un mensaje de dolor o evitar que el cerebro lo reciba. Su objetivo es evitar un ataque al corazón o al menos limitar los daños. Algunas veces para ello es necesario recurrir a procedimientos de emergencia, los médicos tienen muchos medios de alta tecnología para disolver los coágulos y la placa aretomatosa. Tal como veremos en el Capítulo 2, las comidas y los cambios en el estilo de vida pueden, a largo plazo, competir con el poder de los fármacos o la cirugía para restablecer la circulación y evitar daños cardíacos.

Lo mismo cabe decir de las migrañas, el dolor de articulaciones, los cálculos renales, los dolores del aparato digestivo y los herpes labiales, entre otros muchos tipos de dolor. En cada caso, los cambios en la dieta o los suplementos pueden ayudarnos a protegernos contra la agresión que sufren nuestros tejidos. Los investigadores también han analizado cómo la dieta afecta al cáncer con el objetivo de reducir el riesgo de dolorosas recaídas.

Los alimentos no solamente pueden ayudar a evitar esas lesiones, sino que también pueden ayudar a determinar la respuesta de nuestro cuerpo. Por ejemplo, cuando nos duelen las articulaciones, el dolor, la rigidez e incluso el daño mismo de la articulación están provocados por una respuesta inflamatoria que se ha descontrolado. Como veremos en el Capítulo 5, la inflamación la controlan unos compuestos naturales llamados prostaglandinas y sus respectivas sustancias químicas, todas ellas formadas por rastros de grasa que se ha almacenado en el interior de las células. Algunas grasas avivan las llamas de la inflamación, mientras que otras las apagan, y nosotros podemos inclinar la balanza hacia un lado o hacia el otro cada vez que ponemos comida en nuestro plato.

Del mismo modo, las migrañas y los dolores menstruales no están causados por un traumatismo. Más bien, las sustancias químicas del interior de nuestro cuerpo que controlan el dolor y la inflamación están alborotadas y necesitan alcanzar un mejor equilibrio. Como ya veremos, las hormonas sexuales desempeñan un papel muy importante en estas enfermedades y posiblemente también en algunos tipos de artritis. Los alimentos tienen una influencia fundamental en la concentración de estas hormonas en la sangre y en su nivel de actividad.

El objetivo en cada una de estas situaciones no consiste en influir en la capacidad del cerebro para sentir el dolor, sino en detener el daño mismo.

LOS ALIMENTOS Y LA FUNCIÓN NERVIOSA

Por mucha irritación o daños que pueda haber en cualquier parte del cuerpo, no sentimos nada hasta que el mensaje del dolor llega al cerebro. El dolor se transmite a través de unas finas fibras nerviosas que van a la médula espinal, donde se conectan con otras células nerviosas que llegan directamente al cerebro.

Algunas estrategias para reducir el dolor se centran en los nervios. Tenemos un ejemplo de esto con la diabetes. Algunas veces las personas que han padecido esta enfermedad durante varios años desarrollan dolores en las piernas y en los pies. Esto se puede deber a un efecto tóxico en los nervios que se produce cuando el azúcar en la sangre (glucosa) se acumula o a una mala circulación en los diminutos vasos sanguíneos que nutren a los nervios. En la mayoría de pacientes estos problemas de los nervios y de mala circulación empeoran gradualmente con el tiempo. No obstante, diversas investigaciones recientes demuestran que una combinación de comidas y ejercicio reduce el azúcar en la sangre, mejora la circulación y alivia el dolor de una forma rápida y contundente en la mayoría de pacientes.

Del mismo modo, se han tratado con éxito los síntomas nerviosos del síndrome del túnel carpiano con vitamina B_6, la cual probablemente actúa tanto en los nervios como en el cerebro.

Los chiles picantes contienen una sorprendente sustancia llamada capsaicina, que es lo que les da su picor característico. Pero lo más importante es que, en la dosis correcta, bloquea la capacidad del cerebro para transmitir mensajes de dolor. En concreto, reduce una sustancia química llamada sustancia P, la cual es la mensajera química que permite que un nervio que transmite el dolor lleve su mensaje a otro nervio. La capsaicina es el ingrediente activo de pomadas para el dolor que se utilizan para la artritis, el herpes zóster y el dolor que se padece después de una mastectomía.

Por cierto, si bien los nervios del dolor son muy finos y bastante lentos para transmitir mensajes —las carreteras rurales del sistema nervioso— los mensajes sensoriales del tacto y la presión viajan en grandes nervios que transportan los mensajes mucho más deprisa, por eso sabemos que nos hemos golpeado el dedo del pie o la rodilla una fracción de segundo antes de que aparezca el dolor.

CÓMO AUMENTAR LA RESISTENCIA AL DOLOR

Nuestro cuerpo fabrica analgésicos naturales llamados encefalinas (lo cual significa literalmente "en la cabeza") y endorfinas (literalmente "morfina endógena"). Las encefalinas se fabrican en las glándulas suprarrenales, unas pequeñas glándulas que se ubican arriba de los riñones. Las endorfinas se fabrican en la glándula pituitaria, en la base del cerebro. En realidad actúan como la morfina. Su principal campo de acción es el interior del cerebro y los nervios y también viajan en el torrente sanguíneo.

Las alucinaciones que algunas veces se tienen en experiencias cercanas a la muerte se han atribuido a las endorfinas y las encefalinas que se liberan después de sufrir un trauma y un shock.

Para manipular estos analgésicos naturales, recurrimos al ejercicio. Como veremos en el capítulo 16, los investigadores han analizado la tolerancia al dolor en atletas. Una carrera de 6 millas (10 km) estimula una liberación de endorfinas equivalente más o menos a 10 miligramos de morfina, y uno puede aprovechar las endorfinas mucho antes de recorrer esta distancia.

El aminoácido triptófano se ha utilizado para reducir el dolor. En el cerebro, produce serotonina, una sustancia química cerebral que influye en la sensibilidad al dolor, los estados de ánimo y el sueño. El triptófano era muy popular en los Estados Unidos hasta que apareció en algunos lotes un contaminante industrial que provocaba una rara afección sanguínea, se retiró del mercado y ya no se recomienda. No obstante, los alimentos altos en carbohidratos aumentan la concentración de triptófano en la sangre de manera segura y confiable, y hacen lo mismo en el cerebro. Para algunas personas, las comidas altas en carbohidratos tienen un suave efecto antidepresivo. También pueden inducir al sueño y algunas veces reducen el dolor.

Los fármacos analgésicos, el calor y los masajes se han utilizado durante mucho tiempo y son útiles en numerosas aplicaciones. La acupuntura, utilizada en Asia desde tiempos remotos, se ha quitado de encima el escepticismo inicial con el que fue recibida por la medicina occidental y ha demostrado su valor. La quiropráctica tuvo que librar una batalla más difícil, pero también ha establecido su función en determinados aspectos del manejo del dolor.

Los alimentos y algunos suplementos nutricionales escogidos con criterio también nos brindan nuevas maneras de detener las lesiones locales de los tejidos, reducir los impulsos de dolor dentro de los nervios e incluso limitar la percepción cerebral del dolor. El resto de este libro detalla la aplicación de estos principios para cada tipo específico de dolor.

PRIMERA PARTE

MALES VINCULADOS CON LA MALA CIRCULACIÓN

CAPÍTULO 1

DERROTE EL DOLOR DE ESPALDA

De todos los síntomas relacionados con las comidas, puede que el más sorprendente sea el dolor de espalda. Después de todo, hemos asumido desde hace mucho tiempo que las causas son levantar objetos pesados, realizar movimientos o giros bruscos, las lesiones, dormir en un colchón blando, la osteoporosis o un disco dañado, pero no la dieta. No obstante, nuevas y sorprendentes pruebas revelan que los alimentos pueden desempeñar un papel fundamental a la hora de determinar si la espalda se recuperará o no de los traumatismos cotidianos.

El dolor de espalda es muy común. Entre el 60 y el 80 por ciento de las personas que viven en los países occidentales sufre un dolor de espalda considerable en algún momento de su vida, y de un 20 a un 30 por ciento lo padece en algún momento.

Cuando el dolor en la baja espalda dura sólo un día o dos, se atribuye normalmente a una distensión muscular, aunque casi nunca haya ninguna lesión identificable ni se encuentre nada en un examen físico que establezca con certeza un diagnóstico.

Cuando el dolor de espalda persiste, a menudo su origen es un problema en uno de los discos, las almohadillas que separan una vértebra de otra. Cada disco tiene una dura capa externa que cubre el suave núcleo interno. Si esa capa se deteriora, los tejidos internos se pueden herniar, presionando la raíz de algún nervio o incluso la columna vertebral. El resultado es dolor, sensación de hormigueo u otros síntomas nerviosos. Una rotura en el disco también puede estimular la inflamación, lo cual

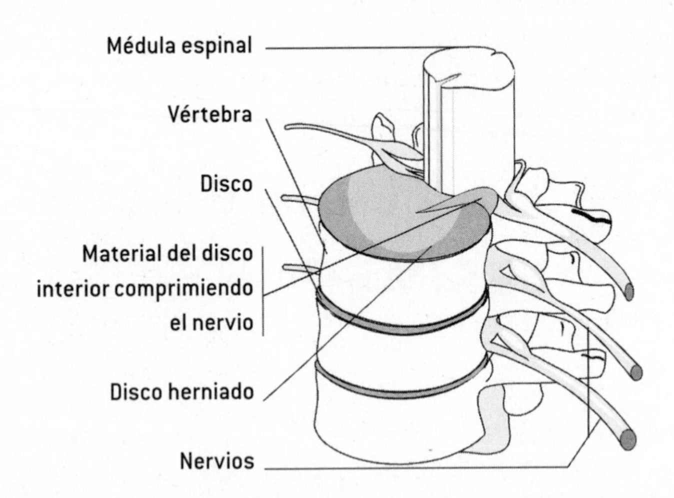

La curtida capa exterior del disco recubre un núcleo suave. Si se revienta la capa exterior, el núcleo interno puede salirse y presionar los nervios en el punto donde estos se extienden de la columna. Además, los tejidos interiores del disco pueden provocar una reacción inflamatoria que irrita los nervios.

irrita los nervios y hace que los músculos de la espalda se tensen. Cerca de dos tercios de las personas que sufren dolor persistente de espalda tienen nervios pinzados o irritados.

La degeneración de los discos también puede provocar que las vértebras se aplasten unas contra otras o que se desvíen. En una afección conocida como *estenosis espinal,* un disco degenerado hace que las vértebras choquen unas con otras, desviándose y volteándose de tal modo que estrechan el ya pequeño canal espinal por el que discurren los nervios hasta la base de la columna vertebral.

Algunas veces hay personas que tienen dolor sin que haya ningún signo de compresión o irritación de los nervios. Puede que el dolor proceda de nervios que han crecido en los discos dañados como las raíces dentro del suelo. Normalmente, los nervios del dolor no se introducen en la superficie externa del disco. Pero algunos investigadores que se encontraban examinando muestras extraídas en procedimientos quirúrgicos descubrieron que algunas veces los nervios del dolor crecen en discos degenerados, acompañando a los vasos sanguíneos que crecen como parte del proceso de reparación.[1]

Los síntomas de la artritis reumatoidea pueden producirse en la columna en una afección conocida como *espondilitis anquilosante*. (*Anquilosante* significa entumecimiento; *espondilitis* significa inflamación de las vértebras). Consulte el Capítulo 5 para enterarse de los principios por los cuales los alimentos afectan los diferentes tipos de artritis, entre ellos la de la columna. Algunos casos de dolor de espalda son debidos a la fibromialgia (vea el Capítulo 7) o a complicaciones de una cirugía previa.

LOS NIÑOS Y EL DOLOR DE ESPALDA

El dolor de espalda en los niños puede deberse a un traumatismo muscular, fracturas, infecciones, tumores u otras afecciones. Puesto que algunos de estos males requieren un tratamiento rápido, los niños con dolor de espalda siempre deben ser evaluados sin demora por un médico.

Algunas veces los niños pueden provocar dolor de espalda a sus padres. Los dolores de espalda son un síntoma frecuente en el embarazo y el posparto, sobre todo en madres jóvenes o con sobrepeso, o que han tenido problemas de espalda en el pasado. La crianza de los hijos a menudo provoca dolor de espalda tanto en hombres como en mujeres, por motivos que no son misteriosos.[2] Un estudio realizado en 1995 en bomberos y oficiales de policía demostró que, por muy peligrosas que sean esas profesiones, aquellos que también son padres tienen casi el doble de probabilidades de sufrir problemas de espalda.[3]

EVITE LA CIRUGÍA, SI ES POSIBLE

Cuando estaba en la facultad de medicina, me sentía fatal cada vez que tenía que hacer un examen preoperatorio a un paciente al que iban a someter a una operación de espalda. Mi preocupación no consistía solamente en que la cirugía —quitar el disco, por ejemplo— era muy invasiva. El problema estaba en que muchos pacientes al parecer sentían tanto dolor después de la cirugía como antes de ella, algunas veces incluso más. Algunos pacientes regresaban semanas o meses después con diversas complicaciones y tenían que operarse de nuevo. Pero yo no soy el único que me he dado cuenta de este problema. Si bien operar discos abultados puede parecer sensato y algunas veces inevitable, diversos estudios de investigación han demostrado tres hechos.

En primer lugar, para muchos pacientes, la cirugía no reduce el dolor. Numerosos artículos han aparecido en revistas médicas señalando que, si bien la cirugía es necesaria algunas veces para evitar que se produzcan daños en los nervios, en la inmensa mayoría de los casos no lo es y a menudo puede empeorar las cosas.

En segundo lugar, los investigadores que han realizado radiografías, escáneres TAC e imágenes por resonancia magnética a personas totalmente sanas sin ningún síntoma de dolor de espalda han hallado discos protuberantes y otras "anomalías" en al menos el 20 por ciento de ellas.[4]

En tercer lugar, los discos dañados a menudo mejoran de manera espontánea. Incluso cuando el tejido del interior del disco se ha herniado, con frecuencia vuelve a colocarse él solo.[5]

Una revisión de once países demostró que los índices de procedimientos quirúrgicos no estaban relacionados con la necesidad de la operación. El factor determinante era la cantidad de traumatólogos y neurocirujanos *per cápita*, y los Estados Unidos se encuentran a la cabeza de la lista. La única excepción de este hallazgo fue Suecia, donde hay muchos cirujanos, pero les pagan por trabajar de 40 a 48 horas semanales, no por operación.

En Estados Unidos, el número cada vez mayor de operaciones para tratar el dolor de la baja espalda provocó una petición para que se utilizaran medidas más conservadoras, reservando la cirugía para aquellas personas con síntomas nerviosos persistentes o progresivos.[4] Las técnicas quirúrgicas han mejorado enormemente y los cirujanos son más prudentes que en el pasado. Aun así, la cirugía de la espalda es un procedimiento muy serio e importante y no algo para tomarse a la ligera.

PERMANEZCA ACTIVO, NO REPOSE EN LA CAMA

Gracias a las diversas investigaciones, se ha producido un cambio de idea similar sobre la recomendación más tradicional y aparentemente inocua para el dolor de espalda: un día o dos de reposo en la cama. En un estudio inglés realizado en 1995, unos médicos pidieron a 20 pacientes con dolor agudo de espalda —un dolor que había estado presente durante una semana o menos— que reposaran en la cama durante 48 horas. Les pidieron a un segundo grupo que *evitaran* descansar en la cama entre las 9 a.m. y las 9 p.m. La mayoría de pacientes de ambos grupos mejoraron de manera significativa en una semana, lo cual es normal que suceda en episodios de dolor agudo de espalda. Pero había más pacientes en el grupo activo que se habían recuperado totalmente al cabo de 7 días que en el grupo que se quedó en la cama.[6] Otros estudios han revelado el mismo dato. En la mayoría de los casos, la realidad es que el reposo en cama ralentiza la recuperación. Al permanecer activos, los pacientes mantienen la espalda flexible y mejoran la circulación sanguínea.

Un grupo de investigadores de Oslo, Noruega, decidió prescribir que no se quedaran en la cama a un grupo de 463 personas cuyos problemas de espalda eran lo suficientemente serios como para tener que ausentarse al menos 8 semanas del trabajo. Se les pidió que no descansaran, sino que permanecieran activos y flexibles para mejorar el riego sanguíneo en la espalda y acelerar la recuperación. Tenían que resistir la tentación de proteger sus espaldas demasiado mediante la inactividad y les dijeron que "lo peor que podían hacer por sus espaldas era ser demasiado cuidadosos". Cabe notar que las personas que ya han perdido 8 semanas de trabajo tienen un *60 por ciento* de probabilidades de seguir sin trabajar después de 6 meses. No obstante, los investigadores descubrieron que al mantener a los pacientes activos, esa cifra se redujo en un 30 por ciento.[7] El ejercicio aeróbico también ha demostrado ser útil para la estenosis espinal, en lugar de la inmovilización que en un tiempo era lo más habitual.[8]

Pero antes de que se disponga a hacer una rutina de ejercicio, asegúrese de obtener el consentimiento de su médico. Si bien el ejercicio puede ser muy valioso, es necesario asegurarse de que el corazón, las articulaciones y la espalda pueden soportarlo.

A medida que muchos médicos se iban resignando ante la inutilidad de sus tratamientos para el dolor crónico de espalda, llegamos a descubrir que el cuerpo tiene diferentes maneras de sanarse a sí mismo. No son perfectas, pero cuando los médicos se resisten a inmovilizar a los pacientes o a operarlos si pueden evitarlo, el cuerpo puede recuperarse de manera gradual en muchos casos. De hecho, está surgiendo una manera de tratar los problemas de espalda nueva y más optimista y este enfoque es fruto de examinar la causas subyacentes.

UNA NUEVA INTERPRETACIÓN DEL DOLOR DE ESPALDA

Los discos y las vértebras están expuestos a pequeñas tensiones cada vez que caminamos, nos levantamos, nos sentamos, levantamos algo o nos volteamos repentinamente. . . cientos de veces todos los días. Para recuperarse de este desgaste natural, la columna necesita un buen riego sanguíneo para llevar oxígeno y nutrientes vitales y eliminar los productos de desecho celulares. Esta sangre proviene de las arterias lumbares, que salen de la aorta, el conducto principal del cuerpo, ya que baja desde el corazón por la columna vertebral hasta las piernas. Las arterias introducen oxígeno y nutrientes y las venas se llevan los desechos celulares.

Desgraciadamente, de todas las arterias que hay en el cuerpo humano, la aorta abdominal es de las primeras en desarrollar *placas arteroscleróticas,* protuberancias que crecen lentamente y terminan obstruyendo el flujo sanguíneo.

Un equipo de investigadores de Helsinki, Finlandia realizaron autopsias a personas que habían muerto de diferentes causas no relacionadas con el dolor de espalda. Examinaron detenidamente el estado de su columna vertebral y las arterias que llegaban a ella. Con sorprendente frecuencia, estas arterias estaban obstruidas. Una persona con antecedentes de dolos de espalda tenía un promedio de dos arterias de la baja espalda completamente obstruidas y al menos una más se había estrechado, pero aún no estaba bloqueada. Las personas que no habían tenido dolor de espalda presentaban menos obstrucciones.[9,10]

Diversos estudios anteriores habían señalado que los niños ya mostraban principios de arterosclerosis en sus arterias abdominales a la edad de 10 años y que algunas personas presentan obstrucciones avanzadas —quizás una cifra tan alta como el 10 por ciento— *a los 20 años*. A las placas les encanta formarse justo al principio de las arterias lumbares.[11]

Es fácil predecir los resultados. Las vértebras y los discos que se nutrirían normalmente con cada latido cardíaco cada vez obtienen menos sangre. Tienen que conseguir todo el oxígeno y los nutrientes que puedan de pequeños vasos sanguíneos que pasan cerca de ellos. Los investigadores piensan que el resultado es que los discos comienzan a degenerarse. En ese momento, si levantamos una caja de libros o nos movemos demasiado enérgicamente, sin un disco fuerte y resistente en su lugar, las vértebras podrían comenzar a desplazarse de su posición normal. O puede que se rompa un disco y derrame las sustancias de su núcleo interno. Los nervios también se podrían comprimir. Un riego sanguíneo reducido también significa que los productos de desecho se acumulan en los tejidos e irritan las sensibles terminaciones nerviosas.

¿Sería posible que el dolor de espalda no comenzara en los músculos de la espalda ni en la columna vertebral, sino en las arterias? ¿Sería posible que el mismo tipo de obstrucción arterial que ralentiza el riego sanguíneo hacia el corazón, provocando un ataque al corazón, o hacia el cerebro, provocando un derrame cerebral, en realidad favoreciera la degeneración de los discos y provocara el dolor de espalda?

De hecho, los investigadores finlandeses descubrieron que las personas que sufrían dolor crónico de espalda tenían las arterias lumbares obstruidas mucho más a menudo que las personas a las que no les dolía la espalda, y *entre mayor era la obstrucción, peor era la degeneración del disco al que esa arteria suministraba sangre*.[9,12]

Estos hallazgos ayudaron a explicar algo que había desconcertado a los investigadores de la columna vertebral durante mucho tiempo: las personas con dolor de espalda suelen tener características que apuntan a problemas arteriales similares a los de los pacientes cardíacos. Tienen más probabilidades de fumar, de estar sometidos a estrés o de tener otros síntomas de mala circulación, como dolores en el pecho y las pantorrillas.[13–15] El cigarrillo y el estrés, desde luego, contribuyen a obstruir las arterias y el dolor en el pecho y las piernas son indicios de que ya se han formado las obstrucciones.

Aquí es donde entran en juego los alimentos. *Las obstrucciones arteriales no son inevitables. Una alimentación saludable y otros factores del estilo de vida pueden evitar que se formen las obstrucciones arteriales*, y esto es tan cierto para la aorta abdominal como para las arterias del corazón.

Las obstrucciones arteriales en una parte del cuerpo a menudo indican que el mismo problema se produce en otro lugar. Es probable que una persona con arterias obstruidas en el corazón también las tenga en las piernas. Un hombre que desarrolle impotencia en la madurez, lo cual es un síntoma de una alteración del riego sanguíneo, tiene una probabilidad entre cuatro de sufrir un ataque cardíaco o un derrame cerebral en un plazo de 2 años. La impotencia es sencillamente un síntoma de que el sistema arterial está acumulando obstrucciones.

Si el dolor de espalda es el resultado de una obstrucción en las arterias lumbares, evitar estas obstrucciones debería ser una prioridad. Se requieren, pues, las mismas medidas que para prevenir las obstrucciones arteriales en el corazón: una dieta baja en grasa y sin colesterol; actividad física regular; evitar el cigarrillo y mantener a raya el estrés. Estas medidas se explican detalladamente en el Capítulo 2, el cual trata el dolor en el pecho.

La diferencia de dieta explica en parte por qué las mujeres ancianas japonesas-americanas tienen un riesgo menor de sufrir dolor de espalda que sus homólogas caucásicas. Las que mantienen algunos elementos de la dieta tradicional japonesa siguen una dieta mucho más baja en grasa y en colesterol que la típica estadounidense, puesto que la dieta japonesa es mucho más rica en cereales (sobre todo arroz), verduras y productos a base de frijoles (habichuelas) y contiene muchos menos productos de origen animal. Un estudio de 645 mujeres que vivían en Hawai, cuya edad media era de 74 años, reveló que las japonesas-americanas tienen solamente la mitad de probabilidades de sufrir dolor de espalda que las mujeres caucásicas.[16] Por supuesto, una dieta óptima hace otras cosas además de mantener abiertas las arterias. También ayuda a evitar problemas de peso, artritis y osteoporosis, como veremos a continuación, todos ellos, males relacionados con los problemas de espalda.

¿SE PUEDE REVERTIR EL DOLOR DE ESPALDA?

Tiene sentido pensar que podríamos utilizar los alimentos para mantener abiertas nuestras arterias y que esto podría ayudar a evitar la degeneración de los discos y las vértebras. Pero esta línea de investigación abrió paso a otra posibilidad fascinante. Sabemos que es posible *revertir* las obstrucciones arteriales y *mejorar* la circulación sanguínea en la inmensa mayoría de los casos. El Dr. Dean Ornish y otros investigadores han demostrado este proceso de reversión en el corazón y también se ha observado en las arterias de las piernas.

Si la reducción del riego sanguíneo ha provocado una acumulación de desechos en los tejidos, lo cual ha irritado las terminaciones nerviosas y causado dolor, abrir estas arterias mediante la dieta y cambios en el estilo de vida quizás alivie el dolor. De hecho, unos investigadores de Japón descubrieron que la cirugía para reabrir las arterias obstruidas mejora el dolor de espalda.[17]

Una vez que los discos y las vértebras se han degenerado, no es probable que simplemente el hecho de reabrir las arterias los vaya a reparar (si bien es posible reparar huesos debilitados por la osteoporosis, como veremos en breve), pero muy posiblemente evite que se produzca más daño. No obstante, en futuras investigaciones se debería examinar la posibilidad de que un estilo de vida que favorezca la apertura de las arterias, junto con la capacidad natural del cuerpo para limpiar el material de un disco herniado, pueda hacer que la columna vertebral recupere la salud, algo que de otro modo no sería posible.

Entre los alimentos que funcionan en las investigaciones para abrir las arterias no se encuentra el pollo, el pescado ni la carne de res "magra". Incluso en el mejor de los casos, todos contienen suficiente colesterol y grasa como para hacer que sigan creciendo las obstrucciones. Los cereales, las verduras, las frutas y los frijoles, por otra parte, no contienen nada de colesterol y, en su estado natural, casi nada de grasa. Por lo tanto, permiten que suceda algo en el cuerpo que nunca antes sucedía. Una dieta vegetariana baja en grasa, junto con ejercicio suave, la eliminación del tabaco y la reducción del estrés reduce el colesterol sanguíneo de las personas de manera espectacular, evita que se produzcan obstrucciones en las arterias y permite que los procesos naturales de sanación de las arterias comiencen a limpiar la placa acumulada para abrirlas de nuevo. En el Capítulo 2 presento un programa para abrir las arterias. Es tremendamente sencillo y muy eficaz.

Un menú que abre las arterias tiene otra ventaja. Es uno de los medios más poderosos para perder peso y no volver a subirlo a largo plazo, lo cual sirve de gran ayuda para el dolor de espalda.

De todos modos, los factores dietéticos no lo son todo en lo que se refiere a los problemas de espalda. Los traumatismos contribuyen frecuentemente al dolor de espalda, sobre todo para las personas cuyos trabajos les exigen levantar cargas pesadas en un almacén, ayudar a pacientes en un hospital, participar en deportes o llevar a cabo otras actividades bruscas. Sin embargo, seguir una buena dieta y adoptar precauciones razonables nos puede ayudar a sobrellevar el desgaste natural de la vida diaria.

HIERBAS NATURALES CON PROPIEDADES ANALGÉSICAS

Los investigadores están analizando determinados suplementos nutricionales para ver si pueden ayudar a tratar el dolor de espalda. Aunque estos hallazgos aún se encuentran en sus primeras fases, vale la pena que los examinemos más de cerca.

La uña del diablo *(Harpagophytum procumbens)* es una planta africana que se ha utilizado desde hace mucho tiempo para tratar el dolor y muchas otras enfermedades. Su nombre hace referencia a los diminutos ganchos que tiene su fruta. En pruebas clínicas, alivia el dolor de la baja espalda y reduce la necesidad de tomar otros medicamentos.[18] Puede encontrarla en tiendas de productos naturales y en línea. Las personas que toman warfarina (un medicamento para hacer que la sangre sea menos espesa), no deberían utilizar la uña del diablo porque puede producir una interacción farmacológica potencialmente peligrosa. Tampoco deberían tomarla las personas con úlceras o cálculos biliares ni durante el embarazo.

La corteza de sauce blanco *(Salix alba)* es un antiguo remedio herbario. Hipócrates lo describió como un tratamiento eficaz para el dolor y la fiebre en el siglo V a. de J.C. Sus salicilatos naturales fueron un precursor de las aspirinas tan utilizadas hoy. Es un tratamiento suave pero eficaz para el dolor de espalda lumbar, entre otras afecciones dolorosas.[18] El sauce blanco no debe darse a los niños porque puede provocarles el síndrome de Reye, una afección también relacionada con el consumo de aspirinas en los niños.

La vitamina B_6, la cual se ha utilizado desde hace tiempo para tratar el síndrome del túnel carpiano, también se ha empleado para el dolor de espalda, y las pruebas sugieren que puede ser de gran utilidad. No relaja los músculos que se paralizan durante los espasmos ni repara un disco dañado, pero al parecer aumenta la resistencia al dolor. Cuando los pacientes que están tomando fármacos antiinflamatorios agregan vitamina B_6 a su régimen, controlan mejor el dolor con menos medicación.[19]

Puede que también sea útil para evitar las recaídas. Unos investigadores que utilizaban B_6, junto con otras vitaminas del complejo B, en pacientes con dolor agudo de espalda descubrieron que reducía el índice de recaídas a la mitad en los siguientes 6 meses.[20] No obstante, aún no se han llevado a cabo ensayos clínicos a gran escala.

Una dosis segura de B_6 es de 50 a 150 mg por día. Sin embargo, se deben evitar dosis diarias de 200 mg o superiores, ya que están relacionadas con daños en el sistema nervioso.

El aminoácido triptófano puede que también ayude. Funciona al aumentar la cantidad de serotonina del cerebro. La serotonina es una sustancia química natural que es importante en el control del dolor, el sueño y los estados de ánimo. Unos investigadores del Hospital de Administración de Veteranos, ubicado en San Diego, California, dieron suplementos de un compuesto afín, 5-hidroxitriptofano, a un grupo de hombres con dolor crónico de espalda debido a una enfermedad discal. Se produjo una modesta pero constante reducción del dolor.[21] Se observó el mismo efecto en personas saludables a las que se les dio 2 gramos de triptófano y se comprobó su percepción del dolor inducido de manera experimental.[22]

No obstante, los suplementos de triptófano ya no se recomiendan, debido a un contaminante de fabricación que causó efectos tóxicos en algunos consumidores. La manera más segura de aumentar el triptófano de forma natural es comer alimentos ricos en carbohidratos, como papas, arroz, pasta y pan. Estos alimentos estimulan de manera natural el paso de triptófano al cerebro, donde se convierte en serotonina de manera automática. Vea el Capítulo 7 para obtener más información.

El jengibre, esa especia tan común, al parecer también ayuda a evitar la inflamación en los trastornos musculoesqueléticos. Se ha descubierto que resulta útil en la artritis y en muchos otros males, pero aún no se han llevado a cabo ensayos controlados. La cantidad empleada en una dosis de ½ a 1 cucharadita (de 1 a 2 gramos) de jengibre en polvo todos los días, dejando de 4 a 12 semanas para que se presenten los beneficios.[23]

PREVENIR Y REVERTIR LA OSTEOPOROSIS

La osteoporosis, una enfermedad que hace que los huesos se vuelvan finos, puede dar lugar a fracturas pequeñas y no tan pequeñas en las vértebras. Conforme estas fracturas avanzan, la columna vertebral puede desviarse hacia adelante enormemente. Aunque los médicos a menudo recurren a los suplementos de calcio o los tratamientos hormonales para frenar la pérdida ósea, hay otros métodos que abordan las causas reales de una manera mucho más directa.

La mayoría de casos de osteoporosis no tienen nada que ver con un inadecuado consumo de calcio. Están causados por una pérdida demasiado rápida de calcio y de tejido óseo, la cual, a su vez, es causada por los siguientes factores específicos:

1. Proteína de origen animal. La proteína del pescado, la carne de ave, la carne de res y los huevos tiende a absorber el calcio de los huesos. Este calcio se introduce al torrente sanguíneo, luego se filtra a través de los riñones a la orina. Al parecer, las proteínas vegetales no tienen este efecto. Un artículo publicado en la revista médica *American Journal of Clinical Nutrition* demostró que cuando los voluntarios cambia-

ron de una dieta típica estadounidense a una vegetariana, sus pérdidas de calcio se redujeron a menos de la mitad de lo que habían sido.[24] Las dietas basadas en productos de origen vegetal brindan proteínas adecuadas sin excesos y ayudan a que el calcio permanezca en los huesos, que es donde debe estar.

2. Sodio. El sodio también facilita que el calcio pase a través de los riñones. Las personas que reducen su ingesta de sodio a 1 ó 2 gramos diarios disminuyen sus necesidades de calcio en una media de 160 mg diarios. Para lograrlo, evite las meriendas (refrigerios, tentempiés) saladas y los alimentos enlatados con sodio añadido y utilice poca sal al cocinar y en la mesa.[25]

3. El efecto diurético de la cafeína hace que el agua se pierda por los riñones y el calcio la acompaña. Si toma más de 2 tazas de café al día, opte por el descafeinado.[26]

4. Tabaco. Los fumadores pierden calcio. Un estudio de gemelos idénticos reveló que si un gemelo era fumador de largo plazo y el otro no, el fumador tenía un riesgo un 40 por ciento superior de sufrir una fractura.[27]

5. Inactividad. Las personas activas mantienen el calcio en sus huesos, mientras que las sedentarias lo suelen perder.

El azúcar también favorece la pérdida de calcio, aunque no se ha estudiado de manera tan exhaustiva como los otros cinco factores. Como veremos en el Capítulo 15, el efecto del azúcar sobre el calcio es suficiente para aumentar el riesgo de que se formen cálculos de oxalato de calcio en el tracto urinario.[28]

La vitamina D también es importante, ya que controla qué tan eficazmente el cuerpo absorbe y retiene el calcio. Unos 15 minutos de luz solar sobre la piel todos los días normalmente produce toda la vitamina D que necesitamos. Si no se expone al sol de manera regular, puede tomar cualquier suplemento multivitamínico con vitamina D. La Asignación Dietética Recomendada es de 200 UI (5 mcg) al día para adultos de hasta 50 años, 400 UI (10 mcg) al día para las personas de 51 a 70 años y de 600 UI (15 mcg) al día para las personas mayores de 70 años. Puesto que se ha observado que la vitamina D también brinda otros beneficios, entre ellos ciertos posibles efectos anticancerígenos, muchos investigadores piden ahora que se recomienden mayores ingestas, incluso de hasta 2.000 UI (50 mcg) al día.

Si controlamos estos factores básicos, podemos influir enormemente en el hecho de que el calcio permanezca en los huesos o salga del cuerpo.

LAS MEJORES FUENTES DE CALCIO

A las compañías que producen lácteos y suplementos de calcio les gustaría que creyéramos que tomar más calcio es la solución para tener los huesos fuertes. Sin duda, los huesos necesitan calcio, pero agregar calcio a la dieta brinda pocos beneficios si no se controlan las pérdidas de calcio. Y para hacer esto hay que evitar las proteínas de origen animal y prestar atención a los otros factores que indiqué anteriormente.

Un estudio de investigación que marcó un hito, el Estudio de Salud de las Enfermeras, la cual fue realizada por investigadores de la Universidad Harvard, demostró la inutilidad de confiar en los productos lácteos para proteger los huesos. El estudio realizó un seguimiento a 72.337 mujeres a lo largo de un período de 18 años y descubrió que aquellas que bebían tres vasos de leche al día o más no tenían absolutamente ninguna reducción en el riesgo de sufrir fracturas de cadera o brazos, en comparación con las que bebían poca leche o ninguna.[29]

Otros estudios apoyan estos hallazgos. Irónicamente las estadísticas demuestran que los países con los consumos más elevados de calcio tienen en realidad los riesgos más altos, no más bajos, de sufrir osteoporosis, en comparación con los países con ingestas bajas de calcio.

La razón de esta aparente contradicción no es tan compleja. Los países con ingestas elevadas de calcio son los que tienen grandes industrias de productos lácteos. Después de los 4 años de edad aproximadamente, el ganado lechero vacuno es menos capaz de producir la cantidades de leche que producía cuando era más joven y pronto acaba convertido en hamburguesas. Puesto que todos los países con industrias

LAS CANTIDADES DE CALCIO Y MAGNESIO EN LOS ALIMENTOS

	CALCIO (MG)	MAGNESIO (MG)
Acelga suiza (1 taza, hervida)	102	151
Albaricoques, crudos (3 medianos)	15	8
Arroz integral (1 taza, hervido)	20	84
Avena instantánea (2 sobres)	200	80
Batatas dulces (1 taza, hervidas)	69	33
Berzas (1 taza, hervidas)	357	51
Brócoli (1 taza, hervido)	94	36
Butternut squash (1 taza, hervido)	84	59
Chícharos (1 taza, hervidos)	43	62
Col de Bruselas	56	32
Col rizada (1 taza, hervida)	94	23
Espinacas (1 taza, hervidas)	245	157
Frijoles al horno vegetarianos (1 taza)	127	81
Frijoles blancos (1 taza, hervidos)	161	113
Frijoles blancos pequeños (1 taza, hervidos)	127	107
Frijoles de soya (1 taza, hervidos)	175	148
Frijoles *Great Northern* (1 taza, hervidos)	120	89
Frijoles negros (1 taza, hervidos)	102	91
Frijoles pintos (1 taza, hervidos)	82	94
Garbanzos (1 taza, de lata)	80	79
Habas blancas (1 taza, hervidas)	32	81
Habichuelas verdes (1 taza, hervidas)	58	31
Higos secos (10 medianos)	270	110
Hojas de mostaza (1 taza, hervidas)	104	21
Jugo de naranja, enriquecido con calcio (1 taza)	350	—
Lentejas (1 taza, hervidas)	38	71
Muffin inglés	99	12
Naranja nável (1 mediana)	56	14
Pasas (3/4 de taza)	27	29
Tofu (1/2 taza)	204	58

Fuente: J. A. T. Pennington, Bowes and Church's Food Values of Portions Commonly Used, edición Nº18. (Filadelfia: Lippincott, Williams, and Wilkins, 2005).

lácteas también tienen grandes industrias cárnicas, el culpable de los altos índices de osteoporosis es el elevado consumo de carne en estos países. Los productos lácteos también contienen proteínas de origen animal, las cuales tal vez favorezcan la pérdida de una parte del calcio que ellos brindan.

Es fácil obtener mucho calcio saludable sin proteínas animales. Las fuentes más sanas son las verduras de hojas verdes y las legumbres, lo cual incluye varios tipos de frijoles (habichuelas).

El brócoli, las coles (repollitos) de Bruselas, las berzas (bretones, posarnos), la col rizada, las hojas de mostaza, la acelga suiza y otras verduras están retacadas de calcio altamente absorbible. La excepción es la espinaca, la cual contiene una gran cantidad de calcio pero tiende a conservarlo obstinadamente, así que se absorbe menos.

Además del calcio que estos alimentos ofrecen, al parecer las frutas y las verduras en sí mismas favorecen la salud ósea. Las personas que comen muchas frutas y verduras tienen menos riesgo de sufrir fracturas. Tanto si el mérito es de su vitamina C —la cual desempeña un papel importante en la fuerza de los tejidos— o de cualquier otro factor, tiene sentido incluir muchas verduras y frutas en nuestro menú.

Los frijoles son alimentos humildes pero saludables, y quizás usted no sepa que están hasta los topes de calcio. En realidad, un plato de frijoles al horno enlatados contiene más de 100 mg de calcio. Si prefiere los garbanzos, el *tofu* u otros frijoles o productos a base de frijoles, también encontrará mucho calcio en ellos. Estos alimentos también contienen magnesio, un mineral que el cuerpo utiliza junto con el calcio para construir los huesos.

Si busca una fuente concentrada de calcio, el jugo de naranja (china) enriquecido con calcio contiene aproximadamente 300 mg de calcio por taza en una forma muy absorbible. Los productos lácteos contienen calcio, pero acompañado de proteínas animales, azúcar lactosa, factores de crecimiento animal, diversos fármacos y contaminantes y una considerable cantidad de grasa y colesterol en todas las versiones, excepto en las descremadas.

Cuando se controlan las pérdidas de calcio se necesita menos calcio en la dieta. Aun así, *sí* necesitamos algo de calcio. Según la Organización Mundial de la Salud, deberíamos consumir de 400 a 500 mg de calcio al día. Los estándares estadounidenses son más elevados: alcanzando cantidades tan altas como 1.300 mg al día para algunos grupos de edad, en parte porque la carne, la sal, la cafeína, el tabaco y la inactividad física de la vida estadounidense conduce a una rápida pérdida de este mineral a través de los riñones, y también porque la industria de los productos lácteos de Estados Unidos ha tenido una influencia importantísima y absolutamente perjudicial en las recomendaciones de salud.

CÓMO PROTEGER LOS HUESOS SIN LOS RIESGOS DE LAS HORMONAS

Si es usted una mujer, puede que su médico le haya recomendado suplementos de estrógeno después de la menopausia para frenar la osteoporosis, aunque el efecto no es especialmente fuerte a largo plazo y casi nunca es capaz de detener o revertir la enfermedad.

Muchas mujeres encuentran estas hormonas desagradables porque la marca que se receta normalmente, *Premarin*, está hecha con la orina de yeguas embarazadas. Las imágenes bien publicitadas de decenas de miles de caballos encadenados por el cuello en granjas de producción de orina son inquietante, por no decir más. (Otras marcas son sintéticas o derivadas de plantas, pero no se han comercializado tan agresivamente como *Premarin*).

Lo que ha preocupado a muchos médicos es que la combinación de estrógeno-progesterona normal que se les da a menudo a muchas mujeres después de la menopausia aumenta el riesgo de sufrir cáncer de mama, derrames cerebrales, ataques cardíacos y posiblemente coágulos sanguíneos. Esto se descubrió en un estudio que marcó un hito, la Iniciativa de Salud de las Mujeres, financiado por el gobierno de los Estados Unidos y en el que participaron 16.608 mujeres.[30]

Controlar las pérdidas de calcio mediante cambios en el estilo de vida es una estrategia mucho más segura. Si usted ya sufre de osteoporosis, hay una medida adicional que puede considerar para revertirla.

REVERTIR LA OSTEOPOROSIS

Un hallazgo fascinante en las investigaciones recientes fue el descubrimiento de que una preparación natural que se vende sin receta llamada progesterona natural tal vez ayude a formar hueso saludable y nuevo donde se ha perdido.

Por una casualidad de la naturaleza, en una hierba medicinal llamada barbasco, en los frijoles de soya y en algunas otras plantas concretas existe una reproducción exacta de la progesterona humana. La cantidad que hay en las plantas y en los alimentos cocinados no es suficiente, pero los fabricantes pueden aislar fácilmente la progesterona e incluirla en una crema cutánea transdérmica. La progesterona atraviesa la piel y se introduce al torrente sanguíneo. Llega al hueso, donde estimula a las células formadoras de hueso, llamadas osteoblastos, para que formen hueso nuevo y saludable.

En un estudio de 3 años de duración de mujeres posmenopáusicas tratadas con progesterona natural, la densidad ósea aumentó en cerca de un 15 por ciento, lo cual es más que suficiente para tener un efecto importante en el riesgo de fracturas.[31] Un estudio posterior de mujeres con osteoporosis reveló que aquellas que no habían seguido un tratamiento perdieron densidad ósea, pero aquellas tratadas con progesterona estaban protegidas de una mayor pérdida ósea.[32] Curiosamente, 2 tazas (50 ml) de leche de soya al día era un poco más eficaz que la progesterona, quizás debido a la acción estrogénica suave de la soya.

Es necesario que se lleven a cabo más investigaciones para confirmar estos hallazgos. Pero el envidiable perfil de seguridad de este compuesto y su aparente eficacia lo convierten en una alternativa que me llena de entusiasmo.

Muchos productos cuyas etiquetas dicen que contienen "*wild yam extract*" (extracto de barbasco) no contienen suficiente progesterona para ser de utilidad. No obstante, la marca más conocida, llamada *Pro-Gest*, sí que tiene progesterona natural adecuada y eficaz. Se puede conseguir en Emerita, una división de Transitions for Health (800-648-8211). El régimen normal es aplicarse en la piel crema de progesterona todos los días durante 3 semanas cada mes, utilizando un total de 1 onza (28 gramos) aproximadamente durante el período de las 3 semanas. Luego hay que descansar una semana y repetir este mismo ciclo en cada mes posterior.

LA OSTEOPOROSIS EN LOS HOMBRES

La osteoporosis es menos común en los hombres que en las mujeres y sus causas son algo diferentes. En cerca de la mitad de los casos, se puede identificar y abordar una causa específica:[33]

- Los medicamentos esteroideos, como la prednisona, provocan normalmente pérdida ósea y fracturas. Si está usted tomando fármacos esteroideos, sería una buena idea que colaborase con su médico para minimizar la dosis y explorar otros tratamientos.

- El alcohol puede debilitar los huesos, aparentemente al reducir la capacidad del cuerpo para formar hueso nuevo que sustituya las pérdidas normales. Probablemente el efecto sólo sea significativo si toma más de dos bebidas alcohólicas fuertes, dos cervezas o dos copas de vino al día.

- Una cantidad más baja de lo normal de testosterona puede provocar osteoporosis. Cerca del 40 por ciento de los hombre de más de 70 años tienen niveles reducidos de testosterona.[33]

En muchos de los restantes casos, las causas son pérdidas excesivas de calcio y un nivel inadecuado de vitamina D. La primera parte de la solución es evitar las proteínas animales, el exceso de sal y cafeína, dejar de fumar y mantenerse físicamente activo. En segundo lugar, tome suplementos de vitamina D como se los recete su médico. Como mencionamos en la página 15, la Asignación Dietética Recomendada es de 200 UI (5 mcg) al día para los adultos hasta la edad de 50 años, 400 UI (10 mcg) al día para aquellos de 51 a 70 años y de 600 UI (15 mcg) al día para las personas mayores de 70. Si tiene problemas de absorción de calcio porque le falta ácido estomacal, su médico puede recomendarle suplementos de ácido clorhídrico.

CONSEJOS PARA LIDIAR CON EL DOLOR DE ESPALDA COMÚN

1. Vaya con su médico. Un buen diagnóstico es importante. La mayor parte de los dolores de espalda remiten ellos solos, pero algunas veces pueden ser un síntoma de infección, cáncer u otras enfermedades graves que requieren un tratamiento rápido. Busque ayuda inmediatamente si tiene síntomas nerviosos nuevos, graves o agudos, síntomas nerviosos que avanzan o afectan a ambos lados o incontinencia o dificultad para orinar. El dolor de espalda en los niños siempre debe evaluarse rápidamente.

2. Siga una dieta y un estilo de vida que abra las arterias, como una dieta vegetariana baja en grasa; haga ejercicio regular; mantenga el estrés dentro de unos límites manejables y no fume, como se describe en el Capítulo 2. Este consejo es importante para todo el mundo, pero especialmente para aquellos con dolor de espalda. Basar la dieta en fuentes vegetales no sólo ayuda a limpiar las obstrucciones arteriales, sino que también contribuye a que el calcio permanezca en los huesos.

3. Utilice el mínimo de sal al preparar los alimentos y en la mesa, consuma solamente de 1 a 2 gramos diarios. Si toma más de 2 tazas de café al día, opte por marcas descafeinadas. Estas medidas también ayudan a que el calcio permanezca en su sitio.

4. Siga un programa de ejercicio regular, con la orientación de su médico. El ejercicio reduce el dolor, fortalece los músculos de la espalda, ayuda a abrir las arterias y protege los huesos. El reposo en la cama normalmente perjudica más que beneficia a una espalda dolorida.

5. La vitamina B_6 (de 50 a 150 mg por día) y el jengibre en polvo (de $1/2$ a 1 cucharadita al día o de 1 a 2 gramos) pueden ser suplementos útiles para el dolor de espalda.

6. Sea prudente respecto a la cirugía y obtenga siempre una segunda opinión. No obstante, en algunos casos la cirugía es imprescindible, sobre todo cuando los nervios están dañados, de manera que su médico evaluará sus síntomas teniendo esto en cuenta.

7. Los analgésicos simples, como el acetaminofeno o el ibuprofeno, pueden resultar útiles. En general, es sensato evitar los analgésicos narcóticos para tratar el dolor de espalda. Los narcóticos ocupan un lugar importante en el tratamiento del dolor causado por el cáncer, donde se recetan de manera continua, de modo que su abandono no supone un problema. También son útiles en las crisis drepanocíticas, donde se usan brevemente. Sin embargo, el dolor de espalda puede ser persistente y recurrente, allanando el camino para la adicción a los narcóticos.

8. La progesterona natural tal vez ayude a revertir la osteoporosis en mujeres. Las cremas transdérmicas, como *Pro-Gest*, son las más prácticas. La dosis normal es hasta un bote de 2 onzas (56 g) durante 2 ó 3 semanas cada mes, extendiéndola en zonas de piel fina, luego hay que dejar de usarla hasta el comienzo del siguiente mes.

(*Nota*: si encuentra en este capítulo términos que no entiende o que jamás ha visto, favor de remitirse al glosario en la página 378).

CAPÍTULO 2

PROBLEMAS CARDÍACOS

Antes pensábamos que el dolor en el pecho era una afección crónica que precisaba innumerables medicamentos que se venden con receta, y que demasiado a menudo terminaba con un viaje al quirófano. Conforme las arterias que suministran sangre al músculo del corazón se van obstruyendo gradualmente con placas de colesterol, grasa, células y desechos, al músculo del corazón le falta oxígeno. Los fármacos tal vez reduzcan el dolor de manera temporal, pero antes o después es necesario realizar una derivación cardíaca o una angioplastia para acabar con la placa y así restablecer el flujo sanguíneo hasta el corazón. La alternativa es un ataque al corazón.

Hoy en día en los países occidentales la derivación cardíaca es algo habitual, incluso a riesgo de que algunas personas no sobrevivan a la intervención. En cerca del 6 por ciento de los casos, provoca daños cerebrales.[1] Y sólo es temporal. Después de varios años, normalmente hay que repetir la cirugía para volver a limpiar las arterias.

A partir de este sombrío escenario han surgido opciones mucho más atractivas. En este capítulo veremos cómo los alimentos pueden reducir el colesterol de manera espectacular. La avena, los productos a base de soya y, por extraño que parezca, los frijoles (habichuelas) y las nueces son algunos de los alimentos que han demostrado este efecto en estudios de investigación.

Pero el avance más importante, por mucho, son las investigaciones que demuestran que un programa de cuatro pasos de cambios sencillos en la dieta y el estilo de vida realmente permite que las arterias comiencen a *limpiarse ellas solas,* sin medicamentos ni cirugía. El dolor en el pecho desaparece y las obstrucciones arteriales se reducen perceptiblemente en el primer año.

Los investigadores demostraron en primer lugar que las obstrucciones podían revertirse en las arterias de las piernas. Esto era importante porque las obstrucciones en estas arterias provocaban dolores musculares después incluso de un corto paseo, una afección conocida como *claudicación*. Pero lo más importante es que si es posible revertir las obstrucciones en las arterias de las piernas, eso significa que se puede hacer en otras arterias también, incluso en el corazón.

El Dr. Dean Ornish, un médico formado en la Universidad Harvard, demostró que, en realidad, las enfermedades cardíacas pueden revertirse. Sus trabajos de investigación publicados en las revistas médicas *Lancet* (en 1990) y la *Journal of the American Medical Association* (en 1998) marcaron un hito en la medicina moderna.[2,3] Los pacientes de la investigación del Dr. Ornish eran pacientes cardíacos del Área de la Bahía de San Francisco. Se pidió al grupo de control que siguiera las instrucciones de sus médicos normales. En la mayoría de los casos, eso significaba optar por el pescado y el pollo en lugar de la carne roja, quitar el pellejo del pollo antes de cocinarlo, dejar de fumar e intentar permanecer activo.

Un segundo grupo de pacientes tenía un programa totalmente diferente. A ellos se les pidió que siguieran una dieta vegetariana, es decir, espaguetis marinara, sopa minestrón, burritos de frijoles, *chili* vegetariano, arroz estilo *pilaf*, etc., pero nada de carne de res, de ave ni pescado. El objetivo consistía en eliminar fundamentalmente la grasa animal y el colesterol. Esto era nuevo para ellos, pero recibieron clases sobre cómo preparar las comidas y algunos preparaban alimentos para tomar en casa. También les pidieron que no fumaran; que caminaran durante media hora todos los días (o una hora tres veces por semana) y que practicaran ejercicios de manejo del estrés, como yoga o meditación.

Un año después, cada paciente se sometió a un angiograma, un tipo especial de radiografía que miden las obstrucciones arteriales. Entonces se compararon los resultados con la misma prueba realizada al principio del estudio. Los hallazgos hicieron historia médica. Los pacientes del primer grupo, quienes habían estado comiendo pechuga de pollo sin pellejo y pescado día tras día, no mejoraban. De hecho, el paciente promedio estaba peor después de un año que al principio del estudio. Sus obstrucciones arteriales continuaban creciendo, aunque habían seguido los consejos de sus médicos. Lamentablemente, estos resultados confirmaron que la anticuada "dieta cardíaca" es simplemente demasiado débil para evitar que sigan avanzando las obstrucciones arteriales.

El segundo grupo, sin embargo, tuvo una experiencia totalmente distinta. Cuando pusieron sus angiogramas en la pantalla y se midieron sus obstrucciones, estaba claro que algo nuevo estaba sucediendo con sus arterias. Estaban empezando a *limpiarse ellas solas*. Tanto era así que *la diferencia era claramente visible en el 82 por ciento de los pacientes en el primer año.*

Este maravilloso resultado se consiguió sin medicamentos ni cirugía. Sus obstrucciones arteriales se redujeron simplemente tomando alimentos vegetarianos, junto con ejercicio suave regular, el manejo del estrés y no fumar.

Su dolor en el pecho desapareció mucho antes de que acabara el año. En cuestión de semanas, de hecho, el dolor disminuyó y finalmente desapareció. También perdieron peso —más de 20 libras (9 kg) en promedio— y se sentían con más energía de la que habían tenido en años.

Y A LOS PACIENTES LES ENCANTA

Cuando aparecieron estos resultados por primera vez, algunos preguntaron qué tan fácil era seguir este tipo de dieta; decían que realmente no importaba lo bien que funcionara si era demasiado difícil. Examiné esa cuestión en un estudio con el Dr. Ornish y su colega, el Dr. Larry Scherwitz. Entrevistamos a todos los pacientes de ambos grupos originales, empleando mediciones cuantitativas de cuánto les gustaba la comida, cuánto esfuerzo necesitaban para prepararla, cómo reaccionaron sus familias, si preferían la dieta o los fármacos que se venden con receta y si planeaban seguir comiendo los nuevos alimentos en el futuro.

Los resultados fueron reveladores. Al principio, el grupo vegetariano se quejó un poco de su dieta. Tuvo que aprender nuevas maneras de pensar en los alimentos y nuevas técnicas de cocina, y le tomó unas

6 semanas sentirse realmente cómodo con ellos. No obstante, los participantes también descubrieron que sus gustos cambiaron. Llegaron a percibir sabores sutiles y comenzaron a disfrutar realmente los nuevos alimentos.

Su experiencia fue bastante parecida a la de las personas que cambian de leche entera a descremada. Al principio, la mayoría de la gente encuentra la leche descremada aguada y de sabor desagradable, pero al cabo de unas pocas semanas se adaptan. Entonces, la leche entera les parece demasiado espesa, un poco como pintura. Con esto no digo que la leche descremada debería formar parte de una dieta cardíaca, ya que todos los productos lácteos tienen inconvenientes,* pero doy este ejemplo simplemente para ilustrar qué tan rápido nos podemos adaptar a los alimentos más bajos en grasa y a los nuevos sabores.

Lo que me sorprendió a mí fue la reacción del grupo de control que había estado comiendo pollo, pescado y carnes "magras". Ellos también se quejaban de su dieta. Varios pacientes dijeron que se habían acabado los placeres de la vida, que sólo comían pollo y pescado noche tras noche. Y lo más importante, estaban obteniendo una menor recompensa por todos sus esfuerzos. Aún necesitaban tomar el medicamento y todavía tenían dolor.[4]

La moraleja de la historia es que las personas se quejan de *cualquier* cambio que se produce en su rutina, pero después de unas cuantas semanas se adaptan a él. Y si el cambio trae recompensas importantes, la gente quiere continuar con ello. Por eso sería mejor que los médicos prescribieran la dieta más eficaz —la vegetariana— en lugar de la antigua "dieta cardíaca" que es poco más que un placebo.

Durante las entrevistas, varios pacientes quisieron que yo supiera cuánto significaba la dieta para ellos. Uno, cuyo colesterol bajó desde 250 hasta alrededor de 100 con la dieta, hizo hincapié en que los médicos nunca deberían suponer que los pacientes no desean probar algo nuevo. "Demasiados médicos han proyectado sus propios valores en personas que no los comparten", dijo. Otra persona comentó: "Estoy sorprendido de lo que me ha ayudado. Yo se la recomendaría a cualquiera".

---

*Aunque la leche descremada elimina la grasa láctea, no elimina las proteínas lácteas, azúcar lactosa o contaminantes. Las proteínas lácteas tienden a elevar el nivel del colesterol en comparación con las proteínas vegetales. Los efectos relacionados sobre la salud se resumen en las páginas 119–122 y 246.

En este capítulo le explicaré cómo funcionan estas poderosas medidas para abrir las arterias y qué tan fácil es comenzar. Si tiene aunque sea la más pequeña de las dudas, le recomiendo que pruebe este enfoque durante sólo 3 semanas. No es tiempo suficiente para notar el efecto total, pero es suficiente para que comiencen a presentarse los beneficios. Quizás le sorprenda lo poderosos que pueden resultar dichos beneficios.

CÓMO UTILIZAR NUESTROS PROCESOS DE SANACIÓN NATURALES

Las arterias pueden limpiar las placas acumuladas, al menos hasta cierto punto. Pero esto nunca sucederá si la sangre está llena de partículas de colesterol y grasa que impiden actuar a nuestros mecanismos naturales de sanación. Realizar sencillos cambios en nuestra dieta puede detener esa constante irritación y dejar que la sanación comience.

Para comprender la importancia que tiene esto, examinemos más detenidamente lo que hacen el colesterol y la grasa en el cuerpo y por qué el cambio de dieta funciona tan bien.

ALIMENTOS SIN COLESTEROL

Nuestro hígado fabrica una pequeña cantidad de colesterol para usarlo como una especie de cemento que une las membranas celulares. También es una materia prima para fabricar hormonas, como el estrógeno y la testosterona. No obstante, incluso un pequeño aumento en el número de partículas de colesterol en la sangre favorece el crecimiento de placas aretomatosas en las arterias. El colesterol se introduce en la pared arterial y estimula el crecimiento excesivo de las células musculares que están allí para fortalecerla, como las bandas de acero de un neumático. En las culturas en las que se come carne, este proceso comienza durante la infancia y avanza sin prisa pero sin pausa hasta que las obstrucciones en las arterias llevan al paciente a la sala de emergencias.

Ciertos alimentos contienen colesterol y otros estimulan al hígado para que fabrique colesterol adicional. El resultado es que habrá demasiado "cemento" en nuestro torrente sanguíneo. Y dicho cemento va a parar justo donde no debería estar: en las placas, las cuales se parecen a ronchas salidas en las paredes de las arterias. Y estas placas van bloqueando gradualmente el riego sanguíneo.[5–7]

El colesterol de los alimentos procede de los productos de origen animal. Los pollos, las vacas, el pescado y todos los demás animales tienen hígados, al igual que nosotros, y han estado fabricando colesterol afanosamente y metiéndolo en las células. Cualquier producto de origen animal que pongamos en el plato —carne, leche, huevos o cualquier tejido animal— agrega una cantidad del colesterol del animal a nuestro propio suministro.

Para entender cómo el colesterol que ingerimos afecta a nuestro colesterol sanguíneo, debemos notar que 4 onzas (112 g) de carne de res contienen aproximadamente 100 mg de colesterol. Y cada 100 mg de colesterol que ingerimos a diario agrega unos 5 puntos al nivel de colesterol sanguíneo (eso son 5 mg por decilitro o 0,1 milimoles por litro según el nuevo sistema internacional). La mayoría de las personas consumen de 500 a 600 mg de colesterol cada día, lo cual agrega aproximadamente de 25 a 30 puntos extra (de 0,5 a 0,6 milimoles por litro) a su nivel de colesterol sanguíneo. Este es el efecto del colesterol solamente. La grasa de los alimentos aumenta este problema, y en breve veremos lo que hace.

Cuatro onzas de carne de res es una ración pequeña, aproximadamente del tamaño de una cajetilla de cigarrillos. Pero lo que quizás le sorprenda más es que *el pollo contiene más o menos la misma cantidad de colesterol que la carne de res*. El pollo puede ser un poco más bajo en grasa, dependiendo de cómo se prepare, pero cada ración de 4 onzas de pollo contiene casi 100 mg de colesterol. También encontrará 100 mg de colesterol en 3 tazas de leche entera o en sólo medio huevo.

Por otra parte, puesto que las plantas no tienen hígado para fabricar colesterol, los alimentos vegetales no tienen esta sustancia. Esta es la primera razón por la cual debemos sustituir los productos animales de nuestro plato por alimentos vegetales. La segunda razón, y más importante, tiene que ver con la grasa.

REDUCIR LAS GRASAS AL MÍNIMO

Cuando era niño en Dakota del Norte, mi madre solía freír tiras de tocino para servirlas con huevos y tostadas. Después de freír el tocino, vertía la grasa caliente de este en un bote y lo guardaba en la alacena para que, al día siguiente, pudiéramos poner un poquito otra vez en el sartén para freír los huevos. Cuando la grasa del tocino se enfría, se convierte en un sólido ceroso, lo cual es una señal de que está cargada de *grasa saturada.* Este tipo de grasa preocupa a los cardiólogos porque estimula al hígado para que fabrique más colesterol. De hecho, la grasa saturada de la carne tiene un efecto aún mayor en el nivel de colesterol sanguíneo de lo que lo tiene comer el mismo colesterol.

Los aceites vegetales, por otra parte, contienen principalmente *grasa insaturada,* la cual se mantiene líquida a temperatura ambiente y no eleva el nivel de colesterol. Entre las excepciones se encuentran los aceites tropicales (de coco, palmiche y nuez de palma) y los aceites hidrogenados, los cuales son altos en grasas saturadas y a veces se encuentran en los productos panificados comerciales.

La razón por la cual las dietas ideadas para limpiar las arterias utilizan alimentos vegetarianos es que todos los productos de origen animal —la carne de ave, el pescado, la carne de res, los huevos y los productos lácteos— contienen *tanto* colesterol *como* grasa saturada. En cambio, los alimentos vegetarianos bajos en grasa carecen de colesterol y casi no contienen grasa saturada.

Como puede ver en la siguiente tabla, el pollo y la carne de res contienen una cantidad similar de grasa y colesterol. El pescado varía; algunos son más bajos en grasa que otros, pero todos tienen una cantidad importante de colesterol. Sin embargo, los alimentos vegetales son harina de otro costal. Las verduras, las frutas, los cereales y las legumbres *no contienen nada de colesterol,* y casi todas tienen un nivel de grasa inferior al 10 por ciento.

Como puede usted adivinar, cambiar de la carne de res al pollo no rebaja mucho su nivel de colesterol. De hecho, en un minucioso estudio realizado conjuntamente por cinco clínicas distintas, los investigadores descubrieron que las típicas "dietas cardíacas" que incluyen cantidades moderadas de pollo y pescado sólo reducen los niveles de colesterol en aproximadamente un 5 por ciento. Esto no es suficiente para prevenir un ataque al corazón o para no tener que tomar medicamentos que reducen el colesterol, por no hablar de revertir las enfermedades cardíacas.[8]

Cuando una dieta no consigue reducir el nivel de colesterol de un paciente, los médicos suelen culpar a la genética y recurren a los fármacos, en lugar de probar una dieta mejor. Todos los pacientes con problemas de corazón merecen probar una dieta vegetariana. A la mayoría de ellos, incluso unas pocas semanas les bastarían para empezar a comprobar lo bien que funciona. Como estos alimentos no tienen nada de colesterol ni grasas animales, es probable que el nivel de colesterol baje muchísimo y que las arterias comiencen a *limpiarse por sí mismas*.

PRODUCTOS ANIMALES FRENTE A ALIMENTOS VEGETALES: NO HAY COMPARACIÓN

	GRASA (% DE CALORÍAS)	COLESTEROL (MG)
Top round de res, magro, 4 onzas	21	103
Filete de cerdo, magro, 4 onzas	31	107
Pechuga de pollo, sin pellejo, 4 onzas	20	97
Pechuga de pavo, sin pellejo, 4 onzas	19	103
Hipogloso, 4 onzas	18	36
Salmón tipo *Chinook*, 4 onzas	52	96
Frijoles al horno, enlatados	4	0
Coliflor	11	0
Lentejas	3	0
Papas	1	0
Arroz	1	0
Espaguetis	4	0
Espinaca	7	0
Batatas dulces	1	0

Fuente: J. A. T. Pennington, Bowes and Church's Food Values of Portions Commonly Used, edición Nº18. (Filadelfia: Lippincott, Williams, and Wilkins, 2005).

Durante 3 semanas intente seguir las sencillas pautas que se indican a continuación. Probablemente comenzará usted a sentirse mejor, las libras de más empezarán a desaparecer y si se le mide el nivel de colesterol, casi con toda seguridad comenzará a bajar. Esto es sólo el principio. En unos meses comenzará a ver lo mucho que puede hacer por usted. Las recetas que aparecen al final del libro harán que la transición resulte más fácil. Son de Jennifer Raymond, con quien he colaborado en otros libros y que trabaja como instructora de cocina en el famoso programa del Dr. Ornish.

CÓMO PLANIFICAR COMIDAS QUE SEAN AMIGABLES CON LAS ARTERIAS

Planificar un menú saludable para el corazón es sencillo y después, sus arterias se encargarán del resto.

1. Base sus comidas en estos cuatro grupos de alimentos:

   cereales: arroz, pasta, pan, avena, cereales de caja, etc.
   legumbres: frijoles (habichuelas), chícharos (guisantes, arvejas), garbanzos y lentejas
   verduras: espárragos, brócoli, zanahorias, coliflor, papas, espinaca, batatas dulces (camotes), acelgas, etc.
   frutas: manzanas, plátanos amarillos (guineos, bananas), naranjas (chinas), peras, fresas, etc.

2. Evite todos los productos de origen animal. Las carnes, la carne de ave, el pescado, los huevos y los productos lácteos todos contienen colesterol y casi todos son altos en grasa. Es importante evitarlos *completamente.* Incluir incluso pequeñas cantidades puede tener un efecto sorprendente en su nivel de colesterol, por no hablar de su tendencia a hacer que su paladar favorezca los sabores más ricos en grasa.

3. Evite los aceites vegetales añadidos. Los aceites para cocinar, la manteca vegetal y los aceites para ensalada se cuelan en los alimentos y pueden contener grasas que elevan el nivel de colesterol. Si bien los aceites vegetales son mejores que la grasa animal, también contienen

algunas grasas saturadas, ya que todas las grasas y los aceites son mezclas.

Aunque solemos pensar que el aceite de oliva y otros aceites son puros (e incluso "vírgenes"), tenga en cuenta que son altamente concentrados y biológicamente no naturales. El aceite de oliva se obtiene extrayendo el aceite de miles de aceitunas y retirando la pulpa. De la misma manera, el aceite de maíz se extrae a partir de muchas mazorcas de maíz, apartando los carbohidratos complejos, la fibra y las proteínas. Por lo tanto, pueden afectar su nivel de colesterol fácilmente, así como su peso.

4. Para asegurarse de que su nutrición es completa, es importante tener una fuente de vitamina B_{12}, que podría ser cualquier suplemento multivitamínico normal, la leche de soya o los cereales enriquecidos o un suplemento de vitamina B_{12} de 5 mcg o más al día.

Para convertir esas pautas en menús, a algunas personas les gusta preparar las comidas de manera sencilla y familiar: ensaladas, frijoles al horno de lata, puré de papas, habichuelas verdes (ejotes), brócoli o lentejas, sopa de verduras o de chícharo partido. Algunas personas prefieren

¿CUÁNTA GRASA SATURADA CONTIENEN?

Las cifras demuestran la cantidad de grasa saturada que hay en cada producto:

GRASAS ANIMALES		ACEITES VEGETALES		ACEITES TROPICALES	
Sebo de res	50%	Aceite de *canola*	7%	Aceite de coco	87%
Grasa de pollo	30	Aceite de maíz	13	Aceite de nuez de palma	82
Grasa de cerdo (manteca)	38	Aceite de semilla de algodón	26	Aceite de palmiche	49
Grasa de pavo	30	Aceite de oliva	13		
		Aceite de cacahuate	17		
		Aceite de alazor	9		
		Aceite de sésamo	14		
		Aceite de soya	15		
		Aceite de girasol	10		

Fuente: J. A. T. Pennington, Bowes and Church's Food Values of Portions Commonly Used, edición Nº18. (Filadelfia: Lippincott, Williams, and Wilkins, 2005).

aprovechar los sustitutos de la carne que han aparecido en las tiendas de comestibles en los últimos años: hamburguesas, perritos calientes y "carnes" tipo fiambre que en realidad están hechas de soya o trigo. Hay quien prefiere la comida "étnica": sopa minestrón, espaguetis marinara, *pasta e fagioli,* burritos de frijoles mexicanos con arroz español, *curry*, *hummus* de Oriente Medio, *sushi* vegetal, etc.

Si los aderezos grasos son su debilidad, no le faltarán opciones más saludables. Ponga mermelada o canela en las tostadas en lugar de mantequilla o margarina. Pruebe la mostaza *Dijon* con una papa al horno. Compruebe la variedad de aliños (aderezos) sin grasa que hay en los estantes del supermercado. Asegúrese de leer las etiquetas de los alimentos preparados. Los aceites hidrogenados y parcialmente hidrogenados de los alimentos de merienda (refrigerio, tentempié), los productos panificados y las margarinas se comportan como grasas animales y aumentarán su nivel de colesterol.

ALIMENTOS CON EFECTOS ESPECIALES

Ciertos alimentos tienen unas cualidades especiales, rebajan el colesterol aún más y nos protegen del daño que el colesterol pueda causar. No son sustitutos de la dieta vegetariana y baja en grasa que es fundamental para eliminar las obstrucciones arteriales, pero amplían sus beneficios.

El primero en utilizar estos alimentos especiales fue David Jenkins, un investigador de la Universidad de Toronto que demostró que los cambios en la dieta por sí mismos podían reducir el colesterol casi al mismo nivel que los medicamentos para bajar el colesterol. . . si se hace correctamente.[9] El Dr. Jenkins sometió a los voluntarios a una dieta vegetariana y baja en grasa y agregó los alimentos indicados a continuación. Los niveles de colesterol se redujeron en casi un 30 por ciento *en sólo 4 semanas.*

- **Alimentos ricos en fibra soluble.** Los productos derivados de la avena son especialmente conocidos por ser altos en este tipo de fibra. Sin duda habrá visto usted los comerciales de los cereales de avena que prometen que bajarán el colesterol y, en realidad, sí funcionan. La fibra soluble también se encuentra en los frijoles, la cebada, las verduras y las frutas. Una ración de 4 onzas (112 g) diarias de frijoles reduce considerablemente los niveles de colesterol.[10]

• **Productos derivados de la soya.** La soya tiene un efecto especial que hace disminuir los niveles de colesterol, además de que no contiene ni colesterol ni grasa animal. Si su hamburguesa es de soya en lugar de carne de res, evitará toda la grasa animal y el colesterol y además obtendrá los beneficios adicionales que aporta la soya de reducción del colesterol.[11]

• **Almendras.** Las almendras, las nueces y algunos otros frutos secos al parecer también reducen el colesterol. La cantidad que se ha demostrado que funciona en estudios de investigación es de unas 3 onzas (84 g) al día.[12] No obstante, hay que tener cuidado porque los frutos secos contienen mucha grasa. Si come en exceso, su cintura lo notará.

• **Margarinas que reducen el colesterol.** Ciertas margarinas bloquean la absorción de colesterol del intestino. La marca *Benecol light*, por ejemplo, contiene estanoles vegetales procedentes de los pinos. Al igual que otras margarinas, no son productos sin grasa, por ello hay que consumirlas con moderación.

Hay otros alimentos que vale la pena mencionar:

• Algunos de los primeros estudios sugirieron que el ajo puede reducir el colesterol. Pero exhaustivos estudios científicos no demostraron tal beneficio, de manera que aún no hay acuerdo al respecto.[13]

• Los alimentos ricos en betacaroteno, vitamina E y vitamina C pueden reducir los daños provocados por el colesterol en la sangre.[14] Parece mentira, pero esto lo hacen al proteger a las partículas de colesterol de cualquier daño que puedan sufrir mientras viajan por la sangre. Las partículas de colesterol dañadas terminan siendo absorbidas por la pared arterial, que es en realidad la forma en que comienzan a aparecer las placas. Si se permite que el colesterol vaya adonde debe ir sin sufrir ningún daño en el viaje, por así decirlo, el riesgo de que se formen obstrucciones es menor. Las verduras de color naranja, como las zanahorias, las batatas dulces (camotes) y las calabazas (calabazas de Castilla), son ricas en betacaroteno, al igual que las verduras de hojas verdes. Los cereales, las verduras y los frijoles son ricos en vitamina E. Las frutas cítricas, como muchas otras frutas y verduras, están retacadas de vitamina C.

• Tenga cuidado con el hierro. El hierro acelera las enfermedades cardíacas, al parecer porque actúa como un catalizador de la producción de radicales libres que pueden dañar al colesterol y aumentar el riesgo de que se formen placas.[15,16] Las glóbulos rojos necesitan hierro para transportar el oxígeno, pero un exceso puede ser peligroso.

Es preferible obtener el hierro de fuentes vegetales —verduras de hojas verdes y legumbres— que a partir de la carne. El hierro de los productos vegetales se encuentra en un forma que permite que el cuerpo pueda absorber más cuando tiene poco hierro y menos cuando ya tiene mucho. Por el contrario, la carne contiene una forma de hierro llamada hierro hemo, el cual se resiste a que el cuerpo lo regule. Se introduce al

COMPRENDA ALGUNOS TÉRMINOS MÉDICOS

Angina significa dolor en el pecho provocado por un deficiente riego sanguíneo al corazón.

La *arteroesclerosis*, que algunas veces se conoce como endurecimiento de las arterias, es cuando se forman pequeños bultos, o *placas* (compuestas de colesterol, grasa y células demasiado desarrolladas) dentro de las arterias y estas a su vez retardan el riego sanguíneo.

La *claudicación* es un dolor en las piernas que se produce cuando las arterias de las piernas están obstruidas por placas. Aparece cuando caminamos o subimos escaleras y normalmente desaparece cuando descansamos. Se ha demostrado que las obstrucciones en las arterias de las piernas son reversibles, al igual que las obstrucciones en las arterias coronarias.

Las *arterias coronarias* alimentan al corazón. El nombre procede del hecho de que rodean al corazón como si fueran una corona.

Un *infarto de miocardio* es un ataque al corazón. Las arterias coronarias se obstruyen y una parte del músculo cardíaco muere por falta de oxígeno.

Un *derrame cerebral* es cuando una parte del cerebro muere debido a una obstrucción o a una rotura de las arterias.

torrente sanguíneo aunque ya tengamos más que suficiente, tal como les sucede a la mayoría de los hombres y las mujeres posmenopáusicas. Un estudio realizado en la Universidad Harvard demostró que el hierro de la carne aumenta el riesgo de sufrir problemas cardíacos, mientras que el hierro procedente de fuentes vegetales no.[16] Remítase a las páginas 104–105 para obtener pautas para revisar sus niveles de hierro y qué hacer al respecto.

COMPROBAR EL NIVEL DE COLESTEROL

Un análisis de colesterol puede ayudarnos a predecir el riesgo que corremos de sufrir problemas cardíacos. Sin embargo, tenga en cuenta lo siguiente:

- Un análisis de colesterol no es una medida perfecta. Es sólo un indicador general del riesgo, no una medida infalible.

- Los análisis de colesterol únicamente predicen las enfermedades cardíacas. Tener un nivel bajo de colesterol no es razón para entrarle a unos alones de pollo y sándwiches (emparedados) de pescado. El cáncer de colon, de mama y de próstata, la diabetes, los cálculos biliares, los problemas de peso y muchas otras afecciones están relacionadas con los mismos alimentos grasosos que provocan problemas cardíacos y un nivel bajo de colesterol no indica nada acerca del riesgo que corremos de sufrir estos males.

- El colesterol de los alimentos que comemos aumenta el riesgo de sufrir obstrucciones arteriales, aparte del efecto que tiene sobre el nivel de colesterol en la sangre. Un estudio de larga duración examinó a un grupo de trabajadores de la Western Electric Company, ubicada cerca de Chicago. Comenzó en 1957 y 1958 y duró los siguientes 25 años. Los investigadores descubrieron que aquellos trabajadores cuyas comidas contenían más colesterol tenían muchas más probabilidades de morir de una enfermedad cardíaca —el doble de probabilidades— *independientemente de su nivel de colesterol sanguíneo.*[7] La moraleja es que siempre es bueno evitar los alimentos que contienen colesterol

—es decir, los productos de origen animal— sea cual sea el nivel de colesterol que tengamos en sangre.

• Además de comprobar el colesterol total, su médico también comprobará qué cantidad del mismo está en forma de lipoproteínas de alta densidad (LAD). Las partículas LAD son la forma de colesterol que utiliza nuestro cuerpo para eliminarlo. Algunas veces se conoce como "colesterol beneficioso" porque se elimina del cuerpo. Si su nivel de LAD es bajo, eso significa que el colesterol se mantiene en la sangre durante bastante tiempo. Por suerte, eso se puede cambiar. El ejercicio y los alimentos ricos en vitamina C pueden aumentar la cantidad de este tipo beneficioso de colesterol. Fumar y el sobrepeso reducen el porcentaje de LAD.[17,18]

No se alarme si una dieta saludable vegetariana reduce su LAD junto con las otras formas de colesterol. Eso simplemente significa que tiene menos colesterol en el cuerpo y por lo tanto, se está eliminando menos. Es probable que mejore el porcentaje de colesterol LAD.

• No hay colesterol "beneficioso" en los alimentos. El colesterol de los alimentos siempre es perjudicial. El LAD en la sangre se considera "beneficioso" solamente porque el cuerpo lo elimina.

• Los triglicéridos son moléculas de grasa especiales que se forman en el hígado y viajan en la sangre. En niveles elevados, aumentan el riesgo de sufrir problemas cardíacos. Los alimentos pueden ayudar a rebajarlas. Las dietas bajas en grasa por lo general reducen los triglicéridos junto con los niveles de colesterol, y los frijoles y otras legumbres, además del ajo, tienen un destacado efecto reductor de los triglicéridos.[10] Hacer ejercicio y perder peso también reducen los triglicéridos.[18] El azúcar, el pan blanco y otras féculas refinadas pueden elevar los triglicéridos.

CÓMO INTERPRETAR UN ANÁLISIS DE COLESTEROL

Colesterol total. Los médicos primero comprueban el nivel total de colesterol, es decir, la suma total de todos los tipos diferentes de colesterol que hay en la sangre. A continuación le proporciono una guía para interpretar los resultados. Las autoridades estadounidenses miden los niveles de colesterol en miligramos por decilitro. En la mayoría de los países se utiliza una unidad diferente, milimoles por litro, la cual se indica entre paréntesis. Probablemente le recomendarán mantener el colesterol total por debajo de 200 mg/dl (5,2 mmol/l). Es un buen comienzo. No obstante, un tercio de los ataques al corazón se producen en personas con niveles de colesterol por debajo de ese umbral. Por eso es más seguro aspirar a 150 mg/dl (3,9 mmol/l). Con ese nivel, el riesgo de sufrir un ataque al corazón es extremadamente bajo. Su objetivo debería ser tener el nivel de colesterol en este rango.

Colesterol lipoproteínico de baja densidad. El colesterol LBD, o "perjudicial", aumenta el riesgo de sufrir un ataque al corazón. El gobierno de los Estados Unidos recomienda mantener el colesterol LBD por debajo de 100 mg/dl (2,6 mmol/l). Muchos médicos recomiendan ahora límites más bajos, de alrededor de 70 mg/dl (1,8 mmol/l).

Colesterol lipoproteínico de alta densidad. El colesterol LAD, o "beneficioso", son unas diminutas partículas que sacan el colesterol del cuerpo, por ello un nivel elevado de LAD es bueno. Las autoridades sanitarias recomiendan tener un nivel de LAD superior a 45 mg/dl (1,2 mmol/l) para los hombres y por encima de 55 mg/dl (1,4 mmol/l) para las mujeres.

Triglicéridos. Son partículas de grasa que se encuentran en el torrente sanguíneo. Los niveles superiores a 150 mg/dl (1,7 mmol/l) aumentan el riesgo de padecer problemas cardíacos.

TOME NIACINA CUANDO SEA NECESARIO

Si usted ha seguido una dieta vegetariana perfecta; ha comido muchos frijoles (habichuelas), verduras y cereales; ha vigilado las grasas que se ocultan en pastelillos y alimentos para merienda (refrigerio, tentempié) y aun así todavía tiene un nivel elevado de colesterol, sin duda se estará preguntando si debería tomar alguna medida adicional. Entre el 5 y el 10 por ciento de las personas con niveles altos de colesterol pueden culpar del problema a la genética. Si usted pertenece a este grupo, ni la mejor dieta del mundo logrará dominar la tendencia de su hígado a fabricar colesterol.

No obstante, no asuma que su problema es genético hasta que haya probado una dieta sin ningún producto de origen animal y mantenga los aceites vegetales al mínimo. Después de 6 u 8 semanas un análisis de colesterol le mostrará si está mejorando. Incluso pequeñas desviaciones de una dieta vegetariana pueden hacer que los niveles de colesterol de muchas personas suban.

Si su problema *es* genético, sigue siendo una buena idea evitar el colesterol y la grasa de la dieta. Las pruebas demuestran que consumir menos colesterol reduce el riesgo de sufrir problemas cardíacos, *aunque el nivel de colesterol no se reduzca.*[7] También disminuye el riesgo de sufrir muchos otros problemas de salud.

En lo que respecta a los medicamentos, los médicos normalmente recurren a las estatinas, como atorvastatina (*Lipitor*), lovastatina (*Mevacor*), rosuvastatina (*Crestor*) o simvastatina (*Zocor*).

No obstante, muchos también utilizan una simple vitamina. A dosis bajas, la vitamina B_3, o niacina, eleva los niveles de LAD. A dosis mayores, también reduce el LBD. Su efecto secundario más importante es un incómodo enrojecimiento o comezón. Estos efectos van disminuyendo gradualmente con el tiempo y se pueden reducir aún más si se toma la niacina con las comidas, se ingiere aspirina y se evita el alcohol y los líquidos calientes al mismo tiempo que se toma esta.

Si bien no es frecuente, la niacina puede causar problemas hepáticos, gastritis y gota, además de agravar la diabetes. Estos efectos son más habituales en dosis superiores a 3 gramos diarios y sobre todo cuando se toman variedades de liberación continua.[19,20]

La niacina —al igual que las estatinas u otros medicamentos para reducir el colesterol— debe tomarse como complemento de una dieta vegetariana y baja en grasa, nunca como un sustituto de la misma.

EN RESUMEN

Si bien el cambio de dieta es la piedra angular del programa para abrir las arterias, a continuación le indico las otras partes del mismo.

• Actividad física: los programas para revertir las enfermedades cardíacas prescriben una caminata a paso rápido durante media hora todos los días o durante una hora tres veces por semana. Puede sustituirlo por cualquier actividad equivalente. Si usted tiene dolor en el pecho o antecedentes de problemas cardíacos, o si es mayor de 40 años, consulte a su médico antes de aumentar su nivel de actividad. El ejercicio somete al corazón a una tensión adicional.

Cuando empiece, es probable que se sienta más enérgico y quiera aumentar el ritmo del ejercicio. Resista las ganas hasta que su médico le dé la aprobación. Uno de los grandes peligros en la recuperación de pacientes cardíacos es hacer demasiado esfuerzo demasiado pronto.

• Dejar de fumar: fumar envenena las arterias. Cuando uno deja el cigarrillo, el riesgo cardíaco se reduce al normal rápidamente, en el plazo de un año.[21] Tanto si utiliza chicles de nicotina o parches o simplemente lo deja sin ayuda, siga intentándolo hasta que lo consiga. Yo mismo fumé cigarrillos durante unos cuantos años y pronto me di cuenta de lo difícil que es dejarlo. Siga intentándolo. En cuanto logre no fumar durante una o dos semanas, le resultará más fácil y finalmente lo conseguirá.

• Reducir el estrés: el estrés emocional hace que se liberen en la sangre las hormonas que provocan el reflejo de "lucha o huída". Estas pueden aumentar el nivel de colesterol y el riesgo de sufrir enfermedades cardíacas.[21] En el Capítulo 17 se describen ejercicios para reducir el estrés.

• Controlar la presión arterial: la presión arterial alta (hipertensión) aumenta la tendencia a que se formen obstrucciones en las arterias, por ello resulta fundamental bajarla. Reducir la sal ayuda un poco, pero la dieta básica ideada para abrir las arterias que presenté en este capítulo es en realidad aún más eficaz para reducir la presión arterial. En estudios de investigación se ha comprobado que cuando se cambia a una dieta vegetariana y baja en grasa, muchas personas ya no necesitan tomar medicamentos para bajar la presión arterial.[22,23] Nadie sabe exactamente por qué funciona tan bien, pero probablemente se deba a que al eliminar la carne, los productos lácteos y las grasas añadidas, se reduce la viscosidad (o el "espesor") de la sangre, lo que a su vez hace que se reduzca la presión arterial.[24]

Si usted toma medicamentos para la presión arterial alta, es probable que pueda reducir la dosis —o quizás dejar de tomarlos— si sigue este programa diseñado para abrir las arterias. Pero no los deje sin consultarlo con su médico, él debe supervisar su presión arterial y asesorarle acerca del uso de los medicamentos.

LIBÉRESE DEL DOLOR

Si el dolor de pecho es su pesadilla, es hora de que se libre de él. Al seguir la dieta adecuada y realizar cambios en el estilo de vida, incluso las obstrucciones arteriales de larga duración se pueden revertir. No importa su edad. Tanto si tiene 40 como si tiene 90 años, usted puede revertir su enfermedad cardíaca, eliminar su dolor y comenzar a vivir plenamente de nuevo.

(*Nota*: si encuentra en este capítulo términos que no entiende o que jamás ha visto, favor de remitirse al glosario en la página 378).

SEGUNDA PARTE

SENSIBILIDADES Y DOLOR INFLAMATORIO

CAPÍTULO 3

MEDIDAS PARA VENCER LAS MIGRAÑAS

Cuando trabajaba de interno en el Hospital Universitario George Washington de Washington, D.C., vi por primera vez lo terribles que son las migrañas. Recuerdo a una mujer joven que de repente había comenzado a ver luces intermitentes el día anterior y que después había empezado a sentir un fuerte dolor que le martilleaba la cabeza. Nunca le había sucedido antes. Cuando el dolor se intensificó, tuvo miedo de estar sufriendo un derrame cerebral. Pero se calmó e intentó dormir. Después de pasar la noche sin poder descansar, el dolor era peor que nunca.

Por desgracia ese día la sala de emergencias estaba tan llena de gente como de costumbre, así que la mujer tuvo que pasar casi toda la mañana en la sala de espera con un televisor desenfocado emitiendo comerciales a un volumen tan alto que hasta el más sordo de los pacientes podía oírlos. Luego la atendió un estudiante de medicina escéptico a quien le habían enseñado que los drogadictos a veces fingen tener dolores de cabeza para conseguir analgésicos narcóticos.

Después de una serie de necesarias pero inútiles pruebas para averiguar si el dolor de cabeza tenía causas más graves, pudimos finalmente darle calmantes. En su caso, le sirvieron tanto como el tratamiento que se utilizaba en el antiguo Egipto para la migraña, el cual consistía en que el paciente pusiera un grano de cereal en la boca de un cocodrilo de arcilla y se lo atara a la cabeza con una tira de lienzo en la que estaban escritos los nombres de los dioses.[1] (Algunas veces los medicamentos son muy útiles, pero con demasiada frecuencia son como cocodrilos de arcilla).

Este caso de la mujer con una migraña sucedió en 1980. Transcurrieron otros 3 años hasta que una serie de estudios de investigación controlados revelaran algo que ojalá le hubiera podido decir a la joven de la sala de emergencias: con frecuencia los alimentos provocan migrañas. Cerca de una docena de alimentos comunes pueden causar migrañas, algo que no se percibe hasta que la persona que sufre migrañas deja de comerlos por cualquier motivo y descubre que los dolores de cabeza se hacen menos frecuentes o incluso desaparecen por completo.

Más tarde, algunas investigaciones demostraron que no sólo hay determinados alimentos que provoquen migrañas, sino que también se pueden utilizar algunos nutrientes para prevenirlas o incluso tratarlas. Algunas veces el café puede acabar con una migraña. Los alimentos ricos en magnesio, calcio, carbohidratos complejos y fibra se han utilizado para curar las migrañas porque restablecen el equilibrio químico natural del cerebro. Algunos informes clínicos comenzaron a revelar que el jengibre —la especia tan habitual en la cocina— puede prevenir y tratar las migrañas sin ninguno de los efectos secundarios de los fármacos. Estudios controlados demostraron que algunas hierbas naturales reducen eficazmente la frecuencia de las migrañas en muchas personas. No todas las personas que padecen dolor de cabeza se benefician de los cambios en la dieta o los suplementos, pero muchas sí lo hacen.

¿QUÉ TIPO DE DOLOR DE CABEZA PADECE USTED?

Comencemos identificando el tipo de cefalea que usted padece. Esto es importante, ya que algunos tipos precisan tratamiento médico urgente. Además, los cambios en la dieta funcionan para algunos dolores de cabeza, pero no para otros, al igual que algunos analgésicos. Muchos tratamientos para la migraña, por ejemplo, son inútiles para los dolores de cabeza provocados por la tensión.

Una *migraña* no es solamente un mal dolor de cabeza. Tiene un patrón característico. Normalmente se presenta en un solo lado de la cabeza y es un dolor punzante en lugar de un dolor constante y débil. Además de eso, es probable que uno sienta náusea, vómitos y sensibilidad a la luz y a los sonidos. Una migraña no es fugaz; dura desde 4 horas hasta 3 días. Los primeros síntomas de advertencia pueden ser un aura de luces brillantes, puntos ciegos o vista borrosa, si bien la mayoría de migrañas aparecen sin avisar. Las migrañas pueden comenzar a cualquier edad y suelen ser hereditarias.

Las migrañas a menudo se producen en respuesta a algún estímulo: alimentos, perfume, humo del cigarrillo, estrés, luz del Sol, demasiadas o insuficientes horas de sueño o un cambio climatológico.

Un *dolor de cabeza en racimo* dura solamente una hora más o menos, pero es terrible. Se centra alrededor de un ojo, el cual se pone rojo y comienza a humedecerse. El nombre procede del hecho de que se produzca en racimos, llega día tras día en el mismo lado de la cabeza y después desaparece durante meses. No provoca intolerancia a la luz ni el aura visual característico de las migrañas. Y aunque el sueño a menudo acaba con una migraña, no hace nada con las cefaleas en racimo.

Un *dolor de cabeza provocado por tensión* es un dolor difuso y constante, más que punzante o agudo. Como su nombre indica, aparece cuando estamos estresados y desaparece cuando nos relajamos.

Un *dolor de cabeza sinusal o por sinusitis* es un dolor constante en la frente o debajo de los ojos. A menudo lo causan alergias ambientales. Los alimentos también pueden provocarlos o agravar los afectos de otros alérgenos. En el Capítulo 4 se describen detalladamente los dolores de cabeza en racimo, los que son provocados por tensión y los sinusales.

Dejar la cafeína provoca un dolor de cabeza sordo. No es difícil diagnosticarlo. Si usted bebe café habitualmente, el dolor aparece cuando deja de tomar su dosis diaria y una taza de café lo alivia rápidamente.

CAUSAS MENOS COMUNES

Los médicos también están pendientes de los dolores de cabeza debidos a lesiones, fiebre, enfermedades médicas, problemas dentales y otras causas menos comunes.

La *arteritis temporal* es un dolor de cabeza punzante provocado por una arteria inflamada en un lado de la cabeza, la cual es firme al tacto pero muy sensible. También habrá notado debilidad y cansancio durante algún tiempo y dolor en los músculos y las articulaciones. El médico le hará un análisis de sangre llamado nivel de sedimentación y parecerá desconcertado con el resultado, el cual es alto en los casos de arteritis temporal. Entonces el médico insistirá en recetarle esteroides para prevenir complicaciones graves, como la ceguera, y será una buena medida.

El *glaucoma* se presenta a veces como una cefalea con dolor en los ojos y vómitos.

Las *anomalías en los vasos sanguíneos* pueden causar dolores de cabeza que aparecen repetidamente en el mismo lado de la cabeza. Por contraste, las migrañas, al menos de vez en cuando, pueden afectar a cualquiera de los lados de la cabeza y los dolores de cabeza en racimo con frecuencia cambian el lado en el que aparecen. Por lo general ninguno de ellos tiene los síntomas nerviosos que producen las anomalías en los vasos sanguíneos.

Si usted sufre un dolor de cabeza que nunca antes ha experimentado, aumenta lentamente su intensidad y frecuencia y además, no se ajusta al patrón típico de una migraña, una cefalea en racimo o una tensional, su médico le hará pruebas para ver si se trata de un aumento de la presión intracraneal u otras causas.

VAYA CON SU MÉDICO

Su médico debería evaluar su dolor de cabeza, sobre todo si nunca antes ha sufrido, es excepcionalmente fuerte o persistente o viene acompañado por cualquiera de estos elementos:

- fiebre
- un cambio en su fuerza, coordinación o sentidos
- dolor de cuello o espalda
- una sensación crónica de debilidad junto con dolor en los músculos o articulaciones
- somnolencia
- dificultad para pensar o concentrarse
- empeoramiento progresivo con el tiempo
- el dolor de cabeza lo despierta del sueño
- el dolor de cabeza aparece después de un traumatismo en la cabeza

CÓMO COMBATIR LAS MIGRAÑAS CON LA COMIDA

Si bien la demostración de que los alimentos desempeñan un papel en las migrañas es reciente, fue ya hace mucho tiempo, en 1778, cuando John Fothergill escribió su artículo sobre la migraña: "Mi opinión acerca de esta enfermedad es que en la mayoría de los casos procede de una falta de atención a la dieta, ya sea en la calidad, en la cantidad o en ambas". Fothergill culpaba a la "leche y la mantequilla, las carnes grasas y las especias, sobre todo la pimienta negra común, los pasteles de carne y los pudines (budines) muy grasos".[2]

Los estudios de investigación nos han permitido ser mucho más específicos, tanto al identificar las comidas que causan problemas como para encontrar las que funcionan para tratarlos. Echemos un vistazo primero a los alimentos que pueden provocar migrañas porque la solución más sencilla tal vez sea simplemente evitarlos.

DESCUBRA LO QUE PROVOCA SU MIGRAÑA

Los médicos han eliminado de manera sistemática diferentes comidas de las dietas de personas que sufren migrañas y han averiguado que, en muchos casos, los dolores de cabeza disminuyen o incluso desaparecen por completo. Luego vuelven a introducir los alimentos sospechosos en la dieta de forma oculta para ver si regresan los dolores de cabeza.

En 1983, los investigadores del Hospital Infantil de Londres presentaron sus resultados sobre 88 niños con migrañas graves y frecuentes que comenzaron una dieta de eliminación. De este grupo, 78 se recuperaron totalmente y 4 mejoraron mucho. Además, algunos niños que también sufrían convulsiones vieron que estas desaparecieron. Entonces los investigadores volvieron a introducir diferentes alimentos y observaron que reaparecieron las migrañas en todos menos en 8 de los niños. En pruebas posteriores en las que se utilizaron alimentos ocultos, la gran mayoría de niños dejaron de tener síntomas de nuevo cuando evitaban los alimentos causantes de las migrañas. Las migrañas regresaron cuando estos alimentos se agregaron a la dieta.[3]

En los adultos, entre el 20 y el 50 por ciento vieron cómo el dolor de cabeza se redujo o se eliminó cuando evitaron los alimentos que los provocaban.[4,5]

Al reunir los resultados de cientos de pacientes, podemos distinguir cuáles son las comidas que provocan las migrañas y cuáles son seguras. Algunas veces el culpable es un solo alimento, pero lo más probable es que haya varios que las provoquen, y a menudo son los alimentos de los que menos sospecharíamos.[3,4,6]

¿Ha visto alguna vez la obra *Arsénico por compasión,* la cual se llevó al cine protagonizada por Cary Grant? Dos ancianas deciden ayudar a la gente a escapar de los problemas diarios envenenándolos con arsénico. Una gran dosis podría matarnos rápidamente, pero una dosis pequeña diaria tiene un efecto más lento, causa debilidad y dolores sin ningún motivo aparente. A la persona envenenada le da un dolor de cabeza y luego se muere.

Aparte del resultado final, este proceso es bastante parecido al que se sufre cuando uno tiene una migraña. El sonriente chico de la tienda de comestibles, el que nos lleva la pizza a casa o incluso el mesero de su restaurante favorito nos sirve alimentos que parecen totalmente inocentes. Pero si uno sufre alguna intolerancia a los alimentos, actúan como imperceptibles venenos, se acumulan en el organismo y provocan debilidad. La toronja (pomelo) matutina de una persona puede ser la causante de la migraña de otra persona.

ALIMENTOS QUE NO PROVOCAN DOLOR

Los alimentos que no provocan dolor nunca contribuyen a la aparición de cefaleas ni a otros tipos de dolor. Entre ellos se encuentran:

- El arroz integral

- Las frutas cocinadas o secas: las cerezas, los arándanos agrios, las peras y las ciruelas secas; ahora bien, esto no aplica a las frutas cítricas, las manzanas, los plátanos amarillos (guineos, bananas), los melocotones (duraznos) o los tomates (jitomates)

• Las verduras verdes, amarillas o naranjas cocinadas: las alcachofas, los espárragos, el brócoli, la acelga, las berzas (bretones, posarnos), la lechuga, las espinacas, las habichuelas verdes (ejotes, habichuelas tiernas), el *squash* veraniego o el invernal, las batatas dulces (camotes), la tapioca y el *taro*

• El agua: el agua sola o las formas carbonatadas, como el de la marca *Perrier*, son estupendas. Otras bebidas —incluso los tés herbarios— pueden provocarlas.

• Los condimentos: pequeñas cantidades de sal, almíbar de arce y extracto de vainilla normalmente se toleran bien.

LOS AGENTES PROVOCADORES

Hay algunos alimentos que a menudo provocan dolores de cabeza a personas susceptibles.[5] Puede que algunos de ellos le sorprendan. Las frutas cítricas o el trigo, por ejemplo, aparentemente son comidas totalmente saludables. Pero al igual que algunas sensibilidades a los alimentos se manifiestan en forma de sarpullidos cutáneos, las personas que sufren migrañas tienen una reacción interna: en los vasos sanguíneos y los nervios. A continuación le indico las comidas que más habitualmente provocan migrañas, o sea, los "agentes provocadores", en orden de importancia:

1. los productos lácteos[*] [1]
2. el chocolate
3. los huevos
4. las frutas cítricas
5. la carne[**]
6. el trigo (pan, pasta, etc.)
7. los frutos secos y los cacahuates (maníes)
8. los tomates (jitomates)
9. las cebollas
10. el maíz (elote, choclo)
11. las manzanas
12. los plátanos amarillos (guineos, bananas)

---

[*] Incluye la leche descremada o entera de vaca, de cabra, el queso, el yogur, etc.
[**] Incluye la carne de res, cerdo, pollo, pavo (chompipe), el pescado, etc.

Ciertas bebidas y aditivos también provocan migrañas, como las bebidas alcohólicas (sobre todo el vino tinto), las bebidas con cafeína (café, té y gaseosas de cola), el glutamato monosódico (un saborizante que se utiliza mucho en la cocina china), el aspartamo (un sustituto del azúcar vendido baja el nombre de marca de *NutraSweet*) y los nitritos.

Los alimentos que no se encuentran en la lista de los que no provocan dolor ni tampoco en la de los que lo provocan deberían considerarse como posibles, aunque improbables, desencadenantes. Casi todos los alimentos que ingerimos habitualmente, aparte de los que aparecen en la lista de los que no provocan dolor, han causado migrañas a algún individuo de forma aislada en un estudio de investigación, por lo que no se les puede considerar totalmente libres de sospecha, si bien están lejos de considerarse como culpables directos.

LA PRUEBA DE LAS DOS SEMANAS

El primer paso para tratar sus migrañas es comprobar si las causa alguno de las comidas que las provocan más comúnmente. Para ello, simplemente tiene que evitar estas comidas. Al mismo tiempo, incluya grandes cantidades de comidas que no producen dolor y observe si vuelve a sufrir migrañas y si es así, con qué frecuencia.

A continuación le explico cómo comenzar a consumir comidas que combaten las migrañas. Durante 2 semanas:

1. Consuma abundantes alimentos de la lista que no producen dolor.
2. Evite *totalmente* los alimentos que causan dolor.
3. Coma libremente las comidas que no están en ninguna de las dos listas.

La clave está en tener cuidado y evitar los alimentos problemáticos comunes. Las recetas que se encuentran en las páginas 274–301 están ideadas para facilitárselo. Durante la prueba de 2 semanas, no se salte las comidas y asegúrese de no dormir demasiado y saltar el desayuno, ya que el hambre prolongada puede provocar migrañas.

A propósito, si bien el trigo es un causante común, eso no significa que no pueda comer pan o pasta. Las tiendas de productos naturales ofrecen panes y pastas hechas de arroz, millo, quinua y otros cereales. Revise las etiquetas de ingredientes.

CONFIRME CUÁLES SON LAS COMIDAS QUE PROVOCAN SUS MIGRAÑAS

Si los cambios en la dieta hacen que desaparezcan sus dolores de cabeza o que sean mucho menos frecuentes, resista la tentación de celebrarlo con una botella de vino tinto y una pizza de queso. El siguiente paso es confirmar cuáles son las comidas que provocan sus migrañas. Para hacerlo, simplemente tiene que volver a introducir los alimentos eliminados, uno a uno, cada 2 días, para ver si aparece algún síntoma. Comience por el final de la lista (plátanos amarillos) y siga ascendiendo por ella hasta los alimentos más peligrosos, saltándose los que no le importen. Si lo desea, luego puede revisar las bebidas y los aditivos de la lista de causantes comunes.

Cuando haga esto, consuma una generosa cantidad de cada nuevo alimento y así sabrá si le provoca síntomas o no. Si no le da ningún problema, puede mantenerlo en su dieta. Deberá eliminar de nuevo cualquier comida que le cause dolor de cabeza. Entonces, después de una semana o dos, vuelva a probar el alimento sospechoso para confirmarlo. Intente que su dieta sea lo más simple posible para que pueda detectar el efecto de cada alimento nuevo que agregue.

Lo mejor sería eliminar permanentemente de la dieta las carnes, los productos lácteos y los huevos. Además de ser de los alimentos que más migrañas causan, también afectan el equilibrio hormonal natural, lo cual contribuye a provocar migrañas, tal como veremos más adelante. El colesterol, la grasa y las proteínas animales que contienen están relacionadas con graves problemas de salud, por ello no hay necesidad de volver a introducir estas comidas problemáticas en la dieta.

CÓMO IDENTIFICAR OTRAS COMIDAS QUE PROVOCAN DOLOR

Si después de seguir la dieta básica antimigrañas no se reducen sus dolores de cabeza, el siguiente paso es comprobar si un alimento que no se encuentra en la lista de los provocadores comunes puede estar causándole los síntomas. Esto sucede de vez en cuando y, de hecho, algunas personas son sensibles a comidas diferentes. Una dieta de eliminación le ayudará a averiguarlo.

UNA SENCILLA DIETA DE ELIMINACIÓN

La dieta de eliminación está diseñada para localizar cualquier alimento poco habitual que provoque dolor. También se utiliza para muchas otras enfermedades, sobre todo la artritis y los problemas digestivos.

La idea es sencilla. Simplemente comience basando su menú totalmente en los alimentos que no provocan dolor y evite todos los demás de momento. (Para obtener recetas, vea las páginas 274–301).

Cuando los síntomas hayan desaparecido o disminuido, lo cual puede tomar una semana aproximadamente, puede agregar otras comidas de uno en uno, en días alternos, para ver cuál le causa los síntomas. De nuevo, tome una generosa cantidad de cada nuevo alimento para que pueda comprobar si le provoca síntomas. Si no es así, puede mantenerlo en la dieta. No agregue ningún alimento de la lista de los "agentes provocadores" ni ninguna de las bebidas y aditivos que provocan dolor hasta el final.

A continuación le indico algunos consejos para ayudarle a identificar a las comidas que provocan migrañas:

- Las comidas que han provocado los dolores de cabeza se han comido normalmente entre 3 y 6 horas antes del ataque.
- Las comidas problemáticas pueden ser los que a usted le encantan, quizás incluso comidas que se le antojen. Puede que sean los alimentos de los que menos sospeche.
- Algunas veces el dolor de cabeza no aparecerá hasta que haya comido una gran cantidad de la comida problemática, quizás al cabo de unos cuantos días.
- Si son varios los alimentos que le afectan, eliminar solamente uno no marcará ninguna diferencia. Esto a veces hace que las personas crean que los alimentos no son el problema.

- Podría suceder que tomara una pequeña cantidad de un alimento que provoca dolor sin sufrir un dolor de cabeza, mientras que una cantidad mayor le provocara uno.
- Su tolerancia tal vez sea diferente en épocas distintas. Por ejemplo, una mujer podría ser capaz de comerse media caja de chocolates sin ningún problema, pero conforme se acerca su menstruación, un sólo pedazo podría provocarle una migraña. La razón, es de suponer, es que los cambios naturales en las hormonas que se producen a lo largo del mes afectan su sensibilidad.
- Los alimentos que le provocan dolor pueden cambiar con el tiempo.

¿POR QUÉ ES TAN CRUEL EL CHOCOLATE?

¿Cómo es posible que el chocolate o una copa de vino tinto que lucen tan inocentes y atractivos de repente nos apuñalen por la espalda. . . o para ser más exactos, en un lado de la cabeza? Hay dos razones. En primer lugar, el chocolate, el vino tinto y muchos otros alimentos contienen sustancias químicas que afectan el riego sanguíneo en el cerebro y estimulan la inflamación. En segundo lugar, a veces nuestro cuerpo reacciona a las proteínas de ciertos alimentos con marcados síntomas, entre ellos el dolor.

El chocolate contiene *feniletilamina* (FEA), un compuesto de la familia de las anfetaminas que podría explicar en parte por qué es tan adictivo. La FEA, la cual se encuentra también en el vino tinto y en muchos quesos, altera el riego sanguíneo normal del cerebro.[7–9]

Los vinos también contienen flavonoides naturales que proceden de las pieles y las semillas de las uvas, así como sulfitos, todos los cuales están bajo estudio por su contribución a la aparición de las migrañas.

Pero lo más importante es que el vino tinto contiene una gran cantidad de *histamina*, una sustancia que provoca estornudos, goteo nasal y problemas de sinusitis que se tratan con *anti*histamínicos. La histamina afecta muchísimo el riego sanguíneo y probablemente sea por eso que contribuye a las migrañas.[10] La histamina también se encuentra en el

MITOS Y REALIDADES SOBRE EL CHOCOLATE

A pesar de la fama chocolatera de Suiza, el chocolate no es de allá. Como sabrán muchos mexicanos, el árbol de cacao es oriundo de Sudamérica y fue traído a México por los maya. Los aztecas utilizaron las habas del cacao para crear una bebida bastante amarga que luego les brindaron a los españoles. Más adelante los europeos le agregaron azúcar, vainilla, frutos secos y otros saborizantes a la bebida.

Sin embargo, nada que se parezca al chocolate moderno existió hasta 1828, cuando un holandés llamado Conrad van Houten inventó una máquina que podía procesar la manteca de cacao a partir de las habas del mismo. Al concentrar la manteca de cacao y agregarla a las habas molidas, se produjo un chocolate suave que podría endulzarse con azúcar y moldearse en formas llamativas.[11]

A partir de ahí, la historia del chocolate ha tomado algunos giros curiosos, tal como cuenta Martha Barnett en su libro *Ladyfingers and Nun's Tummies.* Por ejemplo, el pastel (bizcocho, torta, *cake*) de chocolate "alemán" no es de Alemania. En inglés "alemán" es "*German*" y el nombre procede de un tal Samuel German quien trabajó en una confitería. El Dr. James Baker fue quien fundó la confitería y su apellido llegó a formar parte del nombre en inglés del chocolate de repostería, "*Baker's chocolate*". Por su parte, Leo Hirschfield fue un confitero de Nueva York quien en 1896 inventó unos rollitos curiosos de chocolate a los que le puso el apodo de su hija, Clara: "Tootsie". La hija de otro confitero tuvo menos suerte en cuanto a los nombres. Su papa inventó un cuadrado de chocolate rellenado con frutos secos y pasas. Pensó en ella cuando le puso el nombre al cuadrado —"*Chunky*"— argot norteamericano que significa "gordita".

champán y en otros vinos, las cervezas, el queso, el pescado —sobre todo en el atún, la caballa (macarela, escombro y el *mahi-mahi*), la salchicha y el repollo (col) en escabeche.[8]

Al parecer el vino tinto se encuentra entre los alimentos que más dolores de cabeza provocan. Si bien algunas personas se han mostrado escépticas acerca de su relación con las migrañas, unos investigadores de Londres estudiaron a 11 individuos que creían que el vino tinto provocaba sus dolores de cabeza. Les dieron a probar un vino tinto español oculto y también una mezcla de vodka con limonada. A ninguno de ellos les provocó dolor de cabeza el vodka, pero 9 de los 11 sintieron dolor al beber una sola copa de vino tinto.[7]

No obstante, la histamina no sólo se encuentra en los alimentos. También la fabrica nuestro cuerpo. Si uno es sensible al polvo, al polen o a cualquier alimento, el cuerpo fabrica más histamina y la agrega a la histamina que obtenemos de los alimentos.[12] Se publicó el caso de una joven de 19 años que padecía una sensibilidad especial a la carne de res. Una ración triplicaba la cantidad de histamina en su sangre y rápidamente aparecían las migrañas.[13]

Si nos hemos expuesto a cualquier alérgeno, la histamina estará recorriendo nuestras venas y haciendo todo tipo de diabluras. Si luego ahogamos nuestras penas con una copa de Borgoña, su carga de histamina *extra* se agregará a la que ya hay en nuestra sangre.[8] Por esta razón, la estación de las alergias puede hacer que seamos más sensibles a los alimentos ricos en histamina, y a la inversa, estos alimentos pueden hacernos más sensibles a los alérgenos ambientales.

LA HISTAMINA EN EL VINO Y LA CERVEZA[8]

BEBIDA	MICROGRAMOS/LITRO
Vino tinto	1.010
Champán	670
Vino dulce	280
Vino espumoso	46
Rosado	40
Blanco	37
Cerveza (de la marca *Budweiser*)	28
Cerveza (*Tsingtao*)	21
Cerveza, sin alcohol	26

Desde luego no necesitamos saber por qué un determinado alimento nos provoca migrañas, del mismo modo que no necesitamos saber las causas exactas por las cuales las picaduras de las abejas pueden ser venenosas. Solamente tenemos que evitarlas.

La mayoría de las personas descubren que sus migrañas se reducen enormemente o desaparecen cuando comen cantidades generosas de los alimentos que no provocan dolor y evitan los alimentos a los que son sensibles. No obstante, si las migrañas persisten, vale la pena tener en cuenta cinco suplementos: la petasita (*butterbur*), la matricaria

USAR EL CAFÉ PARA TRATAR A LA MIGRAÑA

El café es una bebida paradójica. Por una parte, puede provocar migrañas en algunas personas. Por otra parte, si uno es un bebedor de café, es probable que no tomar café le pueda causar un dolor de cabeza por el síndrome de abstinencia cafeínica. Lo que es todavía más curioso es que puede curar los dolores de cabeza. Los cirujanos no entendían por qué a tantos pacientes les daba dolores de cabeza después de la cirugía. Les echaron la culpa a sus anestesiólogos o bien a varios medicamentos. Hasta pensaron que los dolores de cabeza se debían a que sus asistentes estaban descansando un codo en las frentes de los pacientes. Sin embargo, la verdadera causa resultó ser más sencilla. A las personas que sufrieron dolores de cabeza después de la cirugía se les prohibió comer o beber el día de la operación. Sus dolores de cabeza simplemente se debían al hecho que no se habían tomado su taza matutina de café. Una tableta de cafeína antes de la operación resolvió el problema.[14]

Si su rutina diaria incluye sólo una taza de café o dos tazas de té o dos gaseosas de cola, todas las cuales contienen aproximadamente 100 mg de cafeína, puede darle un dolor de cabeza en tan sólo ocho horas después de ingerir su última dosis.[14,15]

Sin embargo, la cafeína tiene sus virtudes, ya que realmente cuenta con propiedades analgésicas que pueden utilizarse para combatir los dolores de cabeza.[16] Con frecuencia se agrega a la aspirina, al acetaminofeno, al ibuprofeno y a la ergotamina para aumentar sus efectos. Irónicamente este efecto calmante quizás sea la razón por la cual la abstinencia cafeínica causa dolores de cabeza: la acción analgésica de la cafeína quizás suprima nuestras defensas naturales contra el dolor y abstenerse de esta sustancia puede dejarnos con menos resistencia de la normal al dolor.

Si usted tiene tendencias de sufrir dolores de cabeza, es mejor que evite tomar café. Sin embargo, cuando le da una migraña, puede utilizarlo como tratamiento y tomarse una o dos tazas al primer signo de un ataque. Evítelo si tiende a provocarle migrañas.

(margaza, *feverfew*), el jengibre, el magnesio y el calcio. Sus efectos varían según las personas; es probable que uno le ayude y otro no. Mi consejo es que los pruebe de uno en uno, en las dosis que indico en las siguientes páginas y que vea cuáles le ayudan. También se pueden combinar. Sin embargo, yo recomiendo probarlos por separado al principio para poder identificar sus efectos. Le animo a que haga todo esto bajo la supervisión de su médico, no porque estos suplementos sean peligrosos, sino porque el diagnóstico y el tratamiento de los dolores de cabeza precisan tanto de competencia médica como de cambios en el estilo de vida.

PETASITA

El extracto de petasita (*butterbur extract*) proviene de la raíz de una planta de floración de la familia de la margarita (*Petasites hybridus*). Los indios norteamericanos utilizaban la planta como remedio para el dolor de cabeza y, en estudios controlados, reduce a la mitad la frecuencia de la migraña. Las dosis utilizadas van desde 25 a 75 mg dos veces al día. Hasta lo que se sabe por el momento, los extractos de petasita producidos por fuentes de confianza no tienen efectos secundarios graves.[17–19]

MATRICARIA: LA HIERBA ANTIMIGRAÑAS

La matricaria (margaza, *feverfew*) es una planta silvestre con hojas verdes y amarillas y flores similares a las margaritas. Es originaria de los Balcanes y se ha extendido a gran parte de Europa, donde se puede ver en los setos, en las paredes y en cualquier lugar que no se haya podado el pasto (césped) recientemente.

El origen de su nombre procede del hecho de que los antiguos griegos y muchas otras culturas posteriores la utilizaban para tratar la fiebre. También se ha empleado para tratar la artritis, los problemas ginecológicos y muchas otras afecciones. En nuestro tiempo (la era moderna) casi se había olvidado hasta que reapareció como un popular tratamiento contra la migraña en Gran Bretaña a finales de los años 70.

Los beneficios de la matricaria varían de una persona a otra y los resultados de los estudios de investigación han sido contradictorios.[20] Varios de estos, entre ellos un reciente estudio controlado bien diseñado, demostraron que la hierba tiene una importante capacidad para prevenir las migrañas,[21] mientras otros estudios no han demostrado ningún efecto.

La matricaria se vende en la mayoría de las tiendas de productos naturales. La cantidad que ha demostrado prevenir las migrañas en los estudios de investigación oscila entre 20 hasta 114 mg al día. No obstante, la mayoría de profesionales utilizan cápsulas que contengan cerca de 250 mg de matricaria de potencia estandarizada y recomiendan tomar una cápsula al día con el estómago vacío. Si encuentra hojas frescas, la dosis habitual es de 2 ó 3 hojas diarias.[22–24]

Sin embargo, no espere que las grandes empresas farmacéuticas la recomienden. Al ser una planta que se obtiene de forma natural, no se puede patentar. Eso significa que ninguna compañía farmacéutica puede hacer la competencia ni subir el precio de la hierba. Hay un margen de ganancias mucho más grande con los medicamentos patentados que se venden con receta.

¿Qué tan segura es la matricaria? Miles de personas la han utilizado durante largos períodos sin ningún aparente efecto adverso y los estudios de investigación han demostrado que no implica riesgos graves.[20] No obstante, se han hecho pocos esfuerzos por estudiar de manera sistemática si provoca efectos secundarios durante períodos de tiempo prolongados. Le recomiendo que la evite si está usted embarazada (o pudiera estarlo); aunque no hay ningún indicio de que provoque defectos de nacimiento, no contamos con datos suficientes para estar seguros. Además, las personas con problemas de coagulación o que toman fármacos anticoagulantes deberían consultar a sus médicos antes de tomar matricaria. Por otro lado, la información de que disponemos indica que puede continuar tomando esta planta indefinidamente.

JENGIBRE

En 1990 unos investigadores daneses dieron a conocer el caso de una mujer que empezó a padecer migrañas a los 26 años. Al principio, los dolores de cabeza no eran muy fuertes: un aura de colores en zigzag que duraba de 2 a 3 minutos, seguida de un leve dolor de cabeza de 3 a 4 horas de duración y que se producía sólo una vez al mes o cada 2 meses. Sin embargo, conforme pasaba el tiempo, los dolores de cabeza se volvieron más intensos y frecuentes, aparecían dos o tres veces al mes y continuaban durante períodos más largos. Su médico le recetó dihidroergotamina, que le ayudó un poco pero que no era en absoluto la solución perfecta.

Los médicos ayurvédicos hindúes han utilizado el jengibre durante siglos para tratar enfermedades neurológicas, como el dolor de cabeza, las náuseas e incluso la epilepsia, y más recientemente se ha utilizado para tratar los mareos causados por el movimiento y, por cierto, ha funcionado bien en ensayos controlados con placebo utilizando una única dosis de 1 gramo.[25,26]

La mujer se enteró de ello y decidió probarlo. Cuando llegaba el aura visual, vertía de 500 a 600 mg (cerca de ¼ de cucharadita) de jengibre en polvo en un vaso de agua y se lo bebía. A los 30 minutos, el dolor de cabeza se desaparecía. Para mantener el dolor a raya, continuó tomando jengibre cada pocas horas durante un día o dos. En total, se tomaba de 1,5 a 2 gramos al día. Comenzó a incluir el jengibre como especia en su dieta diaria y vio cómo sus dolores de cabeza se redujeron de dos o tres veces al mes a no más de una vez cada 2 meses. Cuando los dolores aparecían, una dosis de jengibre acababa con ellos.[27]

¿Por qué funcionó? Es de suponer que porque el jengibre bloquea la histamina y también inhibe las prostaglandinas, unas sustancias químicas que desempeñan un papel importante en la inflamación, como veremos en el Capítulo 5.

Es muy poco frecuente que una persona sea sensible al jengibre y le provoque una migraña. Hasta ahora, todas las pruebas favorables al jengibre para tratar migrañas se basan en la medicina tradicional y en observaciones de individuos. Es necesario que se lleven a cabo estudios controlados para establecer su eficacia.

La cantidad que se suele utilizar en las investigaciones es de ½ a 1 cucharadita (de 1 a 2 gramos) de jengibre en polvo al día. No tiene efectos secundarios aparte de la sensación de calor que produce cuando baja por el estómago.

VITAMINA B_2

La riboflavina, también conocida como vitamina B_2, ayuda a prevenir las migrañas. Una dosis diaria de 400 mg reduce a la mitad la frecuencia de los dolores de cabeza.[28,29]

EL MAGNESIO FRENTE A LAS MIGRAÑAS

El magnesio ha demostrado combatir las migrañas en diversos estudios de investigación. Nadie sabe exactamente por qué funciona, pero cuando la dieta es rica en magnesio las migrañas son menos frecuentes. Una de las razones por las cuales el estrés emocional contribuye a la aparición de las migrañas tal vez sea que reduce el magnesio de nuestro cuerpo.[30]

Los investigadores han descubierto que 200 mg diarios de magnesio elemental, sumado al magnesio de los alimentos que comemos, ayuda a prevenir las migrañas. En 3.000 personas tratadas con magnesio, el 80 por ciento obtuvo un beneficio, al menos parcial.[31] Un estudio reciente sugirió que el magnesio también ayuda a evitar las migrañas en los niños.[32]

Aunque los investigadores normalmente utilizan suplementos, es fácil obtener mucho magnesio de los alimentos solamente (vea la tabla en la página 17). De hecho, si su dieta es tan baja en magnesio que está pensando tomar un suplemento, eso es señal de que necesita agregar más verduras, legumbres y cereales a su menú.

Entre los alimentos ricos en magnesio se encuentran los cereales integrales (cereales con su fibra natural intacta), como el arroz integral, la cebada y la avena; las frutas no cítricas secas, como los higos y las verduras verdes, sobre todo el brócoli, la espinaca y la acelga. Todos estos alimentos no provocan dolor.

Los frutos secos y el trigo también son ricos en magnesio, pero a algunas personas les provocan migrañas, por eso no se los recomiendo hasta que haya comprobado cómo le afectan. Lo mismo cabe decir de los frijoles (habichuelas) de soya y en menor medida, de otros tipos de frijoles. Las carnes y los productos lácteos son bajos en magnesio y habitualmente provocan migrañas.

La Asignación Dietética Recomendada de magnesio es de 320 mg para las mujeres y de 420 mg para los hombres, lo cual incluye el magnesio procedente de los alimentos y de los suplementos que pueda estar tomando. No obstante, esta cantidad mínima sólo previene los casos de manifiesta deficiencia. Los investigadores piensan que la cantidad ideal para disfrutar una salud óptima es de 400 a 700 mg al día para los adultos.[33] Como mencioné antes, algunos investigadores obtienen esa cantidad agregando un suplemento de 200 mg a una dieta normal.

Algunos expertos han sugerido que el magnesio puede ser especialmente beneficioso para tratar los dolores de cabeza premenstruales, utilizado junto con 50 ó 100 mg de vitamina B_6. Esta combinación resulta más eficaz cuando se toma diariamente, pero también se puede ingerir durante sólo 5 días al mes, conforme se acerca la menstruación.[34,35] Deberían evitarse las dosis de vitamina B_6 de 200 mg o superiores, ya que se sospecha que pueden causar problemas nerviosos.

EL CALCIO Y LA VITAMINA D CONTRA LAS MIGRAÑAS

Algunas pruebas sugieren que el calcio y la vitamina D ayudan a prevenir las migrañas. Al igual que ocurre con el magnesio, aún no se sabe exactamente por qué funcionan. Se pueden tomar suplementos si se desea, pero las mejores fuentes de calcio son las verduras de hojas verdes y las legumbres. Tal como vimos en el Capítulo 1, un plato de frijoles al horno de lata nos proporciona más de 100 mg de calcio. Una taza de habichuelas amarillas (ejotes amarillos) sacadas directamente de la lata brinda 174 mg. La leche y otros productos lácteos también contienen calcio, pero la leche es de los alimentos que más migrañas provocan y su calcio no se absorbe tan bien como el de la mayoría de las verduras. Debe evitarse completamente.

No obstante, es más importante mantener el calcio en el cuerpo que comer alimentos ricos en este mineral. La mayoría de las personas de los países occidentales están perdiendo calcio mucho más rápidamente de lo necesario y, afortunadamente, eso es algo que se puede corregir con bastante facilidad. Como vimos en el Capítulo 2, hay determinados factores que hacen que se pierda el calcio de los huesos, que pase al torrente sanguíneo y que luego atraviese los riñones hasta la orina.

Las pérdidas de calcio se cortan de raíz cuando se evitan las proteínas animales y el exceso de sal y azúcar. Si usted bebe más de 2 tazas de café, sería mejor que optara por las marcas descafeinadas, ya que la cafeína aumenta el paso del calcio por los riñones. El tabaco y el sedentarismo también aumentan la descalcificación. Si se controlan estas pérdidas, se mantiene el calcio en el cuerpo sin necesidad de tomar suplementos de calcio. Si decide tomar uno por la razón que sea, la cantidad que en los estudios de investigación ha demostrado prevenir las migrañas es de 1.000 a 2.000 mg de calcio elemental al día, otra opción es probar el citrato de calcio, una forma de elevada absorción.

La capacidad para absorber el calcio de los alimentos se controla mediante la vitamina D, la cual se obtiene de forma natural con la exposición solar en la piel. Unos 15 minutos diarios de sol en el rostro y los brazos por lo general es más que suficiente. Si toma un suplemento de vitamina D, la Asignación Dietética Recomendada es de 200 UI (5 mcg) al día para adultos hasta los 50 años de edad, 400 UI (10 mcg) al día para las personas de 51 hasta 70 años y de 600 UI (15 mcg) al día para los mayores de 70. La cantidad que se utiliza en los estudios de investigación para la prevención de las migrañas es de 50.000 UI una vez por semana, una cantidad que supera por mucho la Asignación Dietética Recomendada y que sólo debería tomarse bajo supervisión médica.

ALIMENTOS QUE ALIVIAN LOS CAMBIOS HORMONALES

Durante el ciclo menstrual de una mujer la cantidad de estrógenos (las hormonas sexuales femeninas) en su sangre sufre muchísimos altibajos. Baja rápidamente justo antes de la menstruación y aproximadamente la mitad de las mujeres sufren sus migrañas en ese momento. Del mismo modo que la falta de cafeína provoca dolor de cabeza, un descenso rápido de estrógenos al parecer tiene el mismo efecto.

Los cambios en los estrógenos pueden hacer que una mujer sea propensa a sufrir dolores de cabeza. Al parecer eso explica por qué las migrañas comienzan a menudo en la pubertad, diminuyen después de la menopausia, las sufren tres veces más mujeres que hombres y casi desaparecen durante el embarazo, cuando los efectos del estrógeno se contrarrestan con la progesterona.[36–39]

Los alimentos pueden suavizar los cambios hormonales. Ciertos alimentos impiden que la cantidad de estrógeno en sangre se eleve demasiado y de esa manera, evitan que luego tenga de bajar tanto. Esto se describe con más detalle en el Capítulo 8.

En pocas palabras, nuestros niveles de estrógeno serán más bajos y estables cuando se eliminen de la dieta las principales fuentes de grasa (productos de origen animal y aceites para cocinar) y, al mismo tiempo, se agreguen generosas cantidades de verduras y cereales ricos en fibra. Al hacer eso tal vez se observe que se reducen los dolores menstruales y es probable que disminuya el riesgo de sufrir cáncer de mama. Ademas, esto ayudará a proteger los huesos y evitar las migrañas.

Cuando se trata de este enfoque dietético, podemos aprender de los países asiáticos. Las dietas tradicionales asiáticas no se basan en las carnes, los productos lácteos ni los alimentos grasosos y fritos habituales de los países occidentales. El ingrediente básico de su dieta es el arroz, junto con grandes cantidades de verduras. Si alguna vez toman productos animales, lo hacen en pequeñas cantidades, principalmente como condimentos. El resultado es una dieta muy baja en grasa y alta en fibra que mantiene los niveles de estrógeno en una cifra moderada durante todo el ciclo. Y si el nivel de estrógeno no es demasiado alto, no puede descender tan dramáticamente. Los altibajos hormonales se estabilizan.

Casi todos los problemas de salud relacionados con los cambios de estrógeno son menos habituales en Asia: los sofocos (bochornos, calentones), el cáncer de mama y las migrañas. En los Estados Unidos, el 6 por ciento de hombres y el 18 por ciento de mujeres tienen antecedentes de migrañas. En Hong Kong, donde las dietas se han occidentalizado un poco pero continúan conservando mucha de su herencia asiática, las migrañas afectan sólo al 3 por ciento de los hombres y al 7 por ciento de las mujeres. Si nos adentráramos en la China rural, donde la dieta occidental todavía no ha llegado, las migrañas son aún más raras. En algunas partes de América Latina son igualmente poco comunes, donde los frijoles, el arroz y las tortillas todavía forman parte del menú diario.[40–43]

Los cambios hormonales son un problema más grave para la mujer que para el hombre, al menos en lo que respecta a las migrañas. Pero los hombres también se benefician del mismo cambio de dieta. Un caso concreto es el de Athos, una pequeña península del norte de Grecia donde viven 1.500 monjes. Los monjes nunca comen carne ni toman leche y hacen ayunos con frecuencia. En Athos las migrañas son la mitad de frecuentes que en los Estados Unidos.[44] ¿Debemos pensar que se debe a la falta de alimentos provocadores, a un efecto equilibrador de las hormonas o a otra cosa? Por suerte, eso no importa. Una dieta óptima siempre ayuda en todos los casos.

No tiene que elegir un menú para evitar los alimentos que provocan migrañas y otro para cambiar el equilibrio hormonal. Los alimentos que no provocan dolor, como el arroz integral y las verduras, son ricos en fibra y extremadamente bajos en grasa, a menos que les haya agregado grasa al cocinarlos, por lo que también son de los mejores para reducir los cambios hormonales. Sin embargo, para hacer esto correctamente, no solamente es importante evitar los productos de origen animal, sino también reducir al mínimo los aceites vegetales. Es una medida muy útil.

Una hormona natural que se vende sin receta llamada progesterona natural puede que también ayude a contrarrestar los cambios hormonales. Puede ayudar a las mujeres con migrañas, al menos a aquellas que las sufren cerca de la época de sus períodos menstruales.[45–48]

La progesterona natural proviene de la hierba llamada barbasco (*wild yam*) y en el Capítulo 1 ya vimos que al parecer protegía los huesos. Para tratar las migrañas, el Dr. John Lee, un importante defensor de la progesterona, recomendaba utilizar una crema de progesterona transdérmica (que se aplica sobre la piel) y que se vende sin receta, como *Pro-Gest*. Puede comenzar con un frasco de 2 onzas (56 g), hay que extenderla un poco donde la piel sea más fina todos los días de modo que utilice de 1 a 2 onzas durante 10 días antes de que comience su menstruación. Algunos expertos también recomiendan utilizarla como tratamiento

CÓMO UTILIZAR LAS COMIDAS PARA COMBATIR LAS MIGRAÑAS

1. Dé prioridad a los alimentos que no provocan dolor: el arroz integral, las verduras cocinadas como el brócoli, las berzas (bretones, posarnos), las espinacas y las acelgas, así como las frutas no cítricas cocinadas o secas.
2. Evite por completo las comidas que habitualmente provocan dolor. Si sus migrañas han disminuido o cesado, puede volver a introducir estos alimentos de uno en uno para evaluar su efecto.
3. Si los pasos N°1 y N°2 no disminuyen sus migrañas, una dieta de eliminación puede ayudarle a identificar si un alimento que no provoca dolor habitualmente está causando el problema.
4. Minimice los cambios hormonales al evitar los productos de origen animal y los aceites vegetales añadidos. Además, debe consumir la fibra natural que se encuentra en los cereales, los frijoles (habichuelas), las verduras y las frutas.
5. Considere estos suplementos, pero consúltelo antes con su médico:

Petasita: de 25 a 75 mg dos veces al día

Matricaria: 250 mg al día o 2 ó 3 hojas frescas

Jengibre: de 1/2 a 1 cucharadita (de 1 a 2 gramos) de jengibre fresco en polvo al día

Vitamina B_2: 400 mg al día

Magnesio: de 400 a 700 mg al día en total (alimentos más suplementos, si los está tomando) o 200 mg diarios como suplemento elemental

Calcio: reduzca la descalcificación al eliminar las proteínas de origen animal, la cafeína, el tabaco y el exceso de sodio y azúcar. Si lo desea, puede tomar de 1.000 a 2.000 mg diarios de calcio elemental, con 200 UI (5 mcg) de vitamina D. La actividad física regular mantendrá el calcio donde debe estar: en los huesos.

cuando aparezca una migraña, en una dosis de 1/4 a 1/2 cucharadita de crema de progesterona cada 3 ó 4 horas hasta que los síntomas desaparezcan. También se pueden conseguir gotas sublinguales de progesterona en aceite de vitamina E, las cuales se absorben más rápidamente.

SI LE DA UNA MIGRAÑA

Si le da una migraña, pruebe lo siguiente:

- Si bien la cafeína puede provocar migrañas a algunas personas, para otras funciona como tratamiento. La dosis es 1 ó 2 tazas de café fuerte al primer síntoma de migraña.

- Coma alimentos feculentos, como arroz, papas, galletas o pan. En efecto, los productos a base de trigo les provocan migrañas a algunas personas, pero si usted los puede tolerar, quizá le ayuden. Algunas personas observan que se les antojan los alimentos feculentos durante las migrañas y que comer tostadas, galletas, pasta, papas u otros alimentos de este tipo reduce el dolor o la náusea e incluso puede recortar el episodio.[49] La experiencia le dirá si estos alimentos le ayudan.

- En algunos informes anecdóticos ha resultado útil el jengibre fresco en polvo, de 500 a 600 mg (aproximadamente $^1/_4$ de cucharadita), en un vaso de agua. Se puede repetir la dosis cada pocas horas, hasta 2 gramos al día en total.

- El calcio podría ser capaz tanto de tratar las migrañas como de prevenirlas. Unos investigadores presentaron el caso de una mujer que podía detener una migraña en la primera fase masticando de 1.200 a 1.600 mg de calcio elemental.[50,51] De nuevo, evite la tentación de obtener el calcio a partir de la leche, el yogur o cualquier otra fuente animal. Causa más problemas que beneficios.

- Túmbese en una habitación silenciosa y oscura y duerma si puede. Aplíquese compresas calientes o frías y masajee los vasos sanguíneos de las sienes.

- El *biofeedback* es una técnica que se utiliza para controlar el flujo sanguíneo mediante la relajación y ayuda tanto en las migrañas como en los dolores de cabeza tensionales. El instructor de *biofeedback* colocará un monitor de temperatura en el dedo índice que le indicará cuándo se haya relajado usted lo suficiente para abrir la circulación sanguínea a las puntas de los dedos. Parece mentira, pero usted podrá influir en el riego sanguíneo de su cerebro para así controlar mejor su dolor de cabeza.[52] Puede conseguir capacitación en *biofeedback* en los departamentos de psiquiatría o psicología de los centros médicos de las universidades. Además también puede buscar en el directorio telefónico la palabra "psicólogos" (*psychologists*), "*biofeedback*" o "médicos especializados en psiquiatría" (*specialists in psychiatry*).

- La acupuntura también es útil para muchas personas. Los acupunturistas también aparecen en el directorio telefónico.

MEDICAMENTOS PARA TRATAR LAS MIGRAÑAS

Si usted ha seguido detenidamente los pasos indicados anteriormente y *aún* tiene dolor, sin duda estará pensando si debería tomar medicamentos analgésicos. No tome medicamentos como primera opción para tratar el dolor de cabeza si primero no ha buscado bien cuáles alimentos pueden provocarle migrañas y ha seguido una dieta óptima. De lo contrario, estará intentando apagar un incendio añadiendo gasolina. Los medicamentos no pueden sustituir a un tratamiento alimenticio, pero pueden complementarlo si fuera necesario. A continuación tiene una guía rápida de los fármacos antimigrañas y sus principales efectos secundarios. Desde luego, tendrá que hablar con su médico acerca de las ventajas y los inconvenientes de los medicamentos. Las mujeres embarazadas o las personas con hipertensión o enfermedades vasculares no controladas no deberían tomar algunos de estos fármacos.[1,53]

- La aspirina ayuda en las migrañas de leves a moderadas. Sus principales inconvenientes son irritación gastrointestinal, hemorragia y reacciones alérgicas. Los niños sólo deben tomar aspirina bajo supervisión médica, ya que corren el riesgo de desarrollar el síndrome de Reye.

- Los medicamentos antiinflamatorios no esteroideos (AINE), como el ibuprofeno (*Motrin, Nuprin*) o el naproxeno (*Naprosyn*), son similares a la aspirina. Los efectos secundarios gastrointestinales son su principal inconveniente.

• El acetaminofeno (*Tylenol*, paracetamol) también puede ayudar en migrañas de leves a moderadas. Sin embargo, la ingesta continuada puede causar problemas renales o hepáticos.

• Los triptanos (sumatriptán, rizatriptán, almotriptán, zolmitriptán) se utilizan para tratar las migrañas de moderadas a graves. Al parecer actúan al estrechar los vasos sanguíneos del cerebro y mantienen su eficacia cuando se toman a largo plazo. La sobredosis y el abuso son raros.[2,54–56]

• La dihidroergotamina estrecha los vasos sanguíneos dilatados y ayuda a la mayoría de las personas —aunque no a todas— si se toma en cuanto aparece la migraña. Su gran peligro cuando se toma diariamente es que crea hábito y puede acabar con nuestras defensas naturales contra el dolor. Si deja de ingerir el fármaco, es probable sufra dolores de cabeza agudos y crónicos por efecto rebote.[54] No ayuda en los dolores de cabeza tensionales.

• La lidocaína (*lidocaine*) en una solución tópica al 4 por ciento acaba con las migrañas en aproximadamente la mitad de las personas que la prueban. Debe tumbarse en una cama o mesa con la cabeza inclinada hacia atrás sobre el borde y girada hacia el lado donde le duele. Tiene que ponerse medio milímetro de la solución de lidocaína en el orificio nasal durante 30 segundos. Si le duele la cabeza en ambos lados, debe hacer lo mismo en el otro orificio. Puede aplicarse otra dosis pasados 2 minutos de ser necesario. En un gran porcentaje de los casos, el alivio es sólo temporal. Al parecer la lidocaína actúa sobre un grupo de nervios que se encuentran debajo de la mucosa nasal.[57]

• El isometepteno (un vasoconstrictor) y la dicloralfenazona (un sedante suave) también están disponibles como medicamento combinado para tratar las migrañas y las cefaleas tensionales.

• La metoclopramida y la proclorperazina se utilizan a menudo con analgésicos orales para mejorar su absorción y aliviar la náusea.

LOS ANALGÉSICOS PUEDEN AYUDAR, PERO...

La ingesta excesiva de analgésicos simples o de ergotaminas puede eliminar nuestras endorfinas analgésicas. Esto reduce nuestras defensas naturales contra el dolor y a menudo provoca dolores de cabeza crónicos diarios. Si esto llega a suceder, su médico le ayudará a ir reduciendo la dosis de medicamento gradualmente y quizás le recomiende tomar vitamina B_6 para aumentar su resistencia al dolor cuando no esté tomando medicamentos.[58]

¿Pero cuánto se puede considerar demasiado? Tomar aspirina u otro analgésico simple todos los días, combinaciones de fármacos más de tres veces a la semana o ergotamina [para las migrañas] más de dos veces por semana.[59] Si toma aspirina para prevenir los ataques al corazón, tal vez desee hablar con su médico para reducir la dosis.

Un fármaco para el tratamiento del dolor de cabeza tensional puede que no sirva para las migrañas y viceversa. Por eso le animo a que lo examine un médico, además de que algunos medicamentos sólo se consiguen con receta médica.

Debe discutir siempre las ventajas y los inconvenientes de los medicamentos con su médico, sobre todo si está usted embarazada [o pudiera estarlo].

MEDICAMENTOS PARA PREVENIR LAS MIGRAÑAS

Si sus migrañas le impiden hacer una vida normal o se producen más de tres veces al mes a pesar de sus esfuerzos por mejorar la dieta y ha tomado matricaria y ha seguido las medidas preventivas descritas previamente, podría considerar la opción de tomar medicamentos preventivos. No eliminarán todas las migrañas, pero recortarán su frecuencia. Espere un mes o dos para ver si estos fármacos funcionan y asegúrese de contar con un buen diagnóstico primero; la mayoría no aliviarán los dolores de cabeza tensionales.

- El propranolol (*Inderal*) y el metoprolol (*Lopressor*) reducen enormemente las migrañas en cerca de un tercio de las personas que las padecen y tienen un efecto más moderado en otro tercio. Son seguros para la mayoría de las personas y se han utilizado durante largos períodos de tiempo. No obstante, si padece asma o diabetes no debería tomarlos. Además, debido a que el propranolol hace que el corazón no lata con rapidez, asegúrese de discutir con su médico sus planes de ejercicio.

• Los bloqueadores de los canales de calcio se utilizan algunas veces para prevenir las migrañas, sobre todo en Europa. Sin embargo, los médicos se muestran cada vez más reacios a utilizarlos debido a sus efectos secundarios.

• La amitriptilina (*Elavil*) es un antidepresivo que también ayuda a prevenir las migrañas. Generalmente es seguro, aunque provoca algunos efectos secundarios como resequedad en la boca, estreñimiento y somnolencia, además, es importante no exceder la dosis prescrita.

• El topiramato, la gabapentina y el ácido valproico son medicamentos anticonvulsivos que pueden ayudar a prevenir las migrañas.

• La aspirina puede ayudar a evitar algunas migrañas. En un estudio realizado por médicos se observó que reduce la frecuencia de las migrañas en un 20 por ciento si se toma en días alternos. Esta pequeña mejoría debe sopesarse con los efectos secundarios descritos previamente.

• Los medicamentos antiinflamatorios no esteroideos (AINE), como el ibuprofeno y el naproxeno, pueden utilizarse cuando hay un breve periodo de propensión a sufrir migrañas cada mes.

Si está usted embarazada (o pudiera estarlo), su médico estará reacio a recetarle medicamentos, sobre todo ergotamina, dihidroergotamina, sumatriptano y ácido valproico, y la animará a que espere a que el dolor desaparezca, ya que las migrañas tienden a desaparecer durante el embarazo. Los médicos pueden recomendarle medicamentos contra las náuseas para ayudarle a superarlas.[60]

(*Nota*: si encuentra en este capítulo términos que no entiende o que jamás ha visto, favor de remitirse al glosario en la página 378).

CAPÍTULO 4

OTROS TIPOS DE DOLORES DE CABEZA

En el último capítulo tratamos cómo podemos utilizar los alimentos para prevenir y tratar las migrañas. En este capítulo examinaremos los dolores de cabeza provocados por sustancias químicas, los dolores de cabeza en racimo, los sinusales o por sinusitis y —el tipo más común de todos— los tensionales. Los alimentos y los cambios en el estilo de vida pueden desempeñar un papel muy importante en todos ellos.

LOS DOLORES DE CABEZA PROVOCADOS POR SUSTANCIAS QUÍMICAS

Una sorprendente cantidad de sustancias químicas nos llegan a través de los alimentos, el aire y el lugar de trabajo. Algunas de ellas pueden contribuir a los dolores de cabeza. A continuación le indico las principales sustancias químicas que hay que vigilar:

- El glutamato monosódico (GMS o *MSG* por sus siglas en inglés) es el conocido potenciador del sabor que se utiliza con frecuencia en los restaurantes chinos. En aproximadamente una de cada tres personas provoca dolores de cabeza y una sensación de tensión en la cara 20 minutos después de tocar los labios. Normalmente la comida china se cocina cuando la ordenamos, por lo que es fácil pedir que no agreguen GMS. Si los entremeses se preparan sin GMS, algunas veces retardarán la absorción de esta sustancia química presente en otros alimentos hasta el punto de no sentir ningún síntoma.

• El aspartamo (un sustituto del azúcar que se vende bajo el nombre de marca *NutraSweet*) está relacionado con algunos dolores de cabeza. Ha sido objeto de debate durante mucho tiempo entre los toxicólogos porque contiene fenilalanina, una sustancia química que provoca daño cerebral en las personas sensibles. También está vinculado con algunos ataques cerebrales.

Los toxicólogos aún discrepan sobre si el aspartamo se merece la mala fama que tiene. No obstante, no es una parte necesaria de la dieta de nadie y no ha demostrado ser especialmente útil para perder peso o cualquier otra cosa. Por ello, en lugar de elegir entre una gaseosa normal edulcorada con azúcar o una gaseosa edulcorada con aspartamo, ¿por qué no opta por agua mineral con gas o por agua mineral? No tienen ni azúcar ni edulcorantes químicos.

• El ácido benzoico y la tartracina, un colorante alimentario clasificado como FD&C amarillo Nº5, también pueden contribuir a los dolores de cabeza.[1]

• Los nitritos se utilizan para curar el tocino, el jamón, los perritos calientes, otras carnes de cerdo tipo fiambre, el pescado ahumado y algunos quesos, y pueden provocar un dolor de cabeza sordo y enrojecimiento facial.[2,3] Hay cientos de razones para evitar a como dé lugar estos productos, ya que están hasta los topes de grasa y colesterol y tal vez aumenten el riesgo de sufrir cáncer.

• Los sulfitos se utilizan como conservantes en las barras de ensaladas y de marisco. También se encuentran en los vinos, tanto tintos como blancos. Si tiene usted alergias, tal vez también reaccione a los sulfitos del vino, sobre todo si se expone al polen u otros alérgenos al mismo tiempo.[4]

• La tiramina es una sustancia química que provoca dolores de cabeza a algunas personas, especialmente a las que toman antidepresivos conocidos como *inhibidores de la MAO,* los cuales se venden bajo los nombres de marca de *Parnate* (tranilcipromina) y *Nardil* (fenelcina), respectivamente. La tiramina se encuentra en los quesos curados, la crema agria, el vino, la cerveza, el hígado, las salchichas fermentadas, el arenque en escabeche, las habas, el chocolate, el café, el regaliz (orozuz), los pepinos encurtidos, el chucrut, el arenque en salazón, el salmón ahumado, las pasas, los higos enlatados y la levadura.

- Las sustancias químicas ambientales también pueden provocar dolores de cabeza. Si le duele la cabeza en el trabajo y desaparece cuando está en casa durante el fin de semana, puede que el motivo no sea el estrés, sino la exposición a determinadas sustancias químicas. Una pista útil para saber si el dolor se debe a esto es observar cuándo aparece el mismo, que normalmente comienza entre 1 y 4 horas después de la exposición. Tenga cuidado sobre todo con los disolventes (como los que se utilizan para pintar o limpiar), el formaldehído, el amoníaco, los pesticidas y los gases de los tubos de escape de los motores diesel.[4]

DOLORES DE CABEZA EN RACIMO

Los dolores de cabeza en racimo son quizás el tipo de cefalea más cruel, no solamente por su intensidad, sino también por cuándo aparecen. Con frecuencia no es la tensión lo que los provoca, sino la relajación. Después de una larga y ardua semana de trabajo, deja usted de lado todas sus preocupaciones y pone el caballete junto a un tranquilo estanque donde va a pintar una escena relajante. Justo cuando acaba de hundir su pincel en la pintura, siente que un dolor punzante de una intensidad que nunca antes había sentido le atraviesa el ojo. Puede producirse cuando llega uno a casa del trabajo o al comenzar unas ansiadas vacaciones, o incluso al pasar de un sueño en una fase de movimiento rápido del ojo (MRO) a un estado de sueño no MRO.[5]

El nombre de estos dolores de cabeza procede del hecho que se producen en racimos, aparecen todos los días —a menudo a la misma hora— durante unos 3 meses, pasados los cuales simplemente desaparecen durante meses. En el peor de los casos, el racimo se puede extender durante más de un año. Afecta siempre el mismo lado de la cabeza, enrojece el ojo de ese lado y lo humedece. También puede producirse una caída de párpado y un estrechamiento de la pupila y la nariz se congestiona y gotea.[6]

Al parecer los dolores de cabeza en racimo se deben a la inflamación y presión en las venas del interior del cerebro. Además quizás influyan factores hormonales, puesto que afecta cinco veces más a los hombres que a las mujeres, a diferencia de las migrañas, las cuales son más comunes en las mujeres.[7]

El alcohol es el único alimento que se sabe con seguridad que provoca estas cefaleas en racimo. Cualquier bebida alcohólica puede provocarlas; el vino tinto no es el único, como sucede en las migrañas. Puede que tolere usted algún sorbo en el período que transcurre entre los dolores de cabeza, pero cuando se encuentre en la época en que los padece, el alcohol se los provocará sin ninguna duda.[8]

Por desgracia, las sensibilidades a los alimentos no se han estudiado bien en la cefalea en racimo y hay buenas razones para pensar que tienen mucho que ver. En primer lugar, como observamos en el capítulo anterior, existe una sustancia química llamada histamina que se encuentra en las bebidas alcohólicas y en diferentes alimentos, la cual también se libera al torrente sanguíneo cuando entramos en contacto con algún alérgeno. Desde hace tiempo se sabe que la histamina representa un papel muy importante en los dolores de cabeza en racimo.[9] De hecho, los médicos solían diagnosticar este tipo de cefalea inyectando una pequeña cantidad de histamina debajo de la piel y esperando a que comenzara el dolor una media hora después.

Para averiguar si algún alimento contribuye al dolor de cabeza en racimo, puede evitar los que normalmente provocan migrañas y después, de ser necesario, seguir una dieta de eliminación, tal como se describe en la página 54. Esta técnica se utiliza para muchos otros problemas de salud cuando se sospecha de algún alimento.

Si las cefaleas en racimo aparecen cuando está usted relajado, eso no significa que tenga que permanecer trabajando durante 24 horas al día, nunca irse de vacaciones y mantenerse despierto por miedo a un dolor de cabeza inducido por el sueño. Sin embargo, debe estar consciente de las épocas en las que es vulnerable a estos dolores y tomar medidas preventivas, lo cual para algunas personas pueden ser medicamentos.

Para prevenir una crisis se utiliza con frecuencia verapamil (un bloqueador del canal de calcio), litio, prednisona (un esteroide) y ergotamina. Cuando aparece uno de estos dolores, el oxígeno puro inhalado es un tratamiento eficaz para la mayoría de las personas.[7,10] También se pueden aliviar con sumatriptán, dihidroergotamina o gotas de lidocaína. La octreotida es un medicamento antidiarreico que ha demostrado ser eficaz para el dolor de cabeza en racimo.

Tal vez el tratamiento más extraño para este tipo de cefalea sea el ingrediente picante de los chiles, conocido como capsaicina. La capsaicina agota la sustancia P, el neurotransmisor químico que utilizan las células nerviosas para enviar mensajes de dolor. En un experimento fuera de lo normal, se introdujo un preparado especial de capsaicina en ambos orificios nasales de 15 pacientes tratados durante un dolor de cabeza agudo. Los síntomas desaparecieron completamente en 7 pacientes y 3 más experimentaron una reducción del dolor del 75 por ciento. Con una sola dosis diaria, las cefaleas de varios pacientes desaparecieron durante 28 hasta 40 días.[11] Los tratamientos con capsaicina se describen más detalladamente en el Capítulo 5.

LOS ALIMENTOS Y EL DOLOR DE CABEZA SINUSAL

Los alérgenos provocan dolores de cabeza sinusales o por sinusitis. Me refiero al polen o el polvo, desde luego, porque las mismas membranas mucosas inflamadas que provocan la congestión o el goteo nasal también producen dolor en los senos paranasales que se encuentran en la frente y alrededor de los ojos.

Los alimentos también provocan alergias con frecuencia y se introducen en nuestro cuerpo en unas cantidades que el polen o la caspa de las mascotas nunca podrían superar. Pueden contribuir fácilmente a que se produzcan problemas en los senos paranasales. Aunque las alergias ambientales o las infecciones bacterianas frecuentes pudieran parecer la causa de sus problemas sinusuales, compruebe si la sensibilidad a algún alimento pudiera estar agravando el problema al producir mucosidad y allanarles el camino a las infecciones.

CÓMO ACTUAR FRENTE UN DOLOR DE CABEZA EN RACIMO

- Evite el alcohol.
- Evite los alimentos que provocan dolor, si los hay.
- Esté consciente de las épocas en las que es más vulnerable a este tipo de cefalea.
- Utilice medicamentos cuando sea necesario para prevenir o tratar el dolor.

Desgraciadamente muchas personas viven con problemas de los senos paranasales relacionados con los alimentos durante años y nunca llegan a conocer la causa de sus síntomas. Los productos lácteos, por ejemplo, son una causa bien conocida de producción de mucosidad, por lo cual los cantantes de ópera generalmente los evitan. Los productos lácteos pueden congestionar y edematizar las membranas mucosas, desde la garganta y los bronquios hasta los oídos y los senos paranasales. No obstante, puede que la causa no sea una alergia normal y las pruebas rutinarias de la piel tal vez no indiquen que hay una intolerancia. Pero está claro que en muchas personas que beben leche se produce un síndrome leve aparentemente alérgico y es lo primero que hay que estudiar cuando se sufren enfermedades respiratorias o sinusitis crónicas. El culpable de este efecto de la leche es la proteína, no la grasa, por ello la leche descremada ocasiona los mismos problemas que la leche entera. Puede que una sola dosis no provoque ningún efecto perceptible, pero la exposición durante varios días provoca un empeoramiento gradual.

Otros alimentos también pueden contribuir, en especial el trigo. La cerveza y los chiles jalapeños también pueden causar una congestión cada vez mayor cuando un individuo sensible los consume diariamente. Puede identificar las sensibilidades a los alimentos del mismo modo descrito para las migrañas en el capítulo anterior, centrándose en los alimentos que más frecuentemente provocan síntomas. Si los síntomas disminuyen cuando los evita, puede volver a introducirlos de manera gradual, comprobando si los síntomas vuelven a aparecer.

Algunas personas alérgicas obtienen alivio con la petasita (*butterbur*), un tratamiento herbario que se utiliza para tratar las migrañas (vea la página 59).[12–14]

CÓMO CALMAR UN DOLOR DE CABEZA TENSIONAL

Los dolores de cabeza tensionales son el tipo de cefalea más común. Aunque normalmente son breves y leves, pueden llegar a ser más intensos y algunas veces se pueden confundir con las migrañas. Pero se distinguen de las migrañas y de otras cefaleas por los siguientes rasgos:

- Sensación de presión o tensión
- Intensidad de leve a moderada
- Dolor en ambos lados de la cabeza, en lugar de uno solo
- No se agrava por el movimiento físico rutinario
- No está acompañado de náuseas, vómitos ni una extraña sensibilidad a las luces o a los sonidos

La mayoría de los médicos describen los dolores de cabeza tensionales como cefaleas causadas por la tensión muscular —en la frente, arriba de las orejas o detrás de la cabeza— que corta el riego sanguíneo en las arterias. Esta explicación está excesivamente simplificada, pero es una manera útil de enfocarlos, ya que muestra lo que uno debe hacer para librarse de los mismos. La solución consiste en relajar estos músculos y esto es bastante sencillo con un poco de práctica.

A continuación ofrezco un tratamiento útil para el dolor de cabeza provocado por tensión:

- En primer lugar, asegúrese de que su diagnóstico sea correcto y descarte otros factores que podrían estar provocándole el dolor de cabeza, como la falta de cafeína, problemas dentales o de los senos paranasales, falta de sueño, falta de comida o cualquiera de las otras afecciones descritas en el Capítulo 3.

• En segundo lugar, pruebe las técnicas de relajación descritas en la página siguiente y en el Capítulo 17. Son rápidas y realmente funcionan. Entre más las practique, más eficaces serán. Realícelas cuando sienta que la tensión emocional se convierte en tensión muscular. En poco tiempo la respuesta de relajación se vuelve automática y puede que sus dolores de cabeza sean sólo un mal recuerdo. El *biofeedback* también puede resultar útil, al igual que con las migrañas.

• En tercer lugar, es importante descansar lo suficiente. Cuando uno no duerme bien, no controla el estrés tan bien como lo haría normalmente. Tenga cuidado con las soluciones al estrés a corto plazo que utilizan muchas personas en lugar del descanso que necesitan en realidad. El café, el alcohol y los tranquilizantes pueden —en un plazo no tan largo— empeorar las cosas.

• En cuarto lugar, el ejercicio acaba con el estrés. Una caminata de media hora diaria a paso rápido realmente ayuda.

• En quinto lugar, durante 3 semanas pruebe la dieta básica antimigraña y evite los alimentos principales que provocan dolor de cabeza del modo descrito en el capítulo anterior. Por razones que nunca se han aclarado lo suficiente, puede ayudar a tratar dolores de cabeza que no tienen nada que ver con las migrañas. Los alimentos que es más importante evitar son las carnes, los productos lácteos y los alimentos grasos y azucarados. Me imagino que esto ayuda por varios motivos. Los alimentos más bajos en grasa mejoran la circulación en la cabeza y cuello al reducir la viscosidad (espesor) de la sangre. Evitar las proteínas de origen animal permite al cuerpo tener más vitamina B_6 disponible para otros fines, lo cual mejora nuestra resistencia al dolor. (La vitamina B_6 se consume en el metabolismo de las proteínas). Además, evitar los productos lácteos hace que se elimine una intolerancia habitual aunque no reconocida.

• Tenga cuidado con los analgésicos. Pueden eliminar la capacidad natural de nuestro cuerpo para controlar el dolor. Observará que,

DEJE QUE DESAPAREZCA LA TENSIÓN

Sólo hay que actuar sobre cuatro grupos de músculos:

- Los músculos de la frente que elevan las cejas y arrugan la frente
- Los músculos de la nuca
- Los músculos de las sienes a ambos lados

Puede relajarlos externamente mediante un masaje o "internamente" al estar consciente de la tensión y dejar que desaparezca. Cierre los ojos e intente sentir los músculos de la frente. Respire más despacio e imagine que con cada inhalación se relajan estos músculos y con cada exhalación la tensión desaparece de su cuerpo. Suba y baje las cejas un poco. ¿Hay tensión aquí? Intente de forma consciente que salga toda la tensión que siente.

A continuación centre su atención en la parte posterior de la cabeza, justo donde los grandes músculos del cuello se unen al cráneo. Mueva la cabeza lentamente hacia delante y hacia detrás y en círculo. Deje que desaparezca la tensión y que salga de su cuerpo con cada respiración lenta y continua.

Luego dirija su atención a los músculos que están sobre sus orejas. Estos músculos ayudan a los perros, los gatos y los ciervos a mover las orejas hacia adelante y hacia atrás para percibir el peligro y algunas personas los utilizan para mover las orejas y entretener a sus amigos. También se emplean para masticar, por ello han desarrollado mucha fuerza, lo cual se vuelve contra nosotros cuando se tensan mucho. Intente estar consciente de su tensión y déjela que se vaya. Relájese con cada respiración y deje que la tensión salga de su cuerpo al exhalar.

conforme las técnicas de relajación le den control sobre la tensión muscular de la cabeza y el cuello, los analgésicos ya no serán necesarios normalmente.

• Cuando los métodos sencillos fallan, las personas con recurrentes dolores de cabeza provocados por tensión a menudo observan que los antidepresivos les proporcionan un gran alivio. Esto no necesariamente significa que usted esté deprimido. Más bien, puede significar que los mismos tipos de desequilibrios químicos que causan la depresión también pueden provocar dolores de cabeza y los antidepresivos están formulados para corregir esos problemas.[15] No obstante, no piense siquiera en ellos hasta que saque el máximo partido de una dieta saludable y de las técnicas de relajación.

Encontrará más ejercicios para reducir la tensión en los Capítulos 16 y 17.

VUELVA A SER USTED MISMO

Si la frecuencia de sus dolores de cabeza ha hecho que deje de hacer muchas cosas que deseaba o que se sienta como si transportara una tonelada de ladrillos sobre la cabeza, dispuestos a caer sobre usted en cualquier momento, ahora dispone de las mejores maneras posibles de disipar esa amenaza. Elegir correctamente los alimentos puede acabar con el dolor y ponerle en su isla privada, donde podrá contemplar las aguas tranquilas y cristalinas olvidando que alguna vez padeció dolores de cabeza.

(*Nota*: si encuentra en este capítulo términos que no entiende o que jamás ha visto, favor de remitirse al glosario en la página 378).

CAPÍTULO 5

ALIVIO PARA LAS ARTICULACIONES

Vimos en el Capítulo 3 que algunos alimentos producen dolores de cabeza, mientras que otros ayudan a prevenirlos. Los alimentos afectan las articulaciones de la misma manera.

A comienzos de los años 80 empezaron a aparecer informes en publicaciones médicas acerca de personas que se habían curado de la artritis al cambiar sus dietas. Al principio, estos casos parecían extraños, pero eran espectaculares.

En 1981, la revista médica *British Medical Journal* publicó el caso de la recuperación de una mujer que había sufrido artritis reumatoidea durante 25 años. Resultó ser producto de una sensibilidad al maíz (elote, choclo). Cuando eliminó todos los productos a base de maíz de su dieta, sus síntomas desaparecieron. Lucía y se sentía mas joven de lo que lo había hecho en muchos años.

Sin embargo, 6 semanas después de su sorprendente recuperación, regresó el dolor de las articulaciones. Sus médicos comenzaron a temer que su extraordinaria mejoría sólo había sido un efecto placebo temporal. . . hasta que descubrieron que el cocinero que preparaba su comida había comenzado a utilizar maicena como espesante. Eliminaron la maicena y casi inmediatamente sus síntomas volvieron a desaparecer.[1]

Más tarde, los equipos de investigación aprendieron a identificar cuáles son los alimentos que afectan a determinadas personas. No todo el mundo tiene alimentos identificables que les provocan dolor y el maíz es sólo uno más de los numerosos culpables. No obstante, tal como demuestra este caso, incluso sencillos cambios en la dieta a veces pueden ser muy eficaces.

En este capítulo le enseñaré cómo planificar su propio menú antiartritis y, si necesita más ayuda, cómo utilizar suplementos nutricionales que combaten el dolor igual de bien que los fármacos antiinflamatorios, pero sin los efectos secundarios. Por ejemplo, unos investigadores de la Universidad de Pensilvania demostraron que el aceite natural de las semillas de borraja reduce el dolor, la rigidez y la inflamación propias de la artritis. Del mismo modo, el jengibre se ha utilizado durante miles de años como medicamento antiinflamatorio en Asia, y la medicina moderna está comenzando a descubrir por qué funciona.

Puede realizar cambios en su dieta, tomar suplementos o ambas opciones, si lo necesita. También veremos algunos descubrimientos totalmente inesperados. Por ejemplo, algunos casos de artritis están provocados por una infección bacteriana, por lo tanto, puede que el mejor tratamiento no sea una aspirina; sino antibióticos, como se descubrió hace poco para las úlceras (vea la página 112).

CALMANTES QUE NO CALMAN

Mi papá ha sufrido de osteoartritis en varias articulaciones y le pusieron tantas prótesis articulares que se llama a sí mismo el Hombre Biónico. Observó que los medicamentos antiinflamatorios normales no le ayudaban en nada. Si tiene artritis, sin duda usted ya habrá descubierto que los calmantes no son para nada la solución perfecta. Algunas veces ayudan muchísimo, pero demasiado a menudo lo dejan a uno con bastante dolor y no hacen nada para detener los daños progresivos que se producen en las articulaciones.

Ahora bien, hay cosas peores que los medicamentos antiinflamatorios. El tratamiento chino para la artritis conocido como vino de serpiente, por ejemplo, se elabora remojando 100 serpientes muertas en 5 litros de vino tinto con diferentes hierbas durante 3 meses y graduando el contenido de alcohol al 40 por ciento. Las personas que padecen artritis lo beben tres veces al día. Embriaga, desde luego, pero no mejora las articulaciones.

Aunque el ibuprofeno y otros antiinflamatorios comunes sean mejores que el vino de serpiente, tienen muchos efectos secundarios, como dolor de estómago y hemorragias, entre otros problemas. Puede que su médico le haya recetado medicamentos aún más fuertes con más efectos secundarios, mientras que sus articulaciones están cada vez peor.

En este capítulo nos centraremos en los nuevos tratamientos para la artritis reumatoidea, la osteoartritis, la gota y el síndrome de la articulación temporomandibular, utilizando los alimentos como el pilar principal. Si su problema es el dolor de espalda, vea el Capítulo 1.

QUÉ COMER PARA VENCER LA ARTRITIS REUMATOIDEA

La artritis reumatoidea se encuentra entre los problemas articulares más molestos. Provoca dolor y rigidez y con el tiempo, deforma las articulaciones. No obstante, la vejez no es la causa de esta dolencia, la cual no tiene por qué ser irreversible. Para muchas personas responde extraordinariamente bien a un cambio de menú. El dolor, la hinchazón y la rigidez en las articulaciones puede mejorar o incluso desaparecer.

Los médicos dicen que la artritis reumatoidea es una enfermedad autoinmunitaria, lo cual significa que nuestro cuerpo nos ataca a nosotros mismos. En concreto, los leucocitos atacan a los tejidos que recubren las articulaciones. Se supone que estos glóbulos blancos luchan contra las bacterias, los virus y las células cancerosas, pero, de alguna manera, se vuelven contra nuestras sensibles membranas articulares.

Ciertos alimentos favorecen esta peligrosa reacción. Aunque es extraño pensar que los alimentos podrían afectar el interior de las articulaciones, imagine por un momento que usted es alérgico a las fresas. Podría sufrir un sarpullido. ¿Y si la reacción no se produjera en la piel, sino en las delicadas membranas del interior de las articulaciones? Las sensibilidades o intolerancias a las comidas en la artritis son un poco diferentes a una alergia normal, pero no obstante, determinados alimentos provocan una reacción dolorosa en personas susceptibles.

Cuando los investigadores comenzaron a sospechar que las comidas desempeñaban un papel importante en la artritis, algunos eliminaron el problema sometiendo a los pacientes a un ayuno supervisado durante varios días. Y resultó funcionar muy bien. La inmensa mayoría de pacientes mejoró y el alivio a menudo era sorprendente.[2] Otros investigadores han utilizado dietas de eliminación —muy parecidas a las que se emplean en las investigaciones de las migrañas— para identificar cuáles son los alimentos más problemáticos.

No estoy hablando de casos sin documentar pertenecientes a la creencia popular. Los reportes de casos de reumatólogos sobre las sensibilidades a los alimentos que se han publicado en diversas revistas médicas hicieron que se realizaran pruebas doble ciego y controladas de reacción a los alimentos que han establecido claramente el papel de la dieta en la artritis. No todos los pacientes han mostrado sensibilidades a los alimentos, pero para muchos, identificar sus intolerancias ha marcado una gran diferencia. Algunos de estos pacientes llevan años sufriendo la artritis sin darse cuenta de que realizar sencillos cambios en la dieta podría ayudarles.

En 1991 se aclaró este tema sin lugar a ninguna duda razonable. Un equipo de investigadores de Oslo, Noruega, publicaron un importantísimo informe de investigación en *Lancet,* una prestigiosa revista médica británica. En un grupo de 26 pacientes con artritis habían eliminado cuidadosamente aquellas comidas que pensaban que provocaban esta enfermedad. Los resultados fueron espectaculares. La rigidez de las articulaciones desapareció, la hinchazón y el dolor se redujo y mejoró la fuerza de agarre. El índice promedio de dolor se redujo desde más de 5, en una escala de 0 a 10, hasta menos de 3. (Esto es una media, lo cual significa que en algunos pacientes tuvo mucho más efecto y en otros menos). Pero lo más importante es que cuando volvieron a revisar a los pacientes un año después, los beneficios perduraban.[2]

Otros equipos de investigación en muchos países diferentes han estudiado el efecto de los alimentos en la artritis. Los problemas con los alimentos varían algo de una persona a otra, si bien está claro que determinados alimentos son problemáticos con frecuencia mientras que otros casi siempre son inofensivos.

El porcentaje de personas con artritis que se beneficia de un cambio de dieta varía dependiendo de cuál estudio de investigación lea uno. El ayuno supervisado produce beneficios objetivos en más de la mitad de los participantes. De igual modo, si las pruebas se realizan con el suficiente cuidado, aparece alguna sensibilidad a los alimentos entre el 20 y el 60 por ciento de los individuos. Las dietas vegetarianas estrictas al parecer benefician a la mitad de los pacientes con artritis, incluso los que no identificaron un alimento específico problemático.[2–6]

Un caso especialmente memorable fue el de una niña de 8 años con artritis reumatoidea juvenil, el cual se publicó en la revista médica *Journal of the Royal Society of Medicine*.[7] La ingresaron en el hospital con dolor e hinchazón en la muñeca. El dolor se extendió a sus manos, pies, caderas y rodillas y durante los siguientes 6 años, estuvo hospitalizada nueve veces. Sus síntomas disminuyeron durante 3 meses cuando siguió una dieta vegetariana, pero su médico le aconsejó que no continuara con la dieta por motivos que no resultaron ser muy sensatos. Volvió a comer como antes y pronto el dolor regresó.

Más tarde, consultó a otros médicos, quienes llegaron a sospechar que los alimentos estaban contribuyendo a sus síntomas. Prestaron especial atención a los productos lácteos, los cuales han resultado encontrarse entre los alimentos más problemáticos para los pacientes con artritis. Le pidieron que evitara los productos lácteos, y en el plazo de una semana, la hinchazón de sus articulaciones había desaparecido. En 3 semanas, ya no tenía dolor.

Sin embargo, después de unas vacaciones de 2 semanas, el dolor y la hinchazón regresaron. Tras revisar los alimentos que había ingerido se descubrió que los culpables eran dos barritas *Kit Kat* hechas con chocolate con leche. Tras reanudar una estricta dieta sin productos lácteos, el dolor volvió a desaparecer. Dos meses más tarde, mientras estaba con su abuela, tomó cereales con leche para desayunar todas las mañanas y volvió a sufrir dolor en las articulaciones. Después de volver a eliminar la leche de su dieta, el dolor remitió y permaneció bien durante los siguientes 6 meses.

Usted se imaginará que, llegados a ese punto, sus médicos ya se habrían convencido de que la leche tenía mucho que ver con sus síntomas. No obstante, decidieron realizar una prueba. Le pidieron que tomara productos lácteos dos veces al día. Así lo hizo y al cabo de

3 semanas sucedió lo inevitable. Reapareció la hinchazón y el dolor y volvieron a remitir a los 10 días de dejar de tomar productos lácteos. Volvió a practicar deporte y aeróbicos y se sintió bien hasta 18 meses después, cuando sus inexplicablemente escépticos médicos le pidieron que volviera a hacer la prueba de la leche. A los 10 días, el dolor regresó y ella se negó a continuar con la prueba.

Muchos médicos respondieron a este tipo de estudios con gran escepticismo. Richard S. Panush, director del Departamento de Medicina del Centro Médico Saint Barnabas, ubicado en Nueva Jersey, y uno de los más destacados expertos en artritis, rebatió la teoría de que los alimentos pueden causar los síntomas de la artritis.

Comenzó a realizar pruebas a sus pacientes. Al parecer la mayoría no reaccionaba de manera especial a los alimentos. Pero dio la casualidad de que algunos sí. Una mujer creía firmemente que su dolor de articulaciones lo provocaba la leche, la carne y los frijoles (habichuelas), de manera que el Dr. Panush ideó una prueba en la cual le daba cápsulas que contenían diferentes alimentos liofilizados. Ella no tenía ni idea de cuáles alimentos había en cada cápsula.

Rápidamente hizo su aparición el malo de la película. A las 24–48 horas de ingerir las cápsulas que contenían leche, comenzó el dolor y la rigidez de sus articulaciones. Cuando evitaba la leche sus síntomas desaparecían. En sucesivas pruebas se comprobó que la leche provocaba sus síntomas.

Al igual que algunos médicos han tardado en reconocer el papel de los alimentos en los problemas articulares, algunas organizaciones contra la artritis han sido aún más lentas. Durante muchos años, la Fundación contra la Artritis restó importancia al papel de los alimentos en el dolor de las articulaciones. Cuando la primera edición de este libro se publicó en 1998, la Fundación aún mantenía que "las investigaciones, sin embargo, no han demostrado hasta la fecha que algunos alimentos o nutrientes específicos sean los responsables de que mejoren o se agraven las formas más graves de artritis".

Eso cambió finalmente, pero el letargo en el que se ha sumido parte de la comunidad médica ha sido trágico para las personas con artritis. A finales de los años 80, asistí a una conferencia donde se presentaban pacientes de artritis que se habían curado fundamentalmente al cambiar sus dietas. Después de regresar a casa, me encontré con una estudiante de Medicina que durante años había mantenido contra la artritis una batalla que había perdido. Incluso con un cuidado médico intensivo, había sufrido deformaciones en las manos y otras articulaciones. Yo la animé a probar si los factores dietéticos podían ayudarla. Ella me contó que ya había hablado sobre eso con su médico y este le dijo que los alimentos no tenían nada que ver con los problemas articulares y que cambiar su dieta era una pérdida de tiempo. Descartó la sugerencia moviendo unas manos que le dolían con cada movimiento que hacía.

Esto sería más comprensible si los tratamientos normales para la artritis resultaran más eficaces. Pero dado que los medicamentos no frenan el daño progresivo que sufren las articulaciones y a menudo no alivian mucho el dolor y la rigidez, deberíamos dar la bienvenida a mejores soluciones.

Por suerte, las cosas están cambiando. Las investigaciones han establecido de manera convincente que la dieta desempeña un papel importante en la artritis. Y la Fundación contra la Artritis ahora está de acuerdo y declara: "Las investigaciones han demostrado varios vínculos entre los alimentos, los suplementos nutricionales (vitaminas, minerales y ácidos grasos omega-3) y ciertas formas de artritis o afecciones relacionadas, como la gota, la osteoporosis, la osteoartritis, la artritis reumatoidea y la artritis reactiva".[8]

Usted puede poner en práctica estos conocimientos para tratar el dolor de la artritis. A continuación le indicaré cómo hacerlo.

EL MENÚ ANTIARTRITIS

El primer paso para utilizar los alimentos para combatir la artritis es simplemente evitar aquellos que habitualmente provocan dolor de articulaciones y dar prioridad a aquellos que no provocan dolor. Esto es fácil de hacer, sobre todo con las recetas para eliminar el dolor que encontrará al final de este libro.

Los alimentos que no provocan dolor no estimulan la inflamación, por eso son útiles para muchas afecciones dolorosas. La lista de alimentos seguros para la artritis es casi idéntica a la de las migrañas. La única diferencia es que las manzanas no están prohibidas en la artritis, ya que, que yo sepa, ningún estudio ha relacionado a las manzanas o los productos a base de manzana con los problemas articulares.

La lista de alimentos que activan la artritis se recopiló a partir de estudios de investigación que han examinado a un número limitado de pacientes desde principios de los años 80. Esta lista también tiene similitudes con la de las migrañas. Los productos lácteos y las frutas cítricas, por ejemplo, son problemáticos habitualmente para ambas afecciones. No obstante, existen algunas diferencias. El vino tinto y el chocolate se encuentran entre los peores alimentos para las migrañas, pero no representan mucho problema para la artritis. Por otra parte, el maíz (elote, choclo) y el trigo a menudo están relacionados con la artritis; pero son menos habituales en el caso de las migrañas.*

Otros alimentos han provocado síntomas en algunas personas. Aunque al parecer no son problemáticos para la mayoría de la gente, esto podría cambiar a medida que se estudie a más pacientes. Entre estos alimentos se encuentran las bebidas alcohólicas, los plátanos amarillos (guineos, bananas), el chocolate, la malta, los nitritos, las cebollas, los productos a base de soya, las especias (el cardamomo, el cilantro y la menta) y el azúcar de caña.

LA DIETA ANTIARTRITIS DE 4 SEMANAS

Durante 4 semanas incluya en su dieta grandes cantidades de alimentos que no provocan dolor. Al mismo tiempo, evite escrupulosamente los principales alimentos problemáticos. Es importante que evite estos ali-

---

*La versatilidad del trigo explica su gran popularidad, la cual es bien merecida, ya que tiene poca grasa y nada de colesterol. Desgraciadamente, sus proteínas provocan reacciones en algunas personas, sobre todo dolores articulares y problemas digestivos.

Las raíces lingüísticas del trigo merecen mención aparte, como recoge Martha Barnette en su libro *Ladyfingers and Nun's Tummies*. La palabra *wheat* (trigo) procede de vocablos del inglés antiguo y del alemán que significan *white* (blanco). Cuando se transformó en pasta nos trajo los *vermicelli* (gusanos pequeños), los *linguini* (pequeñas lenguas) y la *pasta putanesca* (la pasta de las putas). *Lasaña* viene de la antigua palabra griega *lasanon*, que significa "orinal". Los romanos aplicaron esta denominación a una gran olla que terminó por significar su contenido comestible. *Penne* viene de la palabra latina que significa pluma, es decir "pluma de ave" o "pluma estilográfica". *Tagliatelle* y *fettuccine* significa "cintas". En 1914, el restaurador italiano Alfredo de Lelio preparó los *fettuccine* con mantequilla, crema y queso parmesano, inmortalizando su nombre y ganándose la condena de los cardiólogos de todo el mundo.

UN BENEFICIO ADICIONAL

Nancy participaba como voluntaria en uno de nuestros estudios de investigación, con la esperanza de mejorar su diabetes. Al parecer la dieta vegana (dieta vegetariana estricta) y baja en grasa que utilizábamos en el estudio prometía una pérdida de peso y, junto a ello, un mejor control de la diabetes. Y muy pronto, esa promesa se cumplió hasta un punto increíble.

No obstante, Nancy tuvo una sorpresa adicional. Un día, mientras preparaba la cena, advirtió que podía abrir un frasco con facilidad, algo que llevaba años sin hacer por culpa de su artritis. Una dieta vegana, por supuesto, omite los productos lácteos, los alimentos que provocan artritis de manera más habitual. También elimina los huevos y la carne. Después de años de sufrimiento, su artritis casi había desaparecido. Sin medicamentos, sin dolor... nada. Un simple cambio en la dieta fue lo único que necesitó para acabar con el dolor que había sufrido desde hacía años.

mentos *completamente,* ya que incluso una pequeña cantidad puede causar síntomas.

Puede consumir los alimentos que no se encuentren en ninguna de las dos listas, siempre y cuando dé prioridad a los alimentos que no provocan síntomas de artritis y evite rigurosamente los que sí lo hacen. Consulte la página 51.

Podrá experimentar los beneficios antes de las 4 semanas, pero algunas personas tal vez necesiten ese tiempo para aliviar sus articulaciones con inflamación crónica.

Después de 4 semanas, si los síntomas han mejorado o desaparecido, el siguiente paso es establecer con certeza cuál o cuáles de los alimentos problemáticos le ha causado los síntomas. Simplemente tiene que volver a introducir en su dieta los alimentos que ha eliminado uno a uno, cada 2 días.

Tome una gran cantidad de cada alimento que vuelva a introducir y observe si le duelen de nuevo las articulaciones. Si es así, elimine el alimento que aparentemente ha causado el problema y deje que se calmen de nuevo sus articulaciones. Luego continúe reintroduciendo los otros alimentos. Espere al menos 2 semanas antes de probar por segunda vez un alimento problemático. Muchas personas tienen más de un alimento que les causa problemas.

No le recomiendo que vuelva a introducir a su dieta carnes, productos lácteos ni huevos. Estos alimentos, además de ser de los más problemáticos, favorecen los desequilibrios hormonales que tal vez contribuyan al dolor de articulaciones, como veremos más adelante, y provoquen muchos otros problemas de salud.

Si al eliminar los principales alimentos problemáticos no mejoraron sus articulaciones, tal vez sea sensible a otros alimentos que no se encuentran en esta lista. Aún puede descubrir las comidas que provocan su dolor articular mediante la dieta de eliminación descrita en la página 54. Se hace exactamente de la misma manera para la artritis que para las migrañas. Toma algún tiempo, pero es fácil de llevar a cabo y cambiará para siempre su modo de pensar en la alimentación. Descubrir un alimento problemático produce una sensación maravillosa, es como romper unas pesadas cadenas que le han producido dolor y librarse de ellas.

Si todavía tiene algún síntoma, el siguiente paso es agregar alimentos especiales que combaten la inflamación.

LAS COMIDAS QUE COMBATEN LA INFLAMACIÓN

Cuando nos hacemos una cortada en el dedo o nos golpeamos el pie, la zona herida se pone roja y caliente, se hincha y duele. Esta reacción —llamada inflamación— es la manera en que el cuerpo aumenta el riesgo sanguíneo hacia una lesión y le proporciona los nutrientes necesarios para curarla y los leucocitos que acaban con los gérmenes.

Algunas veces la inflamación comienza de forma inesperada. Las articulaciones se calientan y duelen, no porque se hayan lesionado, sino porque nuestra respuesta natural ante las lesiones se activó de manera incorrecta, al igual que una persona que grita por error "¡Fuego!" en un cine abarrotado. La inflamación también contribuye a los dolores de cabeza, los problemas digestivos, los dolores menstruales, la psoriasis, el eczema, la arteritis temporal y otras afecciones.

Los analgésicos habituales, como la aspirina y el ibuprofeno, bloquean la inflamación. Son útiles, pero a menudo el alivio no es muy grande y los efectos secundarios son frecuentes.

Hay dos grasas naturales procedentes de las plantas que actúan como medicamentos antiinflamatorios, sin los efectos secundarios de los fármacos. En algunos pacientes funcionan espectacularmente; en otros, su efecto es más modesto.

La primera, el ácido alfa-linolénico, o AAL, se encuentra en muchos alimentos comunes. Hay rastros de este en las verduras, los frijoles (habichuelas) y las frutas. Se encuentra en las nueces, los productos a base de soya, el germen de trigo y el aceite de *canola*, y de forma concentrada en las semillas de lino (linaza) y en el aceite de semillas de lino. Pertenece a la familia de los ácidos grasos omega-3, el grupo que también incluye los aceites de pescado.

El segundo, el ácido gama-linolénico, o AGL, es mucho más raro. Se encuentra únicamente en unos cuantos aceites de semillas poco comunes: el aceite de borraja, el aceite de prímula (primavera) nocturna, el aceite de grosella negra y el de cáñamo.

Estas dos grasas naturales pueden utilizarse para combatir la inflamación, como han demostrado en repetidas ocasiones los investigadores. Diversos estudios realizados por la Universidad de Pensilvania y en otros lugares demostraron que estos aceites naturales reducen la inflamación, el dolor y la rigidez matutina de las articulaciones.[9–13]

No se puede obtener el mismo efecto a partir del aceite de oliva, de maíz (elote, choclo), de girasol, de alazor (cártamo), la manteca de cerdo, la mantequilla u otras grasas y aceites habituales.[14] Sencillamente no tienen ninguna acción antiinflamatoria.

Para saber cómo el AAL y el AGL detienen el dolor y la inflamación, es importante comprender qué controla el calor en el interior de las articulaciones.

La inflamación la controlan diversas sustancias químicas de nuestro cuerpo, las más importantes de ellas son las *prostaglandinas*. Una de estas, conocida como prostaglandina E2, es como la gasolina en un incendio. Si uno se lesiona o sufre una infección, la prostaglandina E2 responde con una rapidez asombrosa. En un abrir y cerrar de ojos, las células de nuestras articulaciones la fabrican, actúa sobre la inflamación local y desaparece. Su misión consiste en ayudarnos a combatir a las bacterias invasoras y comenzar el proceso de curación. Por desgracia, puede atacar a nuestros tejidos con la misma rapidez. Cada molécula de prostaglandina E2 sobrevive sólo un instante, pero si las células siguen liberándola, es como un aerosol constante que continúa dañando las articulaciones.

La prostaglandina E2 está compuesta de grasa, sobre todo de la que se encuentra en las carnes y los aceites para cocinar. Cuando comemos estos alimentos, alguna de su grasa se almacena dentro de la membrana exterior que cubre cada una de las células de nuestro cuerpo. Allí espera, dispuesta a convertirse en esta sustancia química potencialmente peligrosa.*

ACEITES NATURALES

CONTENIDO DE AAL[15,16]		CONTENIDO DE ALG	
Aceite de *canola*	11%	Aceite de grosella negra	17–18%
Aceite de semilla de lino	53–62	Aceite de borraja	24
Aceite de semilla de lino	53	Aceite de prímula nocturna	8–10
Aceite de frijol de soya	7	Aceite de cáñamo	19
Aceite de nuez	10		
Aceite de germen de trigo	7		

Existen dos prostaglandinas diferentes que tienen el efecto contrario: actúan para detener la inflamación. Se conocen como E1 y E3 y son como una corriente de agua fría sobre las articulaciones calientes. Bloquean la hinchazón, el dolor, el enrojecimiento y el calor.

Estos nombres que suenan tan técnicos no son importantes. Lo que sí resulta útil saber es que, si tomamos un suplemento de aceite de

*La prostaglandina inflamatoria E2 está compuesta de ácido aracidónico, que se encuentra en las carnes (el omnívoro común ingiere entre 200 y 1.000 mg de ácido aracidónico al día) y también puede hacerse de otra grasa llamada *ácido linoleico,* la cual procede de los aceites para cocinar, en especial, el de maíz, girasol, alazor (cártamo) y semilla de algodón.[17] Las plantas no tienen ácido aracidónico en absoluto porque no disponen de las enzimas necesarias para fabricarlo.

Las dietas típicas occidentales contienen 20 veces más ácido linoleico que AAL, o incluso más, además de una enorme cantidad de grasa saturada que obstruye las arterias. Estas dietas programan a cada célula de nuestro cuerpo para la inflamación. Una dieta óptima omite las carnes, los productos lácteos y los aceites añadidos y se basa totalmente en alimentos vegetales.

borraja, aceite de prímula nocturna o de grosella negra, el AGL que contienen se convierte en prostaglandinas E1 y alivia nuestras articulaciones. De la misma manera, si los alimentos que comemos contienen AAL, este se convierte en prostaglandinas E3 y produce un efecto antiinflamatorio.

Las grasas que consumimos determinan cuáles de estas prostaglandinas se producirán. Si nuestra dieta es rica en grasas animales o aceites para cocinar, estaremos acumulando grasas inflamatorias en las membranas celulares que rodean a las células del cuerpo. Por otra parte, si tomamos más AGL o AAL, estos beneficiosos aceites ocupan su lugar y nos proporcionan compuestos naturales antiinflamatorios. No perderemos nuestra capacidad normal para producir prostaglandinas E2 o para preparar una respuesta inflamatoria frente a las heridas, pero seremos más capaces de evitar que se produzca una inflamación excesiva e inapropiada.

Puede conseguir AGL en las tiendas de productos naturales sin receta médica. En el aceite de borraja se encuentra en su forma más concentrada y así obtendrá los máximos beneficios con la menor cantidad de aceite. También puede pedir aceites ricos en AGL a través de la misma fuente que suministra a los equipos de investigación, una empresa llamada *Health From the Sun* (www.healthfromthesun.com, 800-447-2249). El aceite de borraja viene en forma de líquido de sabor suave (1/4 de cucharadita brinda 300 mg de AGL) o en cápsulas que contienen la misma cantidad de AGL.

El aceite puede tardar varias semanas en funcionar y necesitará usted hasta 6 meses para observar su efecto completo. Los efectos secundarios, como la diarrea, son normalmente leves y transitorios. Aun así, le recomiendo que ingiera los aceites antiinflamatorios bajo la supervisión de un médico, ya que en realidad, actúan como medicamentos y aunque al parecer son bastante seguros, no debería descartarse la posibilidad de que aparezcan efectos secundarios tras el consumo prolongado. No tome AGL si está usted embarazada o pudiera estarlo, puesto que puede aumentar el riesgo de aborto.

Un régimen normal contra la artritis incluye *cada uno* de los siguientes suplementos todos los días, por lo general con la cena:

1. Aceite de borraja (*borrage oil*), de grosella negra (*black currant oil*) o de prímula nocturna (*evening primrose oil*) que contenga de 1,4 a 2,8 gramos de AGL (la etiqueta probablemente tendrá las siglas inglesas de la sustancia, "GLA").

2. Aceite de semillas de lino (*flaxseed oil*), 1 cucharada (o 4 cápsulas).

3. Vitamina E, 400 UI o las UI recomendadas para las personas con la presión arterial alta (hipertensión). La vitamina E protege a los aceites de la oxidación.

Algunas personas consumen aceites de pescado por sus omega-3 antiinflamatorios. No obstante, los aceites vegetales no tienen el olor del pescado que se manifiesta en la transpiración de las personas que los toman. También son más bajos en grasa saturada. Entre un 15 y un 30 por ciento del aceite de pescado es grasa saturada, el doble que la de los aceites vegetales. La verdad es que el pescado fabrica sus aceites del AAL que contiene el plancton, del mismo modo que los mamíferos, como el hombre, lo sintetizamos a partir de las plantas del suelo.

EL AAL NATURAL EN LOS ALIMENTOS

Mientras el AGL es raro en la naturaleza, el AAL es bastante común. Se encuentra en las verduras de hojas verdes, los frijoles (habichuelas) y otras legumbres y en las frutas. Estas plantas no tienen muchos aceites de ningún tipo y poseen un gran equilibrio de AAL, al contrario de lo que sucede con otros tipos de grasas.* En las membranas de nuestras células sólo cabe una cantidad determinada de grasa o aceite y si nuestra dieta es rica en estos alimentos, nuestras membranas celulares absorberán gran cantidad de AAL.

Desgraciadamente, una dieta rica en carnes, productos lácteos, mantecas vegetales y aceites para cocinar (por ejemplo, aceite de maíz/elote, choclo o de semillas de algodón) significa que las grasas perjudiciales

*Aunque la mayoría de los alimentos vegetales tienen poca grasa, los frutos secos son la excepción. En 100 gramos (unas 4 onzas) de nueces hay 57 gramos de grasa, de los cuales 7 gramos son AAL.

ocupan las membranas celulares en lugar del AAL. Esas grasas poco saludables que se encuentran en un pedazo de pollo o en una hamburguesa sustituyen con facilidad a las grasas beneficiosas de las verduras y expulsan el AAL de las células. Paralizan a las enzimas que normalmente utiliza el AAL y, en el proceso, estimulan la inflamación.[16–19]

Pero le tengo buenas noticias: incluso después de años de comer hamburguesas y papitas fritas, puede sacar a esas nocivas grasas de sus células. Al igual que cambia el aceite de su auto, puede hacer lo mismo con sus células. Toma más tiempo, pero se puede hacer.

Digamos que ha estado usted siguiendo una dieta típicamente estadounidense o europea a base de pollo, carne de res, huevos y alimentos preparados con aceites para cocinar. Nuestras membranas celulares contienen las grasas de estos alimentos. Si tomáramos una cucharada de aceite de semilla de lino todos los días, los ácidos grasos omega-3 sustituirían gradualmente a las otras grasas de sus células y se reduciría su tendencia a la inflamación.[20] Cerca de la mitad de los ácidos grasos de los aceites de semilla de lino son AAL, a diferencia del aceite de maíz, de semillas de algodón y la mantequilla, los cuales sólo contienen aproximadamente un 1 por ciento de AAL.

Si come usted grandes cantidades de verduras de hojas verdes, frijoles y frutas y evita las grasas animales y los aceites para cocinar concentrados que compiten con ellas, sus células reflejarán gradualmente el buen equilibrio de las grasas que contienen.

ALIMENTOS VEGETALES RICOS EN AAL

Verduras: la verdolaga, la lechuga, el brócoli, las espinacas, etc.
Legumbres: los frijoles blancos pequeños, los frijoles pintos o las habas blancas; los chícharos o los chícharos partidos; etc.
Las frutas cítricas son ricas en AAL y puede consumirlas si usted ya ha comprobado que no le provocan dolor.
Aceites: los aceites de semilla de lino, *canola* y nuez son los más ricos, seguidos del aceite de germen de trigo y de soya. Los aceites normales, como el de maíz, alazor, girasol o de semillas de algodón, son bajos en AAL.

CON POQUITO ALCANZA

Su auto necesita galones y galones de gasolina porque la quema para obtener energía. Pero precisa solamente un poco de aceite para evitar que la fricción recaliente el motor. De manera similar, nuestro cuerpo necesita las calorías que contienen los alimentos feculentos, como el arroz, el pan, los frijoles, las papas y otras verduras, para obtener energía. No obstante, solamente del 3 al 4 por ciento de las calorías que consumimos tienen que proceder de las grasas o los aceites. La mayoría de nosotros ingerimos diez veces esa cantidad, y las grasas que consumimos suelen crear un gran desequilibrio. Pero usted puede volver a lograr un correcto equilibrio si incluye abundantes cantidades de verduras, legumbres y frutas en su dieta diaria.

REALMENTE SOMOS LO QUE COMEMOS

Aunque parezca mentira, si se clavara una aguja en el abdomen o en el muslo y tomara una pequeña muestra de grasa para analizarla, descubriría los tipos de grasa que usted ha ingerido durante el último año o dos.[21,22] Grasa de pescado, aceite de oliva, grasa de carne de res. . . todas se acumulan en las membranas de nuestras células y permanecen allí hasta que otras grasas ocupen su lugar. Las personas que siguen dietas vegetarianas tienen mucha menos grasa corporal en general y la grasa que tienen tiende a ser AAL y los otros omega-3 que se fabrican a partir de ella, además tienen menos cantidad de las grasas inflamatorias que son tan habituales en las personas que comen carne.[17]

Si los alimentos problemáticos le causan dolor en las articulaciones, al eliminarlos obtendrá beneficios mucho más rápidos y asombrosos que al agregar grasas "saludables". Sin embargo, también es una importante medida adicional cambiar la cantidad y el tipo de grasa que consumimos.

Además, las verduras y las frutas tienen un beneficio adicional: están cargadas de antioxidantes naturales, los cuales tienen cierta capacidad para contrarrestar los procesos dolorosos, como veremos en las siguientes páginas.[24–26] Si está usted intentando averiguar cuáles son los alimentos que le provocan dolor, sería mejor que al principio tomara casi todas las verduras y frutas cocinadas. No obstante, a medida que se entere de cuáles alimentos no le causan problemas, le animo a que coma cada vez más frutas y verduras crudas.

TRABAJO EN CURSO

Aunque sabemos que los aceites naturales como el AGL nos ayudan a aliviar las articulaciones irritadas, nuestras explicaciones sobre cómo lo hace son bastante incompletas. De hecho, antes de 1982, se pensaba que los aceites omega-3 no eran en absoluto necesarios en la alimentación. Una niña de 6 años de edad cambió esa opinión. Había sido víctima de un disparo por accidente y había perdido la mayor parte de su tracto intestinal. Puesto que no podía digerir los alimentos de manera normal, tenían que alimentarla por vía intravenosa. Gradualmente había desarrollado síntomas de anomalías nerviosas, como sensación de hormigueo y visión borrosa, y al final no podía andar. El problema era una falta de AAL en su solución alimenticia. Cuando sus médicos lo agregaron, sus síntomas desaparecieron rápidamente.[23]

JENGIBRE

Pensamos en las especias como potenciadores del sabor, pero muchas de ellas también tienen beneficios para nuestra salud que quizás expliquen por qué nuestras papilas gustativas las demandan tan a menudo. Diversas especias han demostrado, en experimentos en tubo de ensayo, tener efectos antiinflamatorios. Quizás la que más se ha estudiado sea el jengibre, el cual bloquea las enzimas que producen las prostaglandinas que a su vez provocan la inflamación. De hecho, la medicina tradicional india ayurvédica lo ha utilizado durante siglos como tratamiento para la artritis.

Un equipo de investigadores de Dinamarca que ha estado estudiando el jengibre desde finales de los años 80 puso en marcha de manera accidental un experimento natural sobre sus efectos. Uno de los investigadores mencionó al reportero de un periódico que el jengibre bloqueaba la inflamación en el tubo de ensayo y que tal vez fuera útil para la artritis u otras enfermedades inflamatorias. Muchos lectores decidieron probarlo y comenzaron a llamar al laboratorio de investigación para comunicar sus resultados.[27]

Un hombre de 50 años con artritis reumatoidea observó cómo desaparecía su dolor después de tomar jengibre fresco a diario durante cerca de un mes. Una mujer con osteoartritis había reducido la hinchazón y tenía un mejor rango de movimiento en sus articulaciones. En total, 28 pacientes con artritis reumatoidea y 18 con osteoartritis informaron sobre sus experiencias. La inmensa mayoría había experimentado una considerable reducción del dolor y la hinchazón.

El caso más interesante fue el de una persona que había comido una abundante porción de jengibre con mermelada de toronja (pomelo) de la marca *Crabtree & Evelyn*, la cual contiene un 15 por ciento de jengibre. El efecto antiinflamatorio continuó durante varios días.

Los análisis de sangre realizados a voluntarios demuestran que el jengibre modifica la acción de las enzimas en el cuerpo humano, lo cual bloquea la producción de compuestos inflamatorios, al igual que sucede en el tubo de ensayo.[28] De todos modos, aún no se han realizado ensayos controlados que comparen el jengibre con un placebo y puede que nunca se lleven a cabo, ya que ningún fabricante va a pagar para poner a prueba un producto que no puede patentar y que se consigue fácilmente en cualquier lugar.

No obstante, los médicos pueden suplir esta falta de ensayos controlados con lo que se conoce como los estudios "n de 1". La *n* es una abreviatura que se utiliza en los estudios de investigación para indicar el número de sujetos que participan. En un estudio n de 1, el médico y el paciente acuerdan que el médico proporcionará el principio activo (en este caso, el jengibre) o un placebo idéntico en diferentes ocasiones para que el paciente note los efectos. Si, por ejemplo, después de 3 meses tomando el principio activo, se produce un cambio perceptible en las articulaciones que desaparece cuando se toma el placebo, el resultado se puede confirmar repitiendo la prueba tantas veces como sea necesario. Si se lleva a cabo con rigor, este tipo de pruebas ofrecen resultados estadísticamente significativos.

La cantidad de jengibre que se emplea normalmente es de ½ a 1 cucharadita (de 1 a 2 gramos) de jengibre en polvo cada día, aunque algunas personas han tomado hasta cuatro veces esa cantidad. Deje pasar de 4 a 12 semanas para que aparezcan los beneficios. No se ha comunicado que el jengibre tenga ningún efecto secundario y el gobierno de los Estados Unidos lo incluye en su lista de alimentos generalmente reconocidos como seguros.[27]

Otras especias, como el aceite de clavo, el ajo, la cúrcuma y el comino, muestran efectos similares en el tubo de ensayo.[28–30] En la India, la cúrcuma se aplica a la piel o se toma oralmente en dosis de hasta 5 gramos diarios como agente antiinflamatorio. Sin embargo, hasta el momento ha sido muy limitado el traslado de estos hallazgos de estudios de tubo de ensayo a ensayos controlados en seres humanos.

ACABAR CON LOS DAÑOS

No solamente queremos acabar con el dolor de la artritis, también deseamos detener los daños que sufren nuestras articulaciones. A nivel molecular, los daños están causados por los radicales libres, unas moléculas muy inestables y destructivas formadas por los productos de desecho de nuestras células. . . el equivalente biológico de los gases de escape de una fábrica. Los radicales libres también están formados por los leucocitos que se utilizan para combatir las bacterias. Desgraciadamente, estas toxinas moleculares terminan atacando a los tejidos de nuestro cuerpo y según se piensa, son las responsables de los daños de la inflamación.

Los radicales libres representan un problema especialmente grave para unas articulaciones que ya están inflamadas. En una articulación inflamada de la rodilla, por ejemplo, el riego sanguíneo se corta momentáneamente con cada paso que damos. Cuando la articulación se relaja de nuevo, la sangre entra a la carrera y este flujo y reflujo de sangre activa la producción de más radicales libres que atacan la articulación. Para protegernos, necesitamos neutralizar estos radicales libres.

Las células que recubren las articulaciones, como todas las demás células del cuerpo, están rodeadas por una fina membrana celular que tiene antioxidantes incorporados para acabar con los radicales libres. Entre los antioxidantes más conocidos se encuentra el betacaroteno, el cual es el responsable del color naranja de las zanahorias y las batatas dulces (camotes). Se coloca en la membrana celular y aguarda para neutralizar a los radicales libres conforme se aproximan.

¿UN NUEVO TRATAMIENTO PROCEDENTE DE UNA VIEJA VID?

Ha aparecido un sorprendente tratamiento experimental de una fuente totalmente inesperada. La vid del dios del trueno es un arbusto leñoso trepador que crece en el sur de China. Sus hojas, flores e incluso la parte que cubre sus raíces son venenosas. De hecho, son tan venenosas que se han utilizado como insecticida agrícola. Incluso ingerir miel que contenga polen de la planta puede ser mortal.

Sin embargo, alguien en el pasado remoto se las ingenió para descubrir que el interior de las raíces de esta planta tóxica constituye un tratamiento eficaz contra la artritis, y se ha utilizado ampliamente en la China rural.[31]

La historia moderna de la vid del dios del trueno comienza con la Revolución Cultural China de finales de los años 60, cuando el Presidente Mao ordenó a los médicos chinos, que cada vez estaban más occidentalizados, que dejaran las ciudades y se convirtieran en "médicos descalzos" y aprendieran la medicina tradicional china en las zonas rurales. Muchos de ellos tenían una gran curiosidad por conocer la eficacia de la vid del dios del trueno frente a las enfermedades inflamatorias, como la artritis. Muchos comenzaron a estudiar extractos de la planta y a finales de los años 80, diversos estudios de investigación controlados descubrieron que reducía de manera eficaz la rigidez, la hinchazón y el dolor de las articulaciones, comparado con los placebos. De hecho, funcionaba mejor que los medicamentos normales antiinflamatorios no esteroideos.[32] Eso hizo que la planta viajara al otro lado del Pacífico, donde los investigadores de la Universidad de Texas la están probando en pacientes de artritis.[31] Al analizarla en el laboratorio, descubrieron que está cargada de compuestos antiinflamatorios.[33]

Si bien es una planta natural, puede tener efectos secundarios. Puede provocar sarpullidos, problemas gastrointestinales, pérdida temporal de la menstruación y reducción del recuento sanguíneo. Pero a pesar de ello, estos efectos secundarios no la excluyen como tratamiento para la artritis, ya que los fármacos que se utilizan normalmente para esta afección también tienen importantes efectos secundarios. El tiempo dirá si es un remedio eficaz.

ANTIOXIDANTES EN LOS ALIMENTOS

	VITAMINA C (MG)	BETACAROTENO* (MCG)	VITAMINA E** (MG)
Arroz integral	0	0	0,4
Batatas dulces (1)	32	48	0,3
Brócoli	74	175	3,0
Coles de Bruselas	96	56	1,4
Coliflor	54	2	0
Espinaca, fresca	8	101	0,6
Fresas	82	1	0,2
Frijoles blancos pequeños	2	0	1,0
Frijoles de soya	3	0	3,4
Garbanzos	2	2	0,6
Manzana (1)	8	4	0,40
Piña	24	2	0,2
Toronja rosada (1)	94	16	
Zanahoria (1)	7	1.012	0,3

El tamaño de las raciones es de 1 taza, excepto cuando se indique lo contrario.

Fuentes: J. A. T. Pennington, Bowes and Church's Food Values of Portions Commonly Used, edición Nº18. (Filadelfia: Lippincott, Williams, and Wilkins, 2005).

** Los valores del betacaroteno se basan en equivalentes de actividad de retinol.*

*** Los valores de la vitamina E se basan en equivalentes de alfa-tocoferol.*

La vitamina E y el mineral selenio, que se encuentra en los cereales, los frijoles y las verduras, se unen al betacaroteno encontrado en la superficie de las células para formar una parte importante de nuestras defensas antioxidantes.

Las frutas y las verduras nos brindan vitamina C, la cual patrulla por el torrente sanguíneo y los espacios acuosos que hay entre las células en busca de radicales libres que aún no han llegado a la superficie de las células. La vitamina C también repara la vitamina E que ha resultado dañada en la batalla contra los radicales libres.

Los suplementos multivitamínicos también pueden ser útiles, pero no sustituyen a los alimentos ricos en antioxidantes. Después de todo, una pastilla de betacaroteno contiene solamente betacaroteno. Las zanahorias, las batatas dulces y la espinaca, por otra parte, contienen cientos de otros carotenoides en el equilibrio justo que nuestro cuerpo está diseñado para aceptar, algo que ninguna pastilla de vitaminas puede brindar.

LOS PELIGROS DEL ACEITE Y EL HIERRO

Dos componentes de nuestra dieta pueden acelerar los daños que causan los radicales libres. El primero son los aceites. Antes advertimos que ciertos aceites vegetales naturales pueden frenar la inflamación. No obstante, en exceso, los aceites hacen que se formen más radicales libres. Los aceites de pescado son los peores en este aspecto, pero lo mismo cabe decir de todos los demás. Esta es una de las razones por las cuales generalmente aconsejo centrarse en mejorar el *equilibrio* de las grasas, más que en agregar aceites adicionales, excepto como medida temporal. También por eso normalmente se agrega vitamina E a regímenes de suplementos de aceite. Lo que se pretende con ello es protegernos frente a la producción de radicales libres por parte de los aceites.

El hierro agrava los ataques de los radicales libres. Actúa como catalizador de la producción de radicales libres y también aumenta los daños que estos provocan.[34] Desde luego, necesitamos un poquito de hierro en la dieta para que los glóbulos rojos puedan transportar el oxígeno. Pero el hierro es inestable, por lo cual se oxida muy rápidamente.

La mayoría de nosotros obtenemos mucho más hierro del que necesitamos, en parte porque se encuentra en suplementos vitamínicos, pero también porque las dietas basadas en la carne con las que nos criamos la mayoría de nosotros contienen enormes cantidades de una forma de hierro que se absorbe muy bien. El exceso de hierro que se acumula en nuestro cuerpo simplemente espera, preparado para causar daños. Es fácil comprobar cuánto hierro hay almacenado en el cuerpo y, si es excesivo, librarse de él. Esto es lo que tiene que hacer:

1. Pida a su médico que revise sus niveles de hierro. Esto se hace generalmente mediante análisis sanguíneos para comprobar la ferritina sérica (*serum ferritin*), el hierro sérico (*serum iron*) y la capacidad total de fijación del hierro (*total iron-binding capacity*).

2. Si los análisis de sangre demuestran un exceso de hierro, como sucede con la mayoría de hombres adultos y mujeres posmenopáusicas, usted puede volver a situarlos en los niveles normales mediante el ejercicio regular y, aunque parezca mentira, donando sangre. Si visita de manera regular su centro de donación de sangre, se deshará del exceso de hierro y al mismo tiempo, ayudará a alguien que lo necesita.

3. Para mantener equilibrado el nivel de hierro, base su dieta en cereales, frijoles, verduras y frutas. Contienen mucho hierro, pero se encuentra en una forma que nuestro cuerpo puede regular con facilidad. Cuando necesitemos más, nuestro cuerpo absorberá más, y cuando ya tengamos suficiente, nuestro cuerpo absorberá menos.

4. Evite las carnes. Contienen un tipo de hierro, conocido como hierro hemo, que nuestro cuerpo no puede regular. Aunque ya tengamos un exceso de hierro en nuestro cuerpo, este se desplaza por el aparato digestivo, por el torrente sanguíneo, como alguien que va a una fiesta a la que no ha sido invitado.

COMBATIR LA ARTRITIS CON ANTIBIÓTICOS

Por extraño que pueda parecer, el mejor tratamiento para algunas formas de artritis puede que sean los antibióticos. Hace mucho tiempo que los médicos saben que determinadas bacterias, como la salmonela, la campilobacteria o la yersinia, las cuales son contaminantes habituales que se encuentran en el pollo y la carne de res cruda, pueden provocar síntomas de artritis. A veces el dolor de las articulaciones perdura durante meses o incluso años.

Las infecciones por salmonela son habituales —mucho más comunes de lo que se reconoce o se informa— y la mayoría de personas nunca reciben tratamiento por lo que se imaginan que no es más que una "gripe". No obstante, en al menos uno de cada siete casos, los problemas intestinales son acompañados por síntomas articulares, los cuales típicamente se notan en las rodillas, los dedos y los hombros.

Algunas veces las bacterias realmente invaden las articulaciones, pero en otros casos, al parecer el problema está en que nuestro cuerpo reacciona ante las bacterias del aparato digestivo al fabricar anticuerpos que luego viajan por el torrente sanguíneo hasta las articulaciones.

Se encuentran bacterias infecciosas en cerca del 30 por ciento de los empaques de pollo de la tienda de comestibles y en el 15 por ciento aproximadamente de los cuerpos de las reses. Al cocinar estos alimentos, matamos estas bacterias, pero no a las que saltan del paquete del pollo a la encimera (mueble de cocina) o las que empapan el paño de cocina.

También hay otras bacterias que pueden aparecer, otra razón más por la cual los antibióticos están revelándose como un tratamiento potencialmente importante, aunque polémico, para la artritis. Hace décadas que se sospecha que las infecciones bacterianas desempeñan un papel en la artritis, y la cuestión ahora no es si causan los síntomas articulares, sino qué tan a menudo lo hacen. Su médico puede aconsejarle acerca de los tratamientos actuales con antibióticos.

OSTEOARTRITIS

La osteoartritis, también conocida como enfermedad degenerativa de las articulaciones, se puede considerar como un efecto del desgaste natural del cuerpo. Si pudiéramos mirar en el interior de las articulaciones de las manos, las muñecas, las caderas, las rodillas, los pies, los hombros o la columna vertebral, encontraríamos espolones óseos y cartílagos dañados.

Las lesiones y los movimientos repetitivos en el trabajo contribuyen a la osteoartritis, aunque, por extraño que parezca, al parecer correr no lo hace.[35–39]

La medida más importante en la osteoartritis es perder el exceso de peso. Cada 10 libras (5 kg) de exceso de peso aumenta en un 30 por ciento el riesgo de padecer osteoartritis en las rodillas.[35,40]

La razón no es solamente que el exceso de peso someta a las articulaciones de las rodillas a una tensión crónica. Tener sobrepeso incluso aumenta el riesgo de padecer osteoartritis en las manos.[40,41] Nadie sabe exactamente por qué, pero una posible razón es que las células de grasa producen estrógeno, y ese exceso de estrógeno está relacionado de alguna manera con los daños que sufren las articulaciones. Esta idea se basa en la observación de que las mujeres tienen más osteoartritis que los hombres, sobre todo si han experimentado síntomas de exceso de estrógeno, como los fibromas uterinos.[42,43]

Afortunadamente, la mejor forma de bajar de peso también es la mejor forma de conseguir un buen equilibrio hormonal. Si evita los alimentos grasos (carnes, productos lácteos, alimentos fritos y aceites vegetales) y come abundantes cereales, verduras, frutas y frijoles, el exceso de peso desaparecerá aunque no cuente las calorías.

Al mismo tiempo, cuando la dieta es baja en grasa y contiene mucha fibra, la cantidad de estrógeno que hay en el cuerpo se reduce rápidamente a un nivel más saludable. Para obtener más detalles sobre los efectos hormonales de estos alimentos, vea el Capítulo 8.

La vitamina E alivia el dolor y mejora la movilidad en pacientes con osteoartritis.[44] La dosis normal es de 400 UI al día o de 100 UI para las personas con presión arterial alta.

Algunas personas con osteoartritis han observado que al evitar alimentos comunes que provocan dolor han obtenido enormes beneficios. No obstante, lamentablemente, los investigadores no han estudiado el papel de los factores dietéticos en la osteoartritis como lo han hecho con la artritis reumatoidea, ni tampoco hay información suficiente sobre el papel de los ácidos grasos esenciales en el tratamiento de la osteoartritis. Sin embargo, tanto la dieta básica antiartritis como los suplementos de ácidos grasos esenciales descritos anteriormente son saludables y seguros, por lo tanto, vale la pena probarlos para ver si le funcionan.

La glucosamina es eficaz para el dolor de la osteoartritis. Aunque las antiguas marcas de glucosamina se fabricaban con conchas de mariscos, algunas marcas más nuevas lo hacen con maíz (elote, choclo). Por ejemplo, la marca *VegLife* está disponible en las tiendas de productos naturales y hay otras que también se venden en línea. (Puede visitar smallplanethealth.com).

La uña del diablo y la corteza de sauce blanco son dos tratamientos herbarios que pueden representar un papel en la osteoartritis. Se describen en el Capítulo 1.

CAPSAICINA TÓPICA PARA EL DOLOR DE LA OSTEOARTRITIS

Por increíble que parezca, los chiles picantes constituyen un tratamiento para el dolor. No hay que comérselos. Su ingrediente "picante", la capsaicina, se mezcla con una crema que se aplica sobre la piel de la articulación que nos duele. En el interior de los nervios, la estrategia es como combatir el fuego con más fuego. Una breve sensación punzante estimula a los nervios que trasmiten el dolor y luego los cierra conforme la capsaicina reduce una sustancia química conocida como *sustancia P*, que los nervios utilizan para transmitir las señales de dolor. Se trata de un antiguo remedio contra el dolor que se ha utilizado desde 1850 para tratar el dolor de muelas.[45]

En diversos estudios controlados los pacientes han informado que la capsaicina reduce el dolor de la osteoartritis, y ahora las autoridades médicas más importantes aceptan su eficacia.[46] Como se utiliza de manera tópica, no tiene peligro de interacción con otros fármacos ni de intoxicación grave. El principal efecto secundario es una sensación de ardor de leve a moderada sobre la piel que dura unas 2 horas después de la aplicación durante los primeros 10 días aproximadamente de uso. El poder analgésico continúa aumentando semana tras semana, al parecer conforme la sustancia P se agota, aunque notará los mayores beneficios en las dos primeras semanas de uso. Resulta más eficaz en personas a las que les duele una o dos articulaciones y puede utilizarse tanto para la osteoartritis como para la artritis reumatoidea. Las cremas de capsaicina se pueden conseguir sin problemas en farmacias y en línea.

GOTA

La gota es un dolor insoportable que comienza en el dedo gordo del pie y se va extendiendo a otras articulaciones. Normalmente es preciso un tratamiento hospitalario. Si insertáramos una aguja en una de nuestras articulaciones y sacáramos una muestra del líquido articular, encontraríamos la causa: estaría lleno de cristales de ácido úrico.

La mayoría de especies animales hacen todo lo posible por deshacerse del ácido úrico. Sus cuerpos contienen unas enzimas que lo descomponen rápidamente y lo eliminan. Sin embargo, los seres humanos, los insectos, los pájaros y los reptiles guardan el ácido úrico, al parecer porque es un poderoso antioxidante, como la vitamina C. En algunas personas, se acumula en las articulaciones o en depósitos calcáreos en la piel de la oreja, el antebrazo, el codo o el tendón de Aquiles. Allí, los leucocitos intentan envolverlos, provocando inflamación, dolor y daños en las articulaciones.

Hay dos componentes comunes de la dieta —los productos de origen animal y el alcohol— que favorecen la aparición de la gota. Los peores son el marisco, las sardinas, las anchoas, la carne visceral (por ejemplo, el hígado y los riñones) y la cerveza.[47,48] Aunque no se sabe completamente por qué contribuyen a que aparezca la gota, sin duda es una buena idea evitar estos alimentos. Si su dieta se basa en diferentes cereales, frijoles, verduras y frutas, obtendrá proteínas suficientes y evitará los excesos.

Las personas propensas a padecer gota tienen más probabilidades de sufrir un ataque durante las épocas de cambios dietéticos. Por lo tanto, si está tomando medicamentos, continúe con ellos durante la etapa de transición en la dieta y consulte a su médico para determinar si puede dejar de tomar el medicamento y cuándo.

DOLOR DE LA ARTICULACIÓN TEMPOROMANDIBULAR

La articulación temporomandibular (ATM) se encuentra donde se une la mandíbula inferior, justo delante de la oreja. Hace un enorme trabajo, soporta las presiones al morder y masticar la comida, con cientos de movimientos enérgicos todos los días. Sin embargo, con unos dientes bien alineados y sin ningún traumatismo poco común, estas articulaciones son normalmente bastante resistentes.

No obstante, una de cada tres o cuatro personas padecen síntomas del trastorno de la articulación temporomandibular: un rango de movimientos reducido, dificultad para cerrar la mandíbula adecuadamente, dolor y sensibilidad al tacto.

La causa más común es un traumatismo, como accidentes automovilísticos, caídas o una hiperextensión prolongada de la mandíbula durante procedimientos médicos o dentales. Sin embargo, hay muchas otras afecciones que pueden adquirir la apariencia de este trastorno, como las migrañas, los tumores intracraneales o las aneurismas, e incluso la enfermedad de Lyme, por lo tanto es importante efectuar un diagnóstico riguroso.

Cuando se ha diagnosticado, la mayoría de pacientes pueden estar tranquilos porque este trastorno desaparecerá sin ningún tratamiento drástico. Algunas veces perdura durante un año o dos, pero normalmente sigue su curso y desaparece. Los tratamientos normales incluyen fármacos antiinflamatorios, ejercicios y tablillas de inmovilización intraorales, las cuales ayudan en al menos tres de cada cuatro casos.

El principal papel de los alimentos en el trastorno de la ATM consiste en comer alimentos más blandos y tomar bocados más pequeños para reducir la presión de la articulación. Las clínicas del dolor algunas veces utilizan vitamina B_6, la cual también se emplea en el síndrome del túnel carpiano, el dolor causado por la diabetes y otras afecciones. La dosis normal es de 100 a 150 mg de B_6 al día.[49]

El hecho de que algunos casos del trastorno de la ATM sean manifestaciones de artritis reumatoidea o de osteoartritis sugiere que la alimentación puede desempeñar un papel más amplio en esta, aunque todavía no se han investigado los alimentos específicos que lo pueden provocar o la utilización de ácidos grasos esenciales como tratamiento.

Algunos investigadores plantean la hipótesis de que el estrógeno puede tener importancia en este trastorno. Al igual que la osteoartritis, los trastornos de la ATM se producen mucho más a menudo en mujeres que en hombres y se han encontrado receptores de estrógeno dentro de la articulación. Se piensa que los estrógenos activan la producción de los compuestos inflamatorios dentro de las células.[50] De modo que si un trastorno de la ATM comienza con un traumatismo, los estrógenos pueden agravarlo.

Si los estrógenos realmente contribuyen a esta afección, los alimentos bajos en grasa y altos en fibra que reducen los niveles de estrógeno (vea el Capítulo 8) tal vez rebajen el índice de problemas de la ATM. Por el momento, sin embargo, el principal valor de alimentos como la avena y la compota de manzana parecer ser su capacidad para facilitar el trabajo de la mandíbula.

Nuestras articulaciones trabajan arduamente y los problemas con ellas pueden presentarse fácilmente. No obstante, si evitamos los alimentos que provocan los síntomas y tomamos medidas para reducir la respuesta inflamatoria, muchas personas pueden aliviar sus síntomas y recuperar mucho mejor su función.

(*Nota*: si encuentra en este capítulo términos que no entiende o que jamás ha visto, favor de remitirse al glosario en la página 378).

CAPÍTULO 6

DOLOR DE ESTÓMAGO Y PROBLEMAS DIGESTIVOS

Los problemas digestivos son el sueño de las compañías farmacéuticas: un torrente prácticamente interminable de personas desdichadas llegan a las farmacias para comprar antiácidos, inhibidores del ácido, laxantes, suplementos de fibra, preparados contra los gases y decenas de remedios cuyo alivio es breve y hacen que las personas tengan que volver pronto a comprar más.

Usted no tiene por qué ser uno de ellos. Aunque muchas personas aceptan los dolores digestivos y el estreñimiento como parte de la vida, los alimentos pueden tener un rápido y decisivo efecto en estos síntomas. En la enfermedad de Crohn y en la colitis ulcerosa, la genética desempeña un papel importante pero no lo determina todo y con frecuencia un cambio de dieta puede marcar una enorme diferencia. Por otra parte, desde hace tiempo se ha culpado a los alimentos de la aparición de las úlceras y de hecho a las personas se les obligaba a renunciar a las comidas picantes y al café. Pero hoy en día se sabe que los alimentos no provocan las úlceras. En realidad, es una infección bacteriana lo que provoca las úlceras en la mayoría de los casos. Un breve tratamiento con antibióticos las cura, por lo general de manera permanente.

LA VERDADERA CAUSA DE LAS ÚLCERAS

Una úlcera es una pequeña llaga en el revestimiento del estómago o en el principio del intestino, conocido como duodeno. La causa de algunas úlceras son las aspirinas y otros medicamentos antiinflamatorios. Hasta hace relativamente poco tiempo se culpaba de las demás úlceras a un exceso de ácido en el estómago, supuestamente como consecuencia del estrés, la comida picante o por tomar demasiado café negro. Los médicos recomendaban a sus pacientes que intentaran relajarse, tener una dieta blanda y tomar antiácidos o inhibidores del ácido, productos que siguen siendo muy populares.

Sin embargo, en 1983, un médico australiano llamado Barry Marshall descubrió que los médicos habían estado mal.[1] Las úlceras no las causaban los chiles picantes, el *curry* hindú, las tensiones de la vida o el *cappuccino*. Son una infección bacteriana, como la faringitis por estreptococos o la neumonía. La culpable es la *Helicobacter pylori*, y puede eliminarse tomando antibióticos durante 2 semanas. Además, el 95 por ciento de las úlceras nunca vuelven a aparecer después de tratarse con antibióticos. Cuando eliminamos la infección, nuestro estómago ya no es ese órgano frágil y sensible y podemos volver a disfrutar lo picante sin percances.

La *Helicobacter* también causa gastritis y otros problemas digestivos. ¿De dónde procede esta bacteria? Bueno, aparentemente la contraemos cuando somos pequeños, supuestamente por contacto con los demás en la casa o por beber agua contaminada. La llevamos en nuestro interior el resto de nuestra vida, a no ser que recibamos tratamiento.

Aproximadamente la mitad de los adultos mayores de los Estados Unidos y Europa están infectados por la *Helicobacter*. La infección es más habitual en lugares donde viven niños hacinados o en condiciones higiénicas deficientes. Además, una mejora en la higiene ha reducido los índices de infección en las generaciones más jóvenes. Esta bacteria normalmente permanece en estado latente durante años antes de causar síntomas.

La *Helicobacter* se puede detectar en análisis de sangre, aliento, heces o tejidos. Si sus dolores de estómago están acompañados de pérdida de peso, dificultad para tragar, heces negras o con sangre u otros síntomas extraños o preocupantes, su médico examinará su estómago con un endoscopio y tomará una pequeña muestra de tejido para analizar si contiene la *Helicobacter*.

El tratamiento con antibióticos es sencillo. Una vez que la bacteria se elimina, normalmente no vuelve a aparecer.

El descubrimiento del papel de la *Helicobacter* revolucionó el tratamiento de la úlcera. También condujo a otros hallazgos incluso más sorprendentes. Se descubrió que los pacientes con una forma de cáncer de estómago llamado linfoma gástrico tenían un elevado predominio de infecciones por *Helicobacter.* Tratar la infección con antibióticos detiene de manera eficaz el cáncer.[2] Tratar el cáncer con antibióticos es, obviamente, una idea novedosa. Sin embargo, este tipo de tumor al parecer se desarrolla como respuesta a un agente irritante, en este caso, la *Helicobacter.*

EL REGALIZ PROTEGE EL ESTÓMAGO

Cuando el dolor de estómago no está causado por la *Helicobacter*, el regaliz (orozuz) constituye un tratamiento muy útil. El regaliz no mata a las bacterias ni absorbe el ácido. Al parecer funciona al incrementar el número de células secretoras de mucosidad que forman la capa protectora del estómago. Se han utilizado diferentes extractos de regaliz para aliviar los dolores de estómago, entre ellos las úlceras de duodeno y de estómago, pero han tenido algunos efectos secundarios. Hay un producto más seguro —el regaliz deglicirricinado o *DGL* por sus siglas en inglés— que se vende en las tiendas naturistas en forma de pastillas masticables. El DGL puede protegernos contra muchos tipos de irritaciones estomacales, entre ellas las que son causadas por los antiinflamatorios no esteroideos (o sea, drogas como aspirina, ibuprofeno y naproxeno).

ALIMENTOS QUE ACABAN CON EL ARDOR

El estómago produce fuertes ácidos para digerir los alimentos y tiene un revestimiento especial que le permite soportar dicho ácido. Sin embargo, cuando el ácido se introduce en el esófago, provoca acidez (acedía, agruras), o la enfermedad por reflujo gastroesofágico (ERGE). Hay un esfínter muscular que supuestamente debe evitar que suceda eso, pero ese músculo puede debilitarse por diversos factores, algunos de los cuales se encuentran en su plato.

Algunas veces el dolor es tan fuerte que podemos llegar a pensar que estamos sufriendo un ataque al corazón. No obstante, el dolor de la ERGE es normalmente una sensación de ardor en vez del dolor apabullante que procede de un ataque al corazón y además no se extiende a la mandíbula o al brazo, como sucede algunas veces con el dolor de un infarto. Tampoco está acompañado de falta de aliento, náusea y sudor. Además, no empeora con el esfuerzo.

¿Qué podemos hacer al respecto? Si usted ha subido de peso unas libras a lo largo de los años, perder ese peso es uno de los tratamientos más eficaces. Los alimentos altos en fibra y bajos en grasa como las verduras, las frutas, los frijoles (habichuelas) y los cereales integrales ayudan a bajar de peso y además, tal vez también reduzcan el riesgo de sufrir ERGE incluso antes de que empiece a adelgazar.

También tendrá que evitar ciertos alimentos. Los alimentos grasos, el alcohol, el chocolate y la menta relajan el esfínter y provocan reflujo. También deberá evitar los jugos de frutas cítricas, los productos a base de tomate (jitomate), el café y el alcohol, ya que todos ellos pueden irritar el esófago directamente, con o sin ácido del estómago.

A menudo resulta útil tomar comidas pequeñas por la noche.[3] Una infección por *Helicobacter* también puede contribuir a sufrir acidez, pero se puede tratar fácilmente, como indicábamos anteriormente.

EL SÍNDROME DEL INTESTINO IRRITABLE

El síndrome del intestino irritable o colon irritable es una molesta enfermedad en la que el tracto intestinal al parecer es incapaz de funcionar correctamente. Algunas veces provoca diarrea. Otras veces, estreñimiento y la mayoría del tiempo el abdomen está abotagado, con gases y dolor.

Normalmente, el tracto digestivo hace que la comida se mueva de una manera adecuada; el alimento que se encuentra en el estómago le indica al intestino grueso que le permita hacer avanzar sus contenidos. Es un proceso ordenado, como cuando apretamos el tubo de pasta de dientes desde el extremo hacia el exterior. Sin embargo, en el síndrome del intestino irritable, los movimientos intestinales están descoordinados, como si se apretara el tubo de dentífrico desde ambos extremos al mismo tiempo.

Si usted sufre del síndrome del intestino irritable (SII), no está solo. Aproximadamente de un 15 a un 20 por ciento de las personas que radican en los Estados Unidos tienen síntomas del SII. Para diagnosticarlo, los médicos normalmente se basan en nuestro historial, nos preguntan si padecemos gases, una sensación de hinchazón, hábitos intestinales alterados y dolor abdominal que se alivia con un viaje al baño. Los médicos realizarán análisis para ver si se trata de la enfermedad de Crohn, colitis ulcerosa, diverticulitis, cáncer de colon, malabsorción, diabetes e hipertiroidismo. Además, le preguntará si los antibióticos, los antiácidos o los laxantes están contribuyendo a su problema. Asimismo suelen comprobar si hay alguna infección, como la amebiasis o la giardiasis. Todo esto se puede realizar con simples análisis de sangre, una muestra de heces, una colonoscopia y un enema de bario.[4] Aunque algunos gastroenterólogos llevan a cabo un sinfín de pruebas diagnósticas adicionales para descartar otras enfermedades, la mayoría le evitarán las molestias, ya que se trata de una enfermedad muy habitual.

Hay medidas sencillas que pueden ser de gran utilidad. Muchas personas no tienen más que aprovechar los alimentos que calman el aparato digestivo y evitar aquellos que le provocan espasmos. Otros, sin embargo, tienen sensibilidad a algún alimento específico, aunque también son fáciles de abordar. Si usted tiene problemas persistentes, quizás desee regular su función digestiva con aceite de menta natural o jengibre. Cada una de estas medidas se describen a continuación.

ALIMENTOS QUE CALMAN LA DIGESTIÓN

Ciertos alimentos alivian el aparato digestivo y usted querrá darles prioridad en su dieta. Desde luego, uno puede ser sensible a casi cualquier alimento, de manera que debe evitar los que piense que le causan problemas.

El *arroz* es nutritivo y normalmente se tolera bien. Si usted padece SII o sólo un ataque temporal de diarrea o estreñimiento, el arroz puede resultar útil. Es extremadamente bajo en grasa y contiene proteínas y carbohidratos complejos que se digieren con facilidad. Hace que el aparato digestivo recupere su funcionamiento regular.

El arroz integral es el mejor porque conserva su envoltura de fibra natural. En la página 280 le indicaré una manera sencilla de cocinarlo que preserva su textura y sabor. Puede guardar tortitas de arroz en el cajón de su escritorio para casos de emergencia. Escoja las variedades naturales sin edulcorantes.

Los *productos a base de avena* son ricos en fibra soluble, es decir, una fibra vegetal que se disuelve en agua, a diferencia de la fibra *indisoluble*, que se encuentra en el trigo y en otros muchos cereales. La fibra soluble hizo famoso al salvado de avena porque reduce los niveles de colesterol. También promueve la digestión.

Si los viajes le alteran la digestión, la avena puede ser su salvación. Los hoteles a menudo disponen de avena o usted puede llevar unos cuantos sobres de copos de avena instantáneos en su equipaje. Tómelos sin leche.

Si sus problemas digestivos están causados por la enfermedad celiaca, una enfermedad en la que no se digieren las proteínas de los cereales, lamentablemente tendrá que evitar la avena, así como el trigo, la cebada y el centeno. Cuando sus síntomas se calmen, puede volver a probar la avena; normalmente se tolera mejor que estos otros cereales. El arroz y el maíz (elote, choclo) normalmente no suponen ningún problema para las personas celíacas.

Las *verduras* también son ricas en fibra soluble y la mayoría se toleran bien, siempre y cuando se preparen sin grasa añadida y estén bien cocinadas. Los frijoles, los chícharos (guisantes, arvejas) y las lentejas están cargadas de fibra soluble, pero su digestibilidad varía de una persona a otra.

Los productos de origen animal y los azúcares refinados no contienen nada de fibra, por ello es mejor que los evite totalmente. Cuando el aparato digestivo tiene que procesar a alimentos azucarados, pescado, carne de ave, carne, leche, yogur o queso, cuenta con menos fibra de la que necesita para realizar una digestión óptima y ya sabe cuáles son las consecuencias. Puesto que los productos de origen animal son la base de la dieta de los países occidentales, el estreñimiento es muy común. Este mal se cura fácilmente cuando se vuelven a introducir a la dieta los productos vegetales para los que nuestro aparato digestivo está diseñado.

ALIMENTOS QUE PROVOCAN LOS SÍNTOMAS DEL INTESTINO IRRITABLE

Los alimentos grasos son los principales culpables de los síntomas del intestino irritable.[3,5] Una hamburguesa, unas grasosas papas a la francesa, las papitas fritas o un muslo de pollo pueden causar graves problemas digestivos que duren horas. La razón es que cualquier tipo de grasa puede estimular los movimientos intestinales simplemente con *tocar* el estómago y el duodeno, incluso antes de ser absorbida.[5] Pero esto no significa que la digestión sea más rápida. Si estos movimientos intestinales están descoordinados, provocan una sensación de abotagamiento y retortijones en lugar de diarrea.

El aparato digestivo tiene muchos nervios que detectan los alimentos que se han ingerido para producir secreciones digestivas y contracciones intestinales. Por ejemplo, cuando el aceite de oliva toca el estómago y el duodeno, estos nervios provocan movimientos intestinales. En diferentes experimentos, los investigadores han insensibilizado estos nervios aplicando una anestesia en el estómago y han observado que entonces el aceite de oliva no tiene ese efecto. Las grasas y los aceites no actúan solamente en una pequeña parte del aparato digestivo a la vez; provocan reflejos que tienen un efecto dominó y afectan a toda la digestión.

El efecto de los alimentos grasos cambia dependiendo de qué cantidad de ellos se coma. Unos investigadores dieron pan a un grupo de voluntarios y luego realizaron pruebas de hidrógeno en el aire espirado para medir qué cantidad se digería completamente. Al agregar 2 cucharaditas (11 gramos) de mantequilla al pan se reducía su digestibilidad. No obstante, con 5 cucharaditas (26 gramos) de mantequilla en el pan, el efecto era diferente. La cantidad de grasa era lo suficientemente elevada como para retardar el paso de la comida por el intestino delgado, probablemente al provocar un reflejo que obstaculizaba los movimientos intestinales.[6]

"DESGRASE" SU DIETA

Los alimentos grasos pueden afectar los movimientos normales del aparato digestivo. Para reducir la cantidad de grasa de su dieta siga estas pautas:

- **Evite las carnes, la carne de ave y el pescado. Todos tienen grasas ocultas y nunca contienen fibra.**
- **Evite a como dé lugar las papitas fritas, las papas a la francesa, las ruedas de cebolla empanizadas (empanadas) y otros alimentos fritos.**
- **Los utensilios de cocina antiadherentes nos permiten evitar los aceites para cocinar.**
- **En lugar de sofreír (saltear) las verduras, cocínelas en una pequeña cantidad de agua o consomé de verduras en una cacerola para que queden en su jugo.**
- **Utilice aderezos sobre las papas al horno como salsa, mostaza *Dijon*, verduras al vapor, una cucharada de frijoles (habichuelas) al horno de lata, etc.**
- **Utilice aliños (aderezos) sin grasa o exprima jugo de limón en su ensalada en lugar de aliños llenos de aceite.**
- **Sustituya la margarina o la mantequilla en la tostada por mermelada. O simplemente disfrute del maravilloso sabor del pan integral fresco.**

Aproximadamente la mitad de las personas con el síndrome del intestino irritable reacciona a alimentos específicos. Los más problemáticos son los productos lácteos, el trigo y los huevos, aunque las experiencias de cada persona varían enormemente.[7] Estos alimentos y otros se analizan a continuación.

Productos lácteos. Estos alimentos presentan dos problemas. El azúcar de la leche, conocida como lactosa, comúnmente provoca síntomas digestivos, y las proteínas de la leche también pueden provocar reacciones.

Los niños pequeños casi siempre pueden digerir la lactosa porque tienen gran cantidad de enzimas de *lactasa* que la dividen en azúcares más pequeños, llamados glucosa y galactosa, que luego se absorben. Sin embargo, la enzima lactasa comienza a desaparecer cuando los bebés son destetados y la mayoría de los adultos tienen poquísimas, por eso un vaso de leche nos puede causar indigestión y gases.

Esto no es ninguna anomalía ni enfermedad. La desaparición de la enzima lactasa es completamente normal, y el descubrimiento de este hecho constituye uno de los capítulos más lamentables de la historia reciente de la nutrición.

Hasta mediados de los años 60 los dietistas estadounidenses y europeos pensaban que la leche de vaca provocaba problemas digestivos solamente a una pequeña minoría de personas. Sin embargo, en 1965, los investigadores de la Universidad Johns Hopkins de Baltimore examinaron a 60 pacientes de hospital y descubrieron que, si bien solamente el 15 por ciento de los adultos de raza blanca tenía síntomas digestivos causados por la leche de vaca, la cifra de afroamericanos ascendía al 70 por ciento.[8] Entonces otro equipo de investigadores fue al Reformatorio de Maryland y ofrecieron a 20 prisioneros de raza blanca y a 20 afroamericanos más dinero para el comedor a cambio de participar en pruebas de reacción a la lactosa. Únicamente el 10 por ciento de las personas de raza blanca desarrollaron síntomas, pero el 90 por ciento de los afroamericanos sí lo hicieron.[9]

Los investigadores comenzaron a estudiar a las poblaciones de África y Asia y descubrieron que la inmensa mayoría de personas perdían sus enzimas de lactasa cuando dejaban la infancia. Si tomaban más de una taza de leche, pronto lo lamentaban, y algunos no podían tolerar ni esa cantidad.[10] Lo mismo sucedía con los indios norteamericanos.

Las personas de ascendencia africana, asiática, indígena norteamericana, árabe, judía, latina, italiana o griega habitualmente desarrolla síntomas después de ingerir leche.[11] La revista médica *American Journal of Clinical Nutrition* señalo este hecho: "Rápidamente se hizo evidente que este patrón era la norma genética y que la actividad de la lactasa se mantenía solamente en una mayoría de adultos cuyos orígenes se encontraban en el Norte de Europa o en algunas poblaciones mediterráneas".[12] En otras palabras, los blancos toleran el azúcar de la leche únicamente por una mutación genética que se produjo en sus antepasados remotos. Los investigadores y dietistas que estudiaban la lactosa y cuyos orígenes eran europeos habían dado por hecho que beber leche sin desarrollar síntomas era lo normal.

En total, aproximadamente el 75 por ciento de la población mundial, incluido el 25 por ciento de los que viven en los Estados Unidos, pierden las enzimas de lactasa después del destete.[10] Si bien a las personas que no podían digerir la leche se les denominó en el pasado "carentes de lactasa" o "intolerantes a la lactosa", ahora simplemente se les califica como normales y a los adultos que conservan las enzimas infantiles que digieren la leche se les denomina de un modo más adecuado "persistentes de la lactasa".

¿Por qué motivo iba la Madre Naturaleza a eliminar enzimas que digieren el azúcar de la leche? Al parecer la respuesta es que la naturaleza "diseñó" la leche con la mezcla adecuada de nutrientes para un bebé. Pero del mismo modo que un cohete se desprende de sus propulsores poco después del despegue, los mamíferos ya no necesitan la leche después de la infancia, y de hecho, todos los mamíferos dejan de beberla en cuanto son capaces de conseguir su alimentos por otros medios. Si usted tiene una pérdida de las enzimas que digieren la lactosa relacionada con una enfermedad o problema, puede estar seguro de que es algo tan natural como perder los dientes de leche o la grasa infantil.

La grasa de la leche, los factores de crecimiento y los azúcares son esenciales para los bebés, pero no son adecuados para los adultos e incluso pueden suponer algún peligro. Los investigadores han estudiado la relación entre los azúcares de la leche y las cataratas, la infertilidad, el cáncer y otras enfermedades. Parte del problema tal vez sea la galactosa, el azúcar simple que las enzimas de los bebés liberan de la lactosa y que también se encuentra copiosamente en los productos lácteos (por ejemplo, *Lactaid*) que se han tratado para "ayudar" a las personas que no digieren la lactosa. La galactosa puede penetrar en el cristalino del ojo, lo cual explicaría por qué hay una fuerte correlación epidemiológica entre el consumo de leche y las cataratas. Su posible efecto en los ovarios es preocupante, ya que el cáncer de ovarios a menudo es muy agresivo, y es materia de continuas investigaciones.

Pero el azúcar de la leche no es el único problema. Algunas personas son sensibles a las proteínas de la leche, las cuales pueden provocar síntomas digestivos, además de reacciones alérgicas más comunes, como moqueo, afecciones cutáneos o asma. Se está investigando la relación de la leche con el cáncer de próstata y otras enfermedades.[13,14]

Los médicos pueden analizar nuestra capacidad para digerir los azúcares de la leche mediante una prueba de respiración, ya que los azúcares de la leche que no se digieren son fermentados por bacterias que producen hidrógeno. No obstante, si la prueba indica que usted es capaz de digerir la lactosa, sigue sin haber ninguna ventaja en ello, ya que estará usted expuesto a la galactosa que procede de la misma.

Si desea algo con lo que tomar sus cereales, pruebe la leche de soya o de arroz en su lugar, y escoja las marcas más bajas en grasa. Algunas están enriquecidas con calcio. Consulte la página 17 para obtener más información sobre buenas fuentes de calcio aparte de la leche.

El *trigo*. Aunque la mayoría de personas tolera el trigo sin sufrir ningún síntoma, lo cual explica su omnipresente uso en panes y pasta, provoca reacciones adversas a algunas personas. Puede encontrar panes y pastas sin trigo en las tiendas de productos naturales.

Incluso para la gente que no tiene problemas digestivos, el trigo no se digiere totalmente. Esto depende en parte de cuánto se come, entre más grande sea la ración, menos se digiere.[6]

Otros cereales, como el maíz, la cebada o el centeno, también causan problemas en algunos casos y son fáciles de evitar. El arroz, ingrediente básico de muchas culturas asiáticas, generalmente se tolera bien.

Los *huevos*. Cuando a las personas que padecen el síndrome de intestino irritable se les pregunta por los alimentos problemáticos, a menudo los huevos se encuentran cerca de la cabeza de la lista.[10] Las yemas de huevo proporcionan muchísima grasa, desde luego, pero puede que el problema se una intolerancia a la proteína del huevo.

Por supuesto, muchas personas evitan los huevos por otros motivos. Aunque los huevos se consideraron en un tiempo como un alimento básico nutritivo, su elevado contenido de colesterol y grasa ha hecho que muchos cambien a alimentos de desayuno más saludables.

El *café y el té*. Aproximadamente 1 de cada 5 personas con síntomas de intestino irritable reacciona al café o al té. Las marcas descafeinadas tal vez sean menos problemáticas.

Las *frutas crudas* (por ejemplo, los cítricos, las manzanas, las uvas, las pasas, el cantaloup/melón chino o los plátanos amarillos/guineos, bananas) provocan con frecuencia problemas digestivos, al igual que algunos jugos de frutas, sobre todo los de cítricos, manzana y ciruela seca.

Pruebe frutas que se puedan pelar y cocinar. Si las semillas de las fresas, las frambuesas o las zarzamoras le molestan, pruebe los arándanos. Los aguacates (paltas) son una fruta atípica por su alto contenido de grasa y por lo tanto, presenta los mismos problemas que otros alimentos altos en grasa.

Las *verduras crudas* causan problemas algunas veces, sobre todo las crucíferas (por ejemplo, el brócoli, la coliflor, las coles/repollitos de Bruselas y el repollo/col), los tomates (jitomates), el apio, la espinaca, los pimientos y las zanahorias. Cocine bien las verduras, preferiblemente al vapor o con cualquier otra técnica en la que no haya que agregar grasa. Algunas verduras, como la espinaca, quedan bien en puré. Si tiene usted un exprimidor de jugos (juguera), pruebe las zanahorias, quizás junto con pepinos u otras verduras. Si las cebollas o los ajos le causan problemas, pruebe las versiones en polvo.

Puede haber ciertas verduras que le causen problemas aunque las cocine bien. El brócoli y el repollo, por ejemplo, se toleran mucho mejor si están bien cocinados, pero aun así provocan problemas a algunas personas.

Los *frijoles (habichuelas) y los productos a base de frijoles* (por ejemplo, el *tofu*) algunas veces causan gases. Pero esto no significa que tenga que evitarlos; en cambio, puede utilizar cantidades pequeñas y siempre bien cocinados. Es posible que también descubra que diferentes tipos de frijoles tienen efectos distintos. Los frijoles blancos pequeños o los pintos pueden causar gases, mientras que los garbanzos o los frijoles negros quizás no lo hagan. Los efectos varían de una persona a otra y pueden cambiar con el tiempo.

Los *frutos secos y las cremas de frutos secos* son altos en grasa (con la excepción de las castañas) y provocan los mismos problemas que otros alimentos altos en grasa.

ALABADOS SEAN LOS FRIJOLES

Los frijoles (habichuelas) son un alimento excelente. No contienen colesterol y casi nada de grasa. Están hasta los topes de proteínas, calcio y hierro. Brindan fibra soluble, la cual muchas personas la relacionan solamente con el salvado de avena, además poseen pequeñas cantidades de ácidos grasos omega-3, los cuales pensamos que se encuentran sólo en los aceites de pescado. Casi la única cosa que los frijoles no tienen es un buen cabildo que promocione sus ventajas.

A diferencia del mundo moderno, que considera los frijoles como un alimento humilde, al menos una antigua civilización los tuvo en gran estima, tal como el historiador de los alimentos, Harold McGee, escribió en su libro *La cocina y los alimentos*:

"Cada una de las legumbres más importantes conocidas en Roma prestó su nombre a una destacada familia romana: *Fabius* procede de haba, *Lentulus* de lenteja, *Piso* de guisante (*Pisum sativum*), y Cicerón —la más distinguida de todas— proviene de garbanzo (*Cicer arietinum*). Ningún otro grupo de alimentos se ha sentido jamás tan honrado".[15]

Los *condimentos y saborizantes.* Tenga cuidado con la pimienta blanca o roja, la canela, el chile en polvo, los clavos, la nuez moscada, el perejil seco, las semillas de mostaza, la cáscara de naranja (china) rallada y la salsa de soya. El sorbitol que a veces se utiliza en los chicles y la mermelada sin azúcar provoca diarrea si se toma en grandes cantidades.

Si no está seguro de si un alimento le da problemas, realice una pequeña prueba. Durante una semana aproximadamente, coma cantidades abundantes de arroz y verduras y frutas cocinadas, y cantidades moderadas de frijoles bien cocinados, chícharos y lentejas, evite las verduras que sabe que no tolera. Elimine los productos lácteos, las carnes, los alimentos fritos y los aceites añadidos. Una vez que el aparato digestivo se haya calmado, podrá reintroducir los alimentos eliminados y reconocer cuáles le causan problemas.

Si sus problemas continúan, quizás desee probar una dieta de eliminación más global, diseñada para localizar las causas menos comunes de los síntomas y que se describe en la página 54.

LAS BACTERIAS QUE AYUDAN Y LAS QUE PERJUDICAN

Las bacterias que se encuentran en el tracto intestinal nos ayudan a hacer la digestión. No obstante, si usted toma antibióticos por cualquier motivo, algunas de estas bacterias beneficiosas mueren. Cuando termine su tratamiento con antibióticos, puede reponer estas bacterias con suplementos de flora normal que encontrará en cualquier tienda naturista o en la farmacia. Algunas personas utilizan el yogur para este fin porque se hace agregando bacterias a la leche. Sin embargo, yo le recomiendo que compre las bacterias beneficiosas directamente y se salte el yogur.

Aunque algunas especies de bacterias son beneficiosas, otras no lo son en absoluto. La salmonela, la campilobacteria, la giardia, la *E. coli* y muchos otros perniciosos microbios son polizones habituales de la carne de ave y las carnes crudas y pueden provocar graves problemas digestivos. Si tiene usted problemas digestivos crónicos, su médico revisará si padece alguna de estas infecciones comunes. Si bien la mayoría de las infecciones bacterianas remiten solas, algunas veces es necesario un tratamiento.

EL ACEITE DE MENTA

La mayoría de la gente experimenta una mejoría espectacular después de eliminar los alimentos grasos, dar prioridad a los alimentos naturales ricos en fibra y evitar los alimentos problemáticos. Pero si todavía tiene síntomas, puede probar el aceite de menta (*peppermint oil*).

La menta es un híbrido natural de las plantas de menta verde (*spearmint*) y menta acuática o hierbabuena (*watermint*). Sus hojas contienen un aceite que se ha utilizado desde el siglo XVIII para aliviar los problemas digestivos. El ingrediente activo es el mentol, el cual relaja los músculos del aparato digestivo.

El aceite de menta no es simplemente un remedio popular. Diversos estudios de investigación controlados demuestran claramente que funciona.[16]

Algunos gastroenterólogos incluso utilizan el aceite de menta para aliviar los espasmos que se producen en el tracto digestivo mientras realizan exámenes endoscópicos. Simplemente agregan un poco de aceite de menta a través del tubo endoscópico al tracto digestivo y los músculos se relajan en 30 segundos. Si tragáramos el aceite directamente, podría relajar el esfínter que se encuentra entre el esófago y el estómago y nos provocaría acidez (acedías, agruras). Los fabricantes tienen en cuenta esto y empacan el aceite de menta en pastillas que se disuelven más abajo en el tracto digestivo. Las encontrará en todas las tiendas naturistas. Las cápsulas de aceite de menta deben tomarse con el estómago vacío para que los alimentos no retarden su paso. Evite el aceite de menta si tiene problemas de vesícula o del conducto biliar.

JENGIBRE

El jengibre se ha utilizado en la medicina tradicional ayurvédica de la India para las molestias intestinales y la flatulencia, así como para afecciones inflamatorias, como la artritis.

Su valor se ha demostrado específicamente para los mareos causados por movimiento. Dado que es un problema muy común entre el personal de la marina, los pilotos y los astronautas, los investigadores se han interesado en encontrar soluciones. En un estudio, unos investigadores decidieron probar el efecto del jengibre en marineros que salían al mar por primera vez. El primer día de agua brava los marineros recibieron una cápsula que contenía 1 gramo de jengibre o un placebo. Los que tomaron el jengibre tenían muchas menos probabilidades de vomitar o de encontrarse indispuestos.[17]

En otra prueba los investigadores pusieron a los voluntarios en una silla giratoria diseñada para producir mareos causados por movimiento. Se demostró que el jengibre era muy eficaz para detener los síntomas.[18] La cantidad que se utilizó para calmar el estómago es de ½ a 1 cucharadita (de 1 a 2 gramos) de jengibre en polvo y puede tomarse diariamente de ser necesario.[19]

NO SÓLO IMPORTA LO QUE COMEMOS, SINO CÓMO LO HACEMOS

Comer sin prisas ayuda con todos los aspectos de la digestión. Esto no significa que necesite un descanso mucho más largo para el almuerzo, pero si se toma su tiempo en masticar la comida a conciencia y evita el estrés mientras come, su digestión habrá tenido un buen comienzo.

Algunas veces la gente se queja de que algo debe andar mal con su digestión porque ven pedazos enteros de maíz o de otros materiales sin digerir en sus deposiciones. Si esto le ha sucedido a usted, el problema no está en su tracto digestivo; sino en la mesa.

Una serpiente puede tragarse a un pequeño animal y finalmente digerirlo. Nosotros no. Nuestro tracto digestivo sólo puede actuar en alimentos que están completamente masticados, de manera que las enzimas digestivas naturales se puedan mezclar con la comida y cumplir su función.

También es importante comer de manera relajada. El estrés hace que el cuerpo libere hormonas que nos preparan para luchar o huir. Cuando nos encontramos ante una amenaza, no es una gran prioridad digerir la ensalada, por ello las hormonas relacionadas con el estrés no hacen nada para ayudar a nuestro tracto intestinal. Todo lo contrario. Interrumpen las contracciones normales sincronizadas de los músculos intestinales, lo cual provoca retortijones (cólicos) e impide el paso normal de los alimentos.[20]

Algunas personas se sienten mejor con 4 ó 6 comidas pequeñas a lo largo del día en lugar de 3 grandes. Esta especie de "picoteo" es saludable y representa esfuerzos más pequeños para el tracto digestivo. La temperatura de los alimentos también resulta importante. Las sopas o las bebidas calientes estimulan la actividad del colon de algunas personas y les provocan dolor o diarrea. Si usted sufre este problema, puede servirlas a temperatura ambiente.

CÓMO CURAR LOS CÓLICOS

A los bebés también se les descompone el estómago. Aproximadamente 1 de cada 5 bebés sufre cólicos. Afortunadamente, el problema normalmente se resuelve al realizar cambios sencillos en la dieta. La leche de vaca y los preparados para biberón a base de leche de vaca son los culpables más habituales. Volver a amamantar al bebé, si es posible, o cambiar a un preparado para el biberón a base de leche de soya, normalmente resuelve el problema.

Aunque parezca extraño, la leche materna también puede causar cólicos, dependiendo de lo que la *madre* haya comido. Por ejemplo, si una mujer consume productos lácteos, algunas de las proteínas de la leche de vaca pasarán desde su tracto digestivo hasta su torrente sanguíneo y desde allí a la leche materna. No hace mucho tiempo, los médicos pensaban que las proteínas se descomponían totalmente en el tracto digestivo y que era imposible que algunas proteínas animales acabaran intactas en la leche materna. No obstante, en el número de abril de 1991 de la revista médica *Pediatrics* unos investigadores informaron de que las proteínas de la leche de vaca realmente pasan a través de la sangre intactas hasta la leche materna de las mujeres que beben leche, un fenómeno que ahora se sabe que es muy frecuente.[21]

Hace varios años tomé un tren a Nueva York para dar una conferencia sobre alimentación infantil a un grupo de pediatras. Por suerte el vagón estaba casi desierto, porque había una pareja al principio del vagón intentando arduamente consolar a su bebé que lloraba. Por causalidad, yo estaba revisando unos artículos sobre los riesgos de los productos a base de leche de vaca para los bebés, uno de los cuales eran los cólicos. A riesgo de ser entrometido, pregunté a la joven pareja si habían notado que había algún alimento que afectaba a su bebé. "Bueno, le estoy amamantando, así que lo único que come es leche materna", dijo la madre. "Pero esto sucede siempre que yo tomo leche, café o chocolate".

Otros padres han percibido lo mismo. La revista médica *Journal of the American Dietetic Association* publicó los resultados de una encuesta realizada a 272 madres lactantes y descubrieron que cuando comían determinados alimentos, sus bebés padecían cólicos. Los culpables más comunes son la leche de vaca, las cebollas, las verduras crucíferas (por ejemplo, el brócoli, la coliflor o el repollo/col) y el chocolate.[22] La solución es evitar estos alimentos, sobre todo durante los primeros 4 meses de lactancia.

En un estudio australiano, se les pidió a unas madres lactantes que evitaran la leche de vaca, los huevos, los frutos secos, el trigo, la soya y el pescado. Durante las siguientes 48 horas sus bebés lloraron un 25 por ciento menos que antes.[23]

Los dolores de estómago de los niños mayores son similares al síndrome del intestino irritable en los adultos y los pediatras los tratan de manera muy parecida. Puede ser eficaz evitar los alimentos problemáticos, tomar alimentos más suaves y utilizar aceite de menta.

ENFERMEDAD DIVERTICULAR

Los divertículos son unas pequeñas bolsas que se forman en la pared del intestino grueso. Cuando se inflaman y duelen, la afección se conoce como diverticulitis. Los médicos trataban esta enfermedad con dietas bajas en fibra basándose en la teoría de que unas deposiciones compactas y con poca fibra serían mejores para el tracto intestinal. Pero resultó ser todo lo contrario. Las deposiciones pequeñas y duras son como rocas que atraviesan el tracto digestivo. Los alimentos altos en fibra retienen el agua y hacen que las deposiciones sean blandas, lo cual permite que los divertículos se curen.

Hay cuatro grupos de alimentos altos en fibra: los cereales, las legumbres, las verduras y las frutas. De todos ellos, los mejores para un buen tránsito intestinal son los cereales integrales, como el arroz integral, la avena y el pan de trigo integral, además de cualquier alimento del grupo de las legumbres, como los frijoles y las lentejas.

Si usted padece síntomas del intestino irritable además de la enfermedad diverticular, debería dar prioridad a la fibra soluble, que se encuentra en la avena y los frijoles, en lugar de la fibra insoluble del trigo y de la mayoría de los demás cereales, asimismo quizás debería tomar raciones pequeñas de frijoles.

Tal como mencioné antes, los productos de origen animal no contienen nada de fibra (las personas que comen carne tienen muchas más probabilidades de desarrollar divertículos que las vegetarianas). Además, a los carbohidratos refinados, como el pan y la pasta blancos, se les ha extraído la mayor parte de su fibra natural.

También se pueden conseguir suplementos de fibra, pero casi nunca son necesarios para las personas cuya dieta no incluye productos de origen animal.

LA ENFERMEDAD DE CROHN Y LA COLITIS ULCEROSA

En el síndrome del intestino irritable, el tracto digestivo actúa de manera desagradable, pero al mirarlo se vería perfectamente normal y saludable. Pero no sucede así en las enfermedades inflamatorias intestinales, un grupo de afecciones en que sucede justo lo que indica sus nombres: el tracto digestivo se inflama y sufre daños.

Las inflamaciones más comunes del tracto digestivo son la *enfermedad de Crohn* y *la colitis ulcerosa*. La enfermedad de Crohn normalmente afecta al intestino grueso y a la última parte del intestino delgado, pero puede producirse en cualquier parte del tracto gastrointestinal. A menudo afecta a personas jóvenes, provoca dolor después de comer, junto con fiebre baja y diarrea leve. Con frecuencia los episodios se vuelven más frecuentes y graves.

La colitis ulcerosa solamente se produce en el colon (es decir, el intestino grueso). Entre los síntomas se encuentra sangrado rectal, diarrea, dolor, pérdida de peso y fiebre.

Las causas de las enfermedades inflamatorias intestinales no se comprenden bien. Es casi seguro que tienen varias causas, entre ellas la genética. Los gemelos idénticos —quienes tienen exactamente los mismos genes— siempre poseen el mismo color de pelo y de ojos. Sin embargo, si uno padece la enfermedad de Crohn, las probabilidades de que el otro gemelo también la sufra sólo son del 50 por ciento. Para la colitis ulcerosa, las probabilidades son menores, cerca de 1 entre 5.[24] Esto significa que parte del riesgo es genético, pero una gran parte del mismo no tiene nada que ver con la genética y tal vez se pueda controlar.

Algunos investigadores piensan que el problema comienza cuando el tracto digestivo se irrita por culpa de una infección o de intolerancias alimenticias, y después se produce una respuesta inflamatoria exagerada que provoca los daños.[25] Hay una bacteria conocida como *Micobacteria paratuberculosis* que provoca una afección en el ganado llamada la enfermedad de Johne, la cual es similar a la enfermedad de Crohn. Resulta que estas bacterias pasan a la leche de las vacas y normalmente sobreviven a la pasteurización. Diversos estudios realizados con pacientes con la enfermedad de Crohn han identificado a menudo estas mismas bacterias, lo cual sugiere que una infección trasmitida por la leche puede ser al menos parte de la causa.[26]

La dieta ha ido desempeñando un papel cada vez más importante, como sucedió con otras enfermedades. Al igual que las enfermedades cardíacas y la diabetes, las enfermedades inflamatorias intestinales son raras en la Asia rural, sin embargo, son más comunes en las zonas de Asia que han occidentalizado sus dietas. De igual manera, son poco frecuentes en África, pero más comunes en los afroamericanos. Estos estudios sugieren que un factor ambiental, como la alimentación, desempeña un papel muy importante.

Las enfermedades inflamatorias intestinales son más frecuentes en Norteamérica y en el Norte de Europa, donde las dietas altas en grasa y en carne son muy comunes.[27] Además, el aumento de la enfermedad de Crohn en las últimas décadas ha sido análogo a un incremento de otras afecciones relacionadas con la dieta, como la obesidad, la diabetes y algunas formas de cáncer, durante el mismo período de tiempo.

Las dietas de las personas que sufren la enfermedad de Crohn suelen ser bajas en fibra y altas en azúcar. En concreto, contienen pocas frutas y verduras, comparadas con las dietas de otras personas.[28] En un estudio de investigación realizado en Inglaterra, los médicos pidieron a un grupo de pacientes que comieran más pan integral, arroz integral, frutas y verduras y que redujeran la cantidad de azúcar, harina blanca y arroz blanco que consumían, mientras dejaban que los pacientes de otro grupo continuaran con sus dietas habituales. Durante los siguientes 5 años, se realizó un seguimiento a 32 pacientes de cada grupo. El grupo de la dieta tuvo menos de un tercio de hospitalizaciones y sus estancias en el hospital fueron más cortas; en total, estuvieron en el hospital solamente una quinta parte de los días, comparados con los otros pacientes. Solamente una persona del grupo que seguía la dieta necesitó cirugía, comparado con 5 del grupo de la dieta normal, y el que precisó la cirugía fue operado por una enfermedad que ya padecía cuando comenzó con la nueva dieta.[29]

La fibra aumenta el volumen de las deposiciones. Si usted tiene antecedentes de estenosis, debería aumentar el contenido de fibra de su dieta de manera gradual, en vez de hacerlo repentinamente. Además, asegúrese siempre de masticar bien los alimentos.

CÓMO LOCALIZAR LOS ALIMENTOS PROBLEMÁTICOS

Cuando las personas que padecen una enfermedad inflamatoria intestinal necesitan hospitalización, normalmente se sustituye la comida sólida por una dieta "elemental", es decir, un preparado líquido en el que los nutrientes se han descompuesto en sus componentes básicos más pequeños. Las proteínas se descomponen en cada uno de sus aminoácidos, con el fin de eliminar la posibilidad de que se produzcan intolerancias a las proteínas. Los carbohidratos se suministran como glucosa y las grasas, como simples ácidos grasos.

En un estudio de investigación realizado en Cambridge, Inglaterra, los investigadores trataron a los pacientes de la enfermedad de Crohn con una dieta elemental. Pero en vez de hacerlos volver a su dieta normal cuando los síntomas mejoraron, volvieron a agregar los alimentos de uno en uno para ver cuál de ellos, si había alguno, les causaba los síntomas.

Los productos lácteos y el trigo resultaron ser los más problemáticos, ya que provocaban síntomas en entre un tercio y la mitad de los pacientes. El brócoli, el maíz (elote, choclo), la levadura, las carnes, los tomates (jitomates), las frutas cítricas y los huevos también eran culpables comunes. Otros estudios han recopilado fundamentalmente la misma lista de alimentos. En casos aislados, algunos individuos han reaccionado al arroz, las manzanas, las cebollas, la cebada, el centeno, el alcohol y el chocolate. En total, cerca del 70 por ciento de pacientes son capaces de identificar uno o más alimentos que provoca sus síntomas.[30,31] (Vea la tabla en la página siguiente).

Los alimentos que contribuyen a la enfermedad de Crohn son sorprendentemente similares a los que provocan migrañas y artritis. Los productos lácteos y el trigo son los más problemáticos. Para algunos pacientes el problema con la leche es causado por el azúcar de la misma, la lactosa, al igual que sucede con el síndrome del intestino irritable. Sin embargo, para la mayoría de pacientes, el problema con los productos lácteos al parecer no es una reacción a la lactosa, sino a las proteínas de la leche.

Hace algunas décadas, cuando se comenzó a observar este hecho, los investigadores informaron de una serie de curaciones poco comunes con simples cambios en la dieta. Unos investigadores de Copenhague describieron el caso de un granjero que tenía de 10 a 20 deposiciones acuosas al día. Había solicitado recibir prestaciones por discapacidad porque padecía una fatiga extrema. Fue hospitalizado y siguió una dieta sin lactosa. En 2 días sus deposiciones eran normales. Durante las siguientes 2 semanas engordó 15 libras (7 kg) e insistió en abandonar el hospital porque tenía que ir a casa a sembrar sus campos.[32]

ALIMENTOS QUE COMÚNMENTE PROVOCAN LA ENFERMEDAD DE CROHN[30,31]

1. Trigo	6. Levadura	11. Café o té
2. Productos lácteos	7. Tomates	12. Plátanos amarillos
3. Verduras crucíferas*	8. Frutas cítricas	13. Papas
4. Maíz	9. Huevos	
5. Carne, carne de ave o pescado	10. Cacahuates	

** El grupo de las verduras crucíferas incluye el brócoli, la coliflor y las coles de Bruselas.*

Cuando la leche se elimina de la dieta en estudios de investigación —incluso en pacientes que no muestran signos de intolerancia a la lactosa— a menudo los síntomas disminuyen o desaparecen. En un estudio se produjo este resultado en una cuarta parte de los pacientes con colitis ulcerosa y en un tercio de los pacientes con la enfermedad de Crohn.[32] Otra prueba que indica que la leche es perjudicial es que los bebés criados con leche materna, en lugar de con preparados para biberón a base de leche de vaca, corren menos riesgo de padecer la enfermedad de Crohn.[33] Además, las sofisticadas pruebas de inmunidad han demostrado intolerancias a las proteínas de la leche en pacientes que padecen ambas afecciones.[33,34] El azúcar, la margarina y la falta de fibra también contribuían a estos males.[33]

Unos investigadores ingleses intentaron buscar alimentos que provocaran colitis ulcerosa. Pidieron a los voluntarios que padecían la enfermedad que registraran lo que comían durante un año y que luego comprobaran qué alimentos hacían que sufrieran más recaídas de la enfermedad. La carne y el alcohol encabezaban la lista. Las personas que generalmente evitaban ambas cosas tenían muchas menos probabilidades de sufrir una recaída.[35]

Las intolerancias a los alimentos no son tan predecibles en las enfermedades inflamatorias intestinales como lo son en las migrañas o la artritis, y pueden cambiar con el tiempo. No obstante, para las personas que identifican y evitan sus alimentos problemáticos, el porcentaje de recaídas es solamente del 10 por ciento aproximadamente al año. En comparación, la inmensa mayoría de los pacientes que no reciben tratamiento recaen un año o dos después de sufrir un episodio.[30,36]

En casos extraños, el tratamiento con las dietas elementales ha causado síntomas que desaparecían cuando los médicos cambiaban de dieta. Algunos se produjeron por culpa de almidones de maíz y aceites de cacahuate (maní) o alazor (cártamo). Por lo tanto, no nos debe sorprender que se produjera una reacción si se introdujeron por error en la mezcla rastros de maíz o cacahuate.[31]

OMEGA-3 PARA LA COLITIS ULCEROSA

Los ácidos grasos omega-3 también pueden ser útiles. En el Capítulo 5 indicamos cómo estos aceites especiales pueden combatir la inflamación. Se han estudiado en personas con enfermedades inflamatorias intestinales, bien como tratamiento o como medida preventiva. Hasta el momento, las pruebas de sus beneficios son modestas. Los suplementos normales de omega-3 probablemente no benefician porque se digieren antes de llegar al tracto intestinal inferior. Para sortear este problema, es mejor tomar cápsulas con recubrimiento entérico.

Aunque algunos investigadores utilizan aceites de pescado, yo recomiendo los aceites botánicos, los cuales están descritos en el Capítulo 5. El aceite de semillas de lino (linaza) es una fuente concentrada de ácidos grasos omega-3; los aceites de borraja, primavera (prímula) nocturna, grosella negra y cáñamo son ricos en ácido gamma-linolénico. Para obtener información acerca de los productos y las dosis, vea la página 96.

Nada de esto significa que la enfermedad inflamatoria intestinal desaparecerá sencillamente. Algunas veces lo hace. Pero a menudo el objetivo consiste en evitar que vuelva a aparecer con tanta frecuencia y permitirle vivir con normalidad en lugar de estar preocupado por si reaparecen los síntomas.

(*Nota*: si encuentra en este capítulo términos que no entiende o que jamás ha visto, favor de remitirse al glosario en la página 378).

CAPÍTULO 7

FIBROMIALGIA

Aproximadamente de un 3 a un 4 por ciento de las mujeres padecen dolores musculares y sensibilidad en gran parte de su cuerpo, una afección conocida como fibromialgia. Probablemente la causa del problema no se encuentre en los músculos que duelen, sino en el sistema nervioso que reacciona de manera poco corriente a sensaciones normales. Por ejemplo, en lugar de que los nervios nos digan que alguien nos ha tocado el brazo, envían sensaciones de dolor a nuestro cerebro. Y junto con el dolor, aparece fatiga, problemas de sueño, rigidez matutina, problemas digestivos y depresión. La fibromialgia es mucho menos frecuente en los hombres.

Hay otros problemas también comunes en las personas que padecen fibromialgia: cefaleas tensionales y migrañas, dolores menstruales, artritis reumatoidea, lupus eritematoso, fatiga, colon irritable, infecciones respiratorias de las vías superiores, intolerancia al calor y al frío, dolor crónico de vejiga o de vulva y fiebres bajas. Muchas personas tienen síntomas neurológicos además de dolor: entumecimiento o sensación de hormigueo, aumento de la sensibilidad al ruido, pérdidas auditivas o leves trastornos del movimiento ocular.

Para diagnosticar la fibromialgia, los médicos preguntan al paciente si padece dolor crónico y comprueban la sensibilidad en 18 puntos diferentes del cuerpo.

Los síntomas de la fibromialgia son en muchos aspectos similares a los del síndrome de fatiga crónica. Los achaques y dolores, la fatiga y la depresión son comunes en ambos y es conveniente considerar a los dos síndromes como coincidentes y por ello, precisan un tratamiento similar.

Para diagnosticar el síndrome de fatiga crónica, los médicos preguntan si el paciente padece una fatiga debilitante persistente o recurrente que dure al menos 6 meses y no esté causada por ninguna otra enfermedad. Además, pueden aparecer otros síntomas como problemas de memoria o concentración, dolor de garganta, ganglios linfáticos adoloridos, dolor muscular, dolor articular, cefaleas, problemas de sueño y fatiga prolongada después del ejercicio.

La causa del síndrome de fatiga crónica es tan desconocida con la de la fibromialgia. Muchos investigadores piensan que se deben a una infección, aunque no se ha identificado a ningún culpable. El virus de Epstein-Barr resultó no ser el causante, al menos en la mayoría de los casos, y no se ha podido relacionar hasta el momento a ningún otro virus de manera convincente. También se piensa que las anomalías inmunitarias pueden tener algo que ver, pero aún no se sabe lo que las provoca.

La fibromialgia se trata comúnmente con la pregabalina, un medicamento anticonvulsivo, o con antidepresivos. Los analgésicos normales no son muy útiles por sí solos, pero algunas veces pueden ayudar si se combinan con antidepresivos. Entre los tratamientos más comunes para el síndrome de fatiga crónica están la terapia cognitiva-conductista y medicamentos antidepresivos para reducir el dolor, tratar la depresión y mejorar el sueño. Los antiinflamatorios no esteroideos —como la aspirina o el ibuprofeno— pueden ayudar en los dolores de cabeza y los dolores musculares y articulares. Sin embargo, normalmente la enfermedad se prolonga durante meses o años.

CÓMO LIBERAR ENDORFINAS

El ejercicio activa las endorfinas del cuerpo, unas sustancias químicas naturales que forman parte de nuestro sistema interno del control del dolor. Se fabrican en la glándula pituitaria y actúan dentro del cerebro y los nervios, además de viajar en el torrente sanguíneo para reducir el dolor. El ejercicio también mejora el sueño, lo cual, a su vez, reduce la sensibilidad al dolor. Diversos estudios realizados a personas sanas han demostrado que aquellas que realizan ejercicio con frecuencia (6 horas o más a la semana) reducen su sensibilidad al dolor de manera espectacular.[1]

Las personas que padecen fibromialgia siguen teniendo esta capacidad y muchas de ellas se sienten mucho mejor cuando hacen ejercicio aeróbico enérgico de manera regular, como andar en bicicleta, correr o aeróbicos con banca (*step aerobics*). Sin embargo, el efecto varía de unas personas a otras. Algunas no toleran el ejercicio intenso y puede que incluso les cause más dolor.[2]

Del mismo modo, muchas personas con el síndrome de fatiga crónica evitan el ejercicio porque enseguida se sienten agotados e incluso tienen que acostarse a causa del esfuerzo. Sin embargo, si comienzan con ejercicios breves y sencillos y van avanzando de manera gradual hasta hacer ejercicio durante períodos más largos, algunas personas con el síndrome de fatiga crónica se sienten mejor y con más energía. Puede ser de ayuda el saber que, aunque las personas que padecen este síndrome *se sienten* débiles, las pruebas demuestran que su fuerza muscular y capacidad para hacer ejercicio son normales, excepto cuando la enfermedad los convierte en personas sedentarias.[3]

Un estudio publicado en la revista médica *British Medical Journal* reveló que si los pacientes con el síndrome de fatiga crónica comenzaban lentamente a caminar sólo de 5 a 15 minutos, 5 días a la semana, toleraban bien a este ejercicio.[4] Si añadían uno o dos minutos al día, podían llegar gradualmente a caminar durante 30 minutos. Si lo preferían, podían sustituir las caminatas por cualquier ejercicio similar, como nadar o andar en bicicleta.

Después de realizar un estudio de 12 semanas de duración, más de la mitad de los pacientes que hacían ejercicio informaron de que se sentían bastante mejor. Y los beneficios continuaron: un año después, el 63 por ciento de los participantes se sentían considerablemente mejor. En un segundo grupo que hizo estiramientos y ejercicios de relajación en vez de ejercicio aeróbico, sólo un cuarto aproximadamente de los participantes mejoraron. El ejercicio aeróbico —es decir, el ejercicio que hace que el corazón lata y que los pulmones se muevan— al parecer es la clave.

Una importante advertencia: si usted sufre el síndrome de fatiga crónica, como les sucede a muchas personas con fibromialgia, puede que experimente rápidas e inesperadas bajadas de la presión arterial mientras se encuentra de pie o haciendo ejercicio, un trastorno conocido como hipotensión mediada neuralmente. En esta situación, de repente se sentirá que se va a desmayar, comenzará a sudar y necesitará sentarse o tumbarse para no desmayarse. Para evitar esta posibilidad, su médico evaluará su capacidad para hacer ejercicio y le aconsejará un régimen seguro para usted.

EL PAPEL DE LOS ALIMENTOS

La nutrición representa un papel muy importante en al menos algunos casos de fibromialgia. De todos los nutrientes, el magnesio ha sido el que ha recibido más atención.[5]

Unos investigadores de la Universidad de Texas en San Antonio le dieron magnesio y ácido málico a pacientes con fibromialgia. Al tomar de 150 a 300 mg de magnesio, junto con 600 a 1.200 mg de ácido málico, dos veces al día, los pacientes notaron una considerable reducción del dolor y la sensibilidad.[6] El régimen comienza a las dosis más bajas y va aumentando gradualmente conforme sea necesario.

Un estudio británico descubrió que el magnesio resultaba útil en el síndrome de fatiga crónica, mejoraba los niveles de energía y reducía el dolor en el 80 por ciento de los individuos. En el estudio se utilizó una forma inyectable de magnesio semanalmente durante 6 semanas, pero también se puede tomar oralmente.[7]

Algunas personas con fibromialgia han descubierto que evitar determinados alimentos marca una enorme diferencia. Un buen ejemplo es el de Claire Musickant, de Milwaukee, Wisconsin. Sus síntomas comenzaron un día mientras impartía clase en un colegio local. Comenzó a sentir dolor en el pie derecho, luego se extendió por su cadera hasta la baja espalda y cada vez era más intenso. Cuando la clase terminó el dolor era insoportable. Apenas pudo llegar al auto. Durante los siguientes días, las cosas empeoraron. Claire se volvió sensible al tacto en todo su cuerpo y comenzó a sufrir dolores de cabeza, problemas intestinales, fatiga, ansiedad y depresión.

Como sucede con muchos pacientes con fibromialgia, a Claire Musickant le diagnosticaron sus síntomas correctamente al cabo de mucho tiempo, y pasó aún más tiempo hasta que recibió un tratamiento eficaz. Al final resultó que era especialmente sensible a los sulfitos (unos conservantes que se utilizan en las barras de ensaladas), los mariscos, los vinos y muchos otros alimentos. También era intolerante a los productos lácteos, los arándanos agrios, los melones y el maíz (elote, choclo).

Entonces Claire empezó a leer las etiquetas de ingredientes cuidadosamente para evitar escrupulosamente los alimentos problemáticos. También comenzó a tomar suplementos de vitaminas y minerales para fortalecer su sistema inmunitario, junto con un régimen de ejercicio regular. Su dolor y fatiga disminuyeron gradualmente y al final desaparecieron por completo. Además, volvió a recuperar toda su energía.

El análisis que identificó sus intolerancias fue desarrollado por Russell M. Jaffe, un antiguo investigador de los Institutos Nacionales de Salud quien descubrió que, para muchos pacientes, las sensibilidades a alimentos y sustancias químicas ambientales representan un papel fundamental en la fibromialgia. En un estudio de investigación de 25 pacientes con fibromialgia, comprobó las intolerancias a alimentos o sustancias químicas, utilizó suplementos para corregir deficiencias y recomendó ejercicio regular durante 3 meses. La mayoría de los pacientes experimentó una reducción del dolor y algunos lograron una eliminación total del mismo. También se redujo la sensibilidad, la rigidez y la fatiga, el estado de ánimo mejoró y los problemas intestinales también.[8]

Las sensibilidades variaban de una persona a otra y la mayoría de pacientes eran intolerantes a más de un elemento; de hecho, la mayor parte eran sensibles a entre 15 y 30 elementos diferentes. Entre los más comunes se encontraba el glutamato monosódico, la cafeína, los colorantes alimentarios, el chocolate, el camarón y los productos lácteos.

La prueba de alergia, llamada ELISA/ACT, que son las siglas en inglés de Análisis de Inmunosorbencia Vinculada a Enzimas/Análisis Celular Avanzado, no es la típica prueba cutánea de parches que los alergistas siempre han utilizado. Se realiza al extraer una muestra de sangre y analizándola para descubrir qué sustancias químicas provocan una reacción en los glóbulos blancos. Este análisis puede ser caro, pero el Dr. Jaffe ha observado que es una guía muy útil de los elementos que agravan los síntomas.

Al igual que las pruebas de alergia tradicionales, el ELISA/ACT da falsos positivos y falsos negativos de vez en cuando. En otras palabras, puede que indique una intolerancia a un alimento o sustancia química que en realidad no lo es y también puede ocurrir que no detecte una sensibilidad real. Si la exposición a determinado alimento o sustancia química al parecer le causa síntomas, vale la pena evitarlos aunque la prueba sugiera que no representan un problema. Su médico puede solicitar un análisis ELISA/ACT contactando con ELISA/ACT Biotechnologies LLC, 46161 Westlake Drive, Suite 300A, Sterling, VA 20165 (800-553-5472, www.elisaact.com).

Claire Musickant observó que sus síntomas reaparecían solamente si se saltaba la dieta durante unos cuantos días. La fatiga y el dolor regresaban y después desaparecían cuando reanudaba la dieta.

UNA DIETA VEGETARIANA BAJA EN GRASA

Cuando comenzamos a estudiar la dieta vegana baja en grasa para tratar los dolores menstruales, una de las participantes en nuestra investigación que había tenido síntomas de fibromialgia y síndrome de fatiga crónica durante años observó que, cuando comenzó con la dieta, empezó a sentirse mucho mejor.

La dieta que empleamos excluía todos los productos lácteos, junto con todos los demás productos de origen animal. Nuestro objetivo era reducir los niveles de estrógeno, pero al mismo tiempo, terminamos eliminando algunas de las intolerancias a los alimentos más comunes. También redujimos el consumo de aceites vegetales al mínimo, lo cual mejora la inmunidad.

La dieta es sorprendentemente práctica cuando los participantes aprenden a integrarla a su rutina diaria, y sería útil probar sus efectos en más personas con fibromialgia y fatiga crónica.

¿PUEDEN LOS ALIMENTOS AUMENTAR LA RESISTENCIA AL DOLOR?

¿Qué sucede realmente en los nervios o en el cerebro para que se produzca el dolor? Muchos síntomas de la fibromialgia podrían explicarse por una falta de *serotonina*, una sustancia química cerebral que elimina el dolor.[9] La serotonina también es esencial para regular los estados de ánimo (lo cual explicaría por qué la depresión es muy común entre las personas que padecen fibromialgia) y representa un papel muy importante en el sueño, que con frecuencia también se ve afectado en la fibromialgia. La falta de sueño puede reducir la resistencia al dolor incluso en personas sin fibromialgia.[9,10]

La serotonina se compone de *triptófano*, el cual es uno de los aminoácidos, es decir, los componentes básicos, de las proteínas. Cuando los investigadores analizan la sangre de las personas con fibromialgia, a menudo encuentran niveles bajos de triptófano.[9]

Se ha demostrado que los suplementos de triptófano reducen el dolor inducido de manera experimental en voluntarios.[11] No se recomienda tomar suplementos de triptófano porque algunas marcas comerciales provocaron un raro trastorno sanguíneo a algunas personas, al parecer debido a un contaminante. Sin embargo, los alimentos pueden aumentar la serotonina de forma natural. Los alimentos altos en carbohidratos —los panes, la pasta, las papas o la fruta— pueden aumentar la cantidad de serotonina que hay en el cerebro.* Los alimentos altos en carbohidratos también aumentan una segunda sustancia cerebral, conocida como norepinefrina, la cual también es importante para controlar el dolor y los estados de ánimo.

LA SAL

Otro tratamiento alimenticio que puede ser útil se utiliza en la fatiga crónica. Los investigadores de la Universidad Johns Hopkins descubrieron que los adolescentes con fatiga crónica solían tener la presión arterial baja. De modo que, además de sus otros medicamentos, les hicieron seguir dietas altas en sodio para elevar su presión arterial y descubrieron que, en muchos casos, experimentaron una mejoría espectacular.[12]

*Para las personas con mentalidad técnica, explicaré que el triptófano es un aminoácido, es decir, uno de los componentes básicos de las proteínas. Se encuentra en muchos alimentos, pero le resulta difícil pasar de la sangre al cerebro porque tiene que competir con muchos otros aminoácidos que también intentan llegar al cerebro. Las comidas altas en carbohidratos hacen que el cuerpo libere insulina, la cual, entre otras cosas, se encarga de llevar a los aminoácidos competidores desde la sangre hasta el interior de las células del cuerpo. Una vez que esos competidores han desaparecido, el triptófano puede introducirse fácilmente en el cerebro, donde se convierte en serotonina.

ESTRATEGIAS PARA LA FIBROMIALGIA

1. Vaya con su médico para obtener un diagnóstico preciso y para descartar otras causas del dolor y la fatiga (hay una larga lista de estas, entre ellas muchos tipos distintos de infecciones). Su médico también debería determinar si es seguro para usted hacer ejercicio.

2. El ejercicio aeróbico de bajo impacto resulta útil. Puede andar en bicicleta, nadar, caminar o cualquier actividad con la que se sienta más cómodo. Comience despacio, sobre todo si tiene usted síntomas de fatiga crónica. Empiece con 3 ó 4 minutos de ejercicio cinco veces por semana y vaya aumentando gradualmente la duración del ejercicio. No se exceda de su capacidad.

3. El magnesio, de 150 a 300 mg tomados dos veces al día, ha demostrado que ayuda a los pacientes de fibromialgia. Tómelo bajo la supervisión de su médico.

4. En algunos centros médicos se ofrece una breve terapia cognitiva-conductista para ayudar a las personas a reducir el estrés y manejar el dolor y la fatiga. Puede ser beneficiosa. También se puede reducir el estrés con masajes, relajación o acupuntura.[13]

5. Descubra si los alimentos están contribuyendo a sus síntomas. Los alimentos que al parecer están implicados en algunos casos de fibromialgia son similares a los que se han identificado para las migrañas (vea la página 51). Le sugiero que evite estos alimentos durante 8 semanas más o menos para ver cómo se siente. Las recetas que combaten el dolor presentadas al final del libro le ayudarán. Quizás también desee utilizar el análisis ELISA/ACT para identificar sus intolerancias.

6. Los medicamentos anticonvulsivos y antidepresivos pueden utilizase junto con cualquier otro aspecto de su tratamiento. Son útiles para muchas personas, a menudo en dosis bajas.

(*Nota*: si encuentra en este capítulo términos que no entiende o que jamás ha visto, favor de remitirse al glosario en la página 378).

TERCERA PARTE

AFECCIONES RELACIONADAS CON LAS HORMONAS

CAPÍTULO 8

DOLORES MENSTRUALES

Hace pocos años una joven me llamó para pedirme analgésicos. Sus dolores menstruales eran tan insoportables que no podía trabajar. En realidad era incapaz de hacer casi nada, excepto tumbarse en la cama y esperar a que el dolor desapareciera. Su madre había tenido el mismo problema y necesitaba *Demerol*, un analgésico narcótico, durante unos cuantos días cada mes para poder hacer una vida normal.

Le dije a la joven que con mucho gusto le recetaría analgésicos por unos cuantos días, pero también le sugerí que probara un cambio de dieta, sólo como un experimento, durante las siguientes 4 semanas. Ella accedió y un mes después me volvió a llamar. Se sentía de maravilla. El dolor que le impedía hacer una vida normal y al que estaba tan habituada simplemente no había vuelto a aparecer.

En aquel entonces, yo no estaba totalmente seguro de que mis sugerencias iban a funcionar porque en esa época no sabíamos lo que sabemos ahora acerca de cómo los alimentos afectan a las hormonas. Pero, tal y como resultó, una conjetura hecha con cierta base funcionó de maravilla.

Describí este episodio en un libro anterior y unos meses después recibí una carta de Ellen Moore de Houston, Texas. Ella había probado el enfoque dietético que yo recomendaba y había rebajado cuatro tallas de ropa y sus niveles de energía se habían disparado. "No obstante, el mayor beneficio de todos es que desde enero no he tenido que tomar ni siquiera un *Tylenol* extra fuerte para los dolores menstruales", escribió. "Esto es un verdadero milagro. Cuando era adolescente, recuerdo que mis dolores eran tan fuertes que ni siquiera el *Percodan* o el *Demerol* me proporcionaban un alivio completo. Ahora por fin puedo vivir una vida normal".

¿QUÉ PRODUCE EL DOLOR?

Casi la mitad de las mujeres viven con dolores menstruales y hasta el 10 por ciento de ellos son tan agudos que dificultan el trabajo y otras actividades durante un día o dos cada mes. Algunas veces disminuyen después de los partos, pero para muchas mujeres el dolor continúa.

En los años 60, se puso de manifiesto que unas sustancias químicas conocidas como *prostaglandinas* eran una parte fundamental del problema. En el Capítulo 5 vimos que estas sustancias se forman con los restos de grasa almacenada en las membranas celulares y que producían inflamación. También están implicadas en las contracciones musculares, el estrechamiento de los vasos sanguíneos, los coágulos sanguíneos y el dolor.

Un poco antes de que comience el período, las células endometriales que forman el revestimiento del útero fabrican grandes cantidades de prostaglandinas. Cuando estas células se descomponen durante la menstruación, se liberan las prostaglandinas. Estrechan los vasos sanguíneos del útero y hacen que se contraiga el músculo del revestimiento, produciendo dolores menstruales (cólicos) dolorosos. Las prostaglandinas también se introducen al torrente sanguíneo y provocan dolores de cabeza, náuseas, vómitos y diarrea.[1]

Los investigadores han medido la cantidad de prostaglandinas producidas por las células endometriales en mujeres que sufren dolores menstruales y han descubierto que es superior a la de otras mujeres.[2] La concentración de prostaglandinas que circulan en la sangre también es más alta.[1]

Esto ayuda a explicar por qué los antiinflamatorios no esteroideos (AINE) funcionan para tratar los dolores menstruales. El ibuprofeno (*Motrin*), el naproxeno (*Anaprox*) y otros AINE reducen la producción de prostaglandinas.

Para la mayoría de mujeres y sus médicos ese es el final de la historia. Durante unos cuantos días cada mes, los analgésicos luchan contra las prostaglandinas. Sin embargo, el problema está en que para muchas mujeres el alivio no es en absoluto completo. Toman más analgésicos de los recomendados sin obtener el alivio que necesitan.

CÓMO UTILIZAR LOS ALIMENTOS CONTRA EL DOLOR

Puede que haya un tratamiento más básico. En vez de centrarnos en las prostaglandinas, quizá deberíamos fijarnos en las "fábricas" celulares que las crean. Después de todo, sabemos que las pastillas anticonceptivas reducen el dolor menstrual. Al parecer lo hacen al reducir el crecimiento de la capa celular endometrial. Entre más pequeña sea esta capa de células, menos tejido hay para fabricar prostaglandinas.

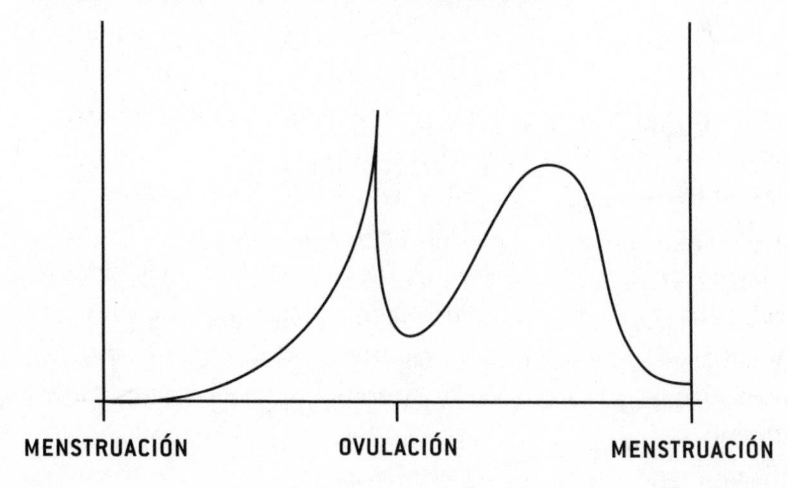

En realidad el término "estrógeno" se refiere a un grupo de hormonas, entre las que se encuentran la estrona, el estradiol y el estriol. Para simplificar las cosas, me referiré a ellas conjuntamente como estrógenos.

En cada ciclo menstrual mensual la cantidad de estrógenos que hay en el cuerpo de una mujer aumenta y disminuye (vea la nota al pie de la página anterior). Los estrógenos son las hormonas sexuales femeninas. Puede considerarlas como una especie de fertilizante hormonal que hace crecer las células del cuerpo. Los estrógenos son los responsables del desarrollo de las mamas durante la pubertad, y cada mes, hacen que el revestimiento del útero crezca en previsión de un embarazo.

Si midiéramos la cantidad de estrógenos en el torrente sanguíneo de una mujer cuando termina el período y comienza un nuevo ciclo, descubriríamos que se eleva gradualmente. Durante unas 2 semanas, asciende a un nivel máximo y luego desciende rápidamente cerca del momento de la ovulación. Se vuelve a elevar en la segunda mitad del mes y luego desciende justo antes del siguiente período. El útero se despoja de su revestimiento en el flujo menstrual, acompañado de dolores y cólicos.

Cuando la mujer joven me llamó para pedirme ayuda con sus dolores menstruales, sencillamente la ayudé a elegir alimentos que evitan que su nivel de estrógenos se eleve tanto. El objetivo era simplemente suavizar los altibajos hormonales para que los cambios en su útero no fueran tan drásticos.

CÓMO CAMBIAN LOS ALIMENTOS LAS HORMONAS

La cantidad de estrógenos que hay en la sangre está reajustándose constantemente. Algunos alimentos aumentan los niveles y otros los reducen.

Funciona del siguiente modo. Los alimentos altos en grasa y bajos en fibra aumentan los niveles de estrógenos. Cualquier alimento con mucha grasa y poca fibra produce ese efecto: el pollo, el pescado, la carne de res, los alimentos fritos. . . y muchos otros. Entre más de ellos coma, más estrógenos fabricará su cuerpo.

Si se eliminan los alimentos altos en grasa y bajos en fibra de la dieta, la cantidad de estrógenos descenderá de manera evidente en el primer mes. Los investigadores que estudian el cáncer han demostrado un gran interés en este fenómeno porque al reducir los niveles de estrógenos de la sangre se reduce el riesgo de sufrir cáncer de mama. Si hay menos estrógenos se producen menos estímulos para que crezcan las células cancerosas. Si una mujer que sigue una dieta occidental recorta su ingesta de grasa a la mitad, su nivel de estrógenos será aproximadamente un 20 por ciento más bajo.[3] Si se reduce la grasa aún más y se consumen más alimentos altos en fibra, el nivel de estrógenos descenderá aún más.

Cuando sospeché que el alivio recién descubierto que muchas mujeres experimentaban cuando cambiaban a una dieta muy baja en grasa se debía a un cambio en el nivel de estrógenos, comenté estos hallazgos con el Dr. Anthony Scialli, un ginecólogo del Centro Médico de la Universidad Georgetown. Decidimos comprobar si los beneficios que yo había observado en algunas personas se mantendrían en grupos mayores de mujeres. Probamos un cambio de dieta con un grupo de 19 mujeres que sufrían dolores menstruales de moderados a agudos. Todos los martes por la noche, cuando venían a la oficina del Comité de Médicos para una Medicina Responsable, hablábamos de cómo afectan a nuestro cuerpo los alimentos y cómo cambiar la dieta para reducir la producción de hormonas. Jennifer Raymond, la creadora de las recetas de este libro, impartía clases de cocina. Les pedimos a todas que evitaran los productos de origen animal y los aceites añadidos durante 2 meses y que se concentraran en alimentos simples y sin procesar como el arroz y otros cereales integrales, los frijoles (habichuelas), las verduras y las frutas, es decir, una dieta rica en fibra natural.

Cuando comprobamos los resultados, unas cuantas mujeres no habían notado ningún cambio. Pero la mayoría advirtió la diferencia y para algunas el cambio era enorme. Su dolor había desaparecido o se había reducido de manera espectacular, algo que no habían experimentado desde hacía años. Si necesitaban algún analgésico, era en mucha menor cantidad que antes.

Después de 2 meses, pedimos a una parte del grupo que volviera a su anterior dieta para poder comparar los efectos. Para nuestra sorpresa, muchas de ellas se mostraron muy reacias a hacerlo. Tenían menos dolor, más energía y habían perdido peso. Aunque habían tardado un par de semanas en acostumbrarse a la nueva forma de comer, ahora les agradaba. Comenzaron a ver la carne y otros alimentos grasos como enemigos que les habían causado sus problemas. Los resultados se publicaron en la revista médica *Obstetrics & Gynecology* en 2000.[4]

El cambio de dieta se ideó con dos objetivos. En primer lugar, eliminaba todas las grasas de origen animal y casi todos los aceites vegetales. En segundo lugar, aumentaba la cantidad de fibra vegetal, lo que ayudaba al cuerpo a deshacerse del exceso de estrógenos. Normalmente los estrógenos se filtran desde el torrente sanguíneo a través del hígado, que los envía a través de un pequeño tubo, el conducto biliar, hasta el tracto intestinal. Allí, la fibra los absorbe como una esponja y los expulsa junto con los otros desechos. Entre más fibra haya en nuestra dieta, mejor funcionará nuestro "sistema natural de eliminación de estrógenos". Los cereales, las verduras, los frijoles y otros alimentos vegetales expulsan los desechos de estrógenos.

Los productos de origen animal nunca contienen nada de fibra. Si una parte importante de su dieta se compone de pescado, pollo, yogur u otros productos de origen animal, habrá poca fibra en su tracto digestivo. El resultado es desastroso. Los estrógenos de desecho, los cuales deberían unirse a la fibra y abandonar el cuerpo, terminan regresando al torrente sanguíneo. Este "reciclaje" hormonal aumenta la cantidad de estrógenos en la sangre.

Por lo tanto, si evitamos los productos de origen animal y los aceites añadidos y optamos por alimentos saludables como las verduras, las frutas, los cereales integrales y las legumbres, lograremos un nuevo y saludable equilibrio de los estrógenos.

APROVECHE LOS ALIMENTOS

Puede hacerlo usted misma. La clave está en seguir la dieta *exactamente*, para que pueda observar el efecto que tiene en usted.

Coma abundantes cantidades de:

- cereales integrales, como arroz integral, pan integral y avena
- verduras: brócoli, espinaca, zanahorias, batatas dulces (camotes), acelga suiza, coles (repollitos) de Bruselas o cualquier otra

• legumbres: frijoles (habichuelas), chícharos (guisantes, arvejas) y lentejas

• frutas

Evite totalmente:

• los productos de origen animal de cualquier tipo: pescado, carne de ave, carnes, huevos y productos lácteos

• los aceites vegetales añadidos: aliños (aderezos), margarina y todos los aceites para cocinar

• cualquier otro alimento graso: *donuts*, papas a la francesa, papitas fritas, mantequilla de maní (crema de cacahuate), etc.

Parece un cambio importante y de hecho, lo es. Sin embargo, hemos observado que, aunque todo el mundo se siente como un barco a la deriva durante los primeros días, prácticamente todos realizan el cambio en unas 2 semanas. Los que más disfrutan son los que experimentan con nuevos alimentos y nuevos productos y quienes cuentan con el apoyo de sus amigos o parejas en casa.

Conforme comiencen los beneficios —menos dolores menstruales, una pérdida de peso fácil y más energía— el cambio de dieta es tan gratificante que deseará haberla probado antes.

Es importante evitar *completamente* los productos de origen animal y los alimentos grasos. Tomar incluso cantidades aparentemente pequeñas de estos alimentos durante el mes puede hacer que se sufran más síntomas al final del mes.

Asegúrese de que los alimentos sean lo más naturales posibles. Por ejemplo, escoja arroz integral en lugar de arroz blanco y pan integral en vez de pan blanco a fin de consumir bastante fibra.

Pruebe este experimento cuidadosamente sólo durante un ciclo menstrual (un mes) y verá lo que puede hacer por usted. Es probable que comience a ver el poder de los alimentos de una manera totalmente diferente.

LA VITAMINA E

Los suplementos de vitamina E también pueden ayudar. Un equipo de investigación de Irán pidió a un grupo de chicas que comenzaran a tomar 200 UI de vitamina E 2 días antes de que les empezaran sus períodos y que continuaran durante los 3 primeros días de los mismos. La duración y la intensidad del dolor se redujo espectacularmente, así como la pérdida de sangre, y al parecer el efecto aumentó durante los 4 meses que duró el estudio.[5]

EL EQUILIBRIO DEL CALCIO

Hay otros aspectos de la dieta, aparte de la cantidad de grasa y fibra que contenga, que pueden afectar a cómo nos sentimos. El calcio, la vitamina B_6, los ácidos grasos esenciales y otros factores también desempeñan un papel importante. En primer lugar, veamos el calcio.

Las pruebas sugieren que lograr un mejor equilibrio del calcio en el cuerpo puede ayudar a reducir tanto los dolores menstruales como el síndrome premenstrual. No todas las mujeres notan el efecto, pero muchas sí lo hacen, sobre todo después de un tratamiento de 2 ó 3 meses.[6,7] En los estudios se utiliza de 1.000 a 1.200 miligramos de calcio, que puede tomarse como carbonato de calcio (que se encuentra en el antiácido de la marca *Tums* y en muchos suplementos de calcio) o citrato de calcio.

Sin embargo, quizás incluir más calcio en la dieta o tomar suplementos del mismo no sea lo mejor que puede hacer. La mayor parte del calcio que consumimos termina excretándose. Aproximadamente del 60 al 70 por ciento de este mineral ni siquiera es absorbido por el tracto digestivo y simplemente se expulsa y una parte de lo que se absorbe termina perdido en la orina.

La clave consiste en reducir las pérdidas de calcio. Como vimos en el Capítulo 1, la cantidad de calcio que nuestro cuerpo pierde minuto a minuto se ve enormemente afectada por diversos factores específicos.

En primer lugar, las proteínas de origen animal aumentan las pérdidas de calcio al incrementar la cantidad del mismo que los riñones extraen de la sangre y expulsan en la orina. Cuando las personas evitan las proteínas animales, sus pérdidas de calcio se reducen a menos de la mitad de lo que habían sido.[6] Puede reducir aún más la descalcificación si:

- evita el exceso de sodio y de azúcar
- limita el café a 2 tazas por día
- evita el tabaco
- hace ejercicio regular
- toma vitamina D, ya sea procedente de la luz solar o de un complejo multivitamínico

Después de decir todo lo anterior, efectivamente, necesitamos incluir calcio en nuestra dieta y las mejores fuentes son las verduras de hojas verdes y las legumbres (el grupo que incluye los frijoles/habichuelas, los chícharos/guisantes/arvejas y las lentejas), en lugar de la leche, la cual carece totalmente de fibra y tiene muchos efectos nocivos. Vea el Capítulo 1 para obtener más detalles.

LOS ÁCIDOS GRASOS ESENCIALES

Como mencioné al principio de este capítulo, las prostaglandinas están relacionadas con las contracciones musculares y el dolor menstrual. Muchos analgésicos utilizados comúnmente tratan los dolores menstruales al inhibir los efectos de las prostaglandinas.

Las prostaglandinas están hechas de grasas almacenadas en las membranas celulares. Por su parte, estas grasas reflejan el contenido de su plato. No hay mucha grasa en las verduras de hojas verdes y en las legumbres (frijoles, chícharos y lentejas), y la grasa que contienen posee un buen equilibrio de *ácidos grasos omega-3* antiinflamatorios en vez de otras grasas. Los omega-3 fomentan la producción de prostaglandinas beneficiosas que inhiben la inflamación, en vez de las que avivan las llamas. Si su dieta es rica en estos alimentos y elimina las carnes, los productos lácteos y los aceites añadidos, obtendrá los omega-3 que necesita.[8] De hecho, las mujeres cuyas dietas están equilibradas en favor de los omega-3 en vez de otras grasas suelen tener síntomas menstruales más leves. De todos modos, es una buena idea realizar este cambio, ya que reduce la producción de estrógenos; el reequilibrio de la dieta a favor de los omega-3 es una ventaja adicional.

Algunas personas ajustan su equilibrio de grasas al agregar a su dieta aceites adicionales ricos en omega-3, como el de semilla de lino (linaza), para contrarrestar a las grasas "perjudiciales" que se encuentran en las carnes y en los productos lácteos. Otra opción es ingerir un ácido graso omega-6 llamado ácido gamma-linolénico (AGL). El AGL inhibe la producción de prostaglandinas que de otro modo estimularían la inflamación. Las dosis y las fuentes se indican en las páginas 95–98.

La desventaja de esta estrategia es que agrega de 5 a 6 gramos de grasa a su dieta diaria, mientras que una dieta vegetariana baja en grasa hace esencialmente lo mismo sin añadir grasa adicional. No obstante, si el resto de su dieta es baja en grasa, el efecto de estos aceites añadidos sobre la ingesta total de grasa no será grande, y el efecto de dichos aceites en las prostaglandinas será mucho más pronunciado, puesto que tendrán menos grasas de otro tipo con las que competir.

Algunos investigadores advierten que las mujeres embarazadas o que pudieran estarlo no deberían tomar AGL, ya que puede aumentar el riesgo de aborto.

LOS FITOESTRÓGENOS

Determinados alimentos que son comunes en las dietas asiáticas y vegetarianas también tienen beneficios especiales. Los productos a base de soya, como la sopa de miso, el *tofu* y el *tempeh*, contienen unos débiles estrógenos vegetales conocidos como *fitoestrógenos*, los cuales al parecer contrarrestan los efectos de nuestros estrógenos naturales. (El prefijo *fito* simplemente significa "planta".) El resultado al parecer es un menor riesgo de padecer cáncer de mama y posiblemente menos síntomas menstruales.

Sin embargo, puesto que los fitoestrógenos son estrógenos débiles, tal vez tengan un efecto diferente en las mujeres después de la menopausia, cuyos cuerpos fabrican mucho menos estrógenos. En estas mujeres, los fitoestrógenos en realidad puede que tengan un ligero efecto estrogénico, lo que según algunos expertos, podría ayudar a reducir los sofocos (bochornos, calentones) y otros síntomas de la menopausia.

Aunque los productos a base de soya son especialmente ricos en fitoestrógenos, también se encuentran en muchas otras legumbres, verduras y frutas. Entre más alimentos de este tipo incluya en su dieta, mucho mejor.

LA PROGESTERONA NATURAL

Durante el ciclo mensual normal, los estrógenos dominan durante la primera mitad del mes y hace que el revestimiento uterino se haga más grueso en espera de un embarazo. Durante la segunda mitad del mes, domina una hormona diferente, la progesterona. Entre otras funciones, la progesterona se opone a las acciones de los estrógenos y evita que se produzca una sobrestimulación del útero.

La progesterona sólo se fabrica si se ovula, es decir, si un ovario libera un huevo. Si eso no ocurre por cualquier razón, no hay progesterona para oponerse al estrógeno.

Para restablecer el equilibrio hormonal, los médicos algunas veces recetan derivados sintéticos de progesterona (por ejemplo, *Provera*). Desgraciadamente, tienen una larga lista de efectos secundarios. Hay otra opción disponible sin receta, la progesterona natural. *Pro-Gest*, por ejemplo, es una crema transdérmica que libera progesterona natural a través de la piel. Se puede conseguir en Emerita, una división de Transitions for Health (800-648-8211). Esta progesterona proviene del barbasco o de los frijoles de soya y es una copia exacta de la progesterona humana.

La dosis de progesterona natural para tratar los dolores menstruales es de 15 a 20 mg diarios desde el día 12 del ciclo menstrual hasta el día 26 (contando el primer día de sangrado como el día 1), después hay que dejarlo hasta el siguiente mes. En vez de medir esta cantidad cada día, quizás le resulte más fácil utilizar un tercio de un bote de 2 onzas (56 g) durante este período.

Simplemente aplique la crema en zonas de la piel donde sea más fina, como el cuello, la parte superior del pecho, el abdomen y la parte interna de los brazos y piernas, cubra un área lo más extensa posible y varíe las zonas donde se la aplica. Deje que transcurran 2 ó 3 meses para observar los beneficios. Al dejar de aplicar progesterona antes del día en que prevé que comenzará el período, el desprendimiento del revestimiento uterino se produce con normalidad.

Si los síntomas premenstruales son importantes, quizás necesite una dosis más alta. Utilice de 30 a 40 mg al día, desde el día Nº15 hasta el día Nº26, con lo cual usted consumirá más o menos la mitad de un bote de 2 onzas cada mes. Después de unos cuantos meses, comience a reducir la dosis conforme los síntomas disminuyan. La razón para utilizar una dosis mayor es que la tensión emocional hace que se libere la "hormona del estrés", el cortisol, la cual compite con la progesterona para encontrar receptores en las células.

ALIMENTOS PARA LOS FIBROMAS

Por debajo del revestimiento del útero diseñado para nutrir al feto se encuentra una capa de músculos que permite que el útero se contraiga. Algunas veces unas bolsas de células de este músculo crecen en exceso y forman un nudo, conocido como fibroma o, hablando estrictamente, un leiomioma.

Los fibromas no son cancerosos. La mayoría no causa ningún síntoma en absoluto y hasta tres cuartas partes de las mujeres que viven en los Estados Unidos presentan pequeños fibromas. Sin embargo, a veces pueden crecer y provocar dolor.

No se sabe qué es lo que comienza este proceso. Lo que sí sabemos es que los estrógenos hacen que crezcan los fibromas, por lo tanto, el "tratamiento" habitual que recomiendan los ginecólogos es simplemente esperar. Cuando llega la menopausia, los fibromas se reducen por sí mismos conforme la cantidad de estrógenos que hay en la sangre disminuye de manera natural.

Pero como ya debe saber, no tiene que esperar hasta la menopausia para controlar sus estrógenos. La dieta baja en grasa y alta en fibra descrita anteriormente reduce los estrógenos de manera espectacular y es un buen primer paso para abordar los fibromas.

Además, puede que determinados compuestos naturales que se encuentran en los alimentos vegetales nos ayuden. Un estudio realizado a mujeres japonesas sugirió que los productos a base de soya —el *tofu*, por ejemplo— tal vez reduzcan el riesgo de desarrollar fibromas.[9] Un estudio de mujeres de Washington State reveló que unos compuestos conocidos como lignanos, que se encuentran en las semillas de lino (linaza) y en los cereales integrales, también reducen el riesgo de desarrollar fibromas. Las mujeres que incluyeron alimentos altos en lignanos en su dieta tenían menos de la mitad del riesgo de padecer fibromas que las mujeres que generalmente se saltaban estos alimentos.[10]

Además, quizás desee considerar la opción de utilizar progesterona natural, la cual contrarresta los efectos de los estrógenos y puede utilizarse para evitar que crezcan los fibromas, e incluso para que los reduzca. Un régimen normal consiste en utilizar de 15 a 20 mg diarios desde el día Nº12 hasta el día Nº26 del ciclo menstrual, lo cual significa emplear más o menos un tercio de un bote de 2 onzas al mes.

LA ENDOMETRIOSIS

A veces existen causas específicas e identificables de los dolores menstruales. Una de las más comunes es la endometriosis, en la cual algunas de las células que recubren el interior del útero terminan en el lugar equivocado. Se adhieren a los ovarios, al tracto intestinal, a la vejiga o a alguna otra parte. Y al igual que las células del interior del útero engrosan y se desprenden cada mes, estas células mal ubicadas hacen exactamente lo mismo. Engrosan y sangran, provocando dolor e infertilidad.

La endometriosis es muy habitual y afecta a cerca del 10 por ciento de las mujeres estadounidenses en edad fértil. Es hereditaria hasta cierto punto, pero los factores genéticos no son muy fuertes. Después de la menopausia, la endometriosis es rara, excepto en mujeres que toman suplementos de estrógenos como parte de la terapia de "reemplazo" hormonal.

La endometriosis comienza cuando las células deambulan sin rumbo en la dirección equivocada. Normalmente, las células del revestimiento uterino se expulsan del cuerpo durante la menstruación, pero a veces estas células se deslizan a través de las trompas de falopio que conducen a la cavidad abdominal. Desde allí, pueden terminar prácticamente en cualquier lugar.

Esto les sucede a todas las mujeres hasta cierto punto, pero normalmente el sistema inmunitario descubre estas células extraviadas y llama a los leucocitos para que las elimine. Si de alguna manera se evaden de las defensas del sistema inmunitario y se adhieren a la cavidad abdominal, el resultado es endometriosis. A veces se producen grupos microscópicos en mujeres que no tienen ningún síntoma. Cuando no son mínimos, la inflamación y el dolor pueden ser agudos y casi impedir que la mujer tenga una vida normal.[11,12]

La única manera de diagnosticar la endometriosis es realizar una pequeña incisión por debajo del ombligo y examinar el interior de la cavidad abdominal con un fino tubo llamado laparoscopio. Los médicos que no han realizado esta prueba a veces no le dan importancia al dolor o realizan un diagnóstico erróneo. La Asociación contra la Endometriosis, ubicada en Milwaukee, reportó que al 70 por ciento de las mujeres diagnosticadas con esta enfermedad al principio sus médicos les dijeron que no había ninguna razón física para su dolor.

¿PROVOCAN LOS ALIMENTOS LA ENDOMETRIOSIS?

Los alimentos contaminados con ciertas sustancias químicas al parecer favorecen la implantación de células en el abdomen. Los bifenilos policlorinados (o *PCB* por sus siglas en inglés) se utilizaban comúnmente en el equipamiento eléctrico, el líquido hidráulico y el papel autocopiante, y en la agricultura se han utilizado a menudo los pesticidas organoclorados. En 1992, unos investigadores alemanes descubrieron que las mujeres con niveles elevados en sangre de PCB tenían una mayor prevalencia de endometriosis.[13] Estudios posteriores demostraron relaciones similares.[14]

Se supone que estas sustancias químicas hacen sus maldades al debilitar las defensas del sistema inmunitario. De hecho, se ha demostrado que las células *asesinas naturales* y otros leucocitos que supuestamente mantienen una vigilancia constante ante cualquier célula anormal son menos eficaces en las mujeres con endometriosis.[11] Además, algunos organoclorinos imitan los efectos de los estrógenos.[15,16]

Estas toxinas se acumulan en la grasa animal y la forma más importante de introducirse en nuestro cuerpo es a través de los alimentos, sobre todo el pescado. También se encuentran en las carnes y en los productos lácteos.[15] Los pollos, las reses, los cerdos y otros animales se alimentan con cereales tratados con pesticidas y a veces están contaminados con otros organoclorinos, y estos compuestos tienden a concentrarse en sus tejidos musculares y su leche. Si bien puede haber también residuos de pesticidas organoclorados en las frutas y verduras no orgánicas, están menos concentrados y al menos pueden eliminarse en parte si se lavan o pelan. Las frutas y verduras orgánicas se cultivan sin pesticidas químicos.

Para medir la concentración de los organoclorinos en el cuerpo de una mujer, los investigadores a veces examinan muestras de leche materna. El tejido de la mama es un objetivo natural para las sustancias químicas que se disuelven en la grasa, y de hecho, durante la lactancia, una mujer puede excretar hasta la mitad de todas las dioxinas que ha acumulado en los tejidos de su cuerpo.[16] Por desgracia, el receptor de todas estas sustancias químicas es el bebé.

Una dieta vegetariana tiene ventajas obvias. Al evitar el pescado, las carnes y la leche de vaca, evita los alimentos que albergan la mayoría de organoclorinos. De hecho, los investigadores han descubierto que las mujeres vegetarianas tienen unos niveles de contaminantes en su leche materna mucho menores que las otras mujeres.[17] Entre antes se comience a adoptar una dieta vegetariana, mejor.

Por suerte, la prohibición sobre algunos de estos compuestos ha hecho que disminuya la exposición desde los años 70, aunque la cantidad que ya tengamos en nuestro cuerpo disminuye lentamente.

ALIMENTOS PARA TRATAR LA ENDOMETRIOSIS

Algunas mujeres con endometriosis mejoran por sí solas, aunque la mayoría observa que sus síntomas continúan o empeoran de manera gradual.

Los tratamientos médicos se basan en analgésicos antiinflamatorios y tratamientos hormonales que están diseñado para reducir el tamaño de los tejidos endometriales.

Los tratamientos quirúrgicos consisten en extirpar los grupos de células y los nervios del dolor e incluso, realizar una histerectomía, algunas veces con la extirpación de los ovarios. La cirugía para eliminar las células endometriales tiene la misma eficacia que los tratamientos farmacológicos, pero ambas son medidas temporales, ya que no eliminan eficazmente todas las células problemáticas.

El tratamiento dietético se basa en el hecho de que, independientemente de las causas que provocan la endometriosis, los estrógenos hacen que esta continúe. Sin los estrógenos, los grupos de células no crecen todos los meses y pronto se desvanecen. Esto significa que se puede utilizar el mismo tratamiento dietético que reduce los estrógenos también para la endometriosis. En mis conversaciones con algunos ginecólogos que han probado este método quedó claro que al menos para algunas pacientes puede marcar una gran diferencia.

El Dr. Ronald Burmeister, un ginecólogo de Rockford, Illinois, describe el caso de una mujer de 24 años que había sufrido unos dolores menstruales terribles todos los meses desde que comenzaron sus períodos. Se había sometido dos veces a una cirugía laparoscópica, pero su dolor continuaba. Había probado las pastillas anticonceptivas, pero le provocaban depresión y otros efectos secundarios. Los medicamentos bloqueadores hormonales le resultaban útiles, pero eran caros y, en cualquier caso, sólo podía tomarlos durante 6 meses sin un mayor riesgo de sufrir osteoporosis. Cuando dejaba de tomarlos, el dolor volvía. Un derivado de la progesterona le ayudó un poco pero no eliminaba el dolor. Uno de sus médicos le recomendó una histerectomía, pero ella deseaba evitar una solución tan drástica.

El Dr. Burmeister le sugirió que probara una dieta que equilibraba el nivel hormonal. Al tomar alimentos totalmente vegetarianos bajos en grasa, su paciente pudo reducir sus cambios hormonales, y a diferencia de los fármacos o una histerectomía, no le impedía quedarse embarazada. Le dio una serie de recetas y le recomendó varios libros para que obtuviera más información.

En 3 meses se sentía perceptiblemente mejor y a los 6 meses su dolor había desaparecido. Dejó de tomar el derivado de la progesterona e intentó quedarse embarazada.

Basándose en este éxito, el Dr. Burmeister hizo la misma recomendación a otras mujeres y observó que era eficaz para reducir el dolor. Una paciente le dijo que si se desviaba un poco de la dieta y consumía algún producto lácteo o un poquito de pollo su dolor volvía inmediatamente, al igual que cuando dejamos de tomar una o dos pastillas e interrumpimos un tratamiento.

Nadie ha llevado a cabo aún un estudio clínico sobre la utilización de una dieta vegetariana y baja en grasa para la endometriosis. Eso debería cambiar porque, a diferencia de los tratamientos hormonales, no afecta a los esfuerzos por concebir. También es barato y seguro y ofrece muchos otros beneficios para la salud.

El ejercicio aeróbico también ayuda. Las mujeres que corren, trotan o realizan rutinas de ejercicios durante 2 horas por semana tienen sólo la mitad del riesgo de sufrir endometriosis, comparadas con otras mujeres. Se supone que la razón es la conocida capacidad del ejercicio para reducir la actividad hormonal. De hecho, las mujeres que hacen ejercicio muy enérgicamente y de manera constante a veces pierden sus períodos completamente. El ejercicio también fortalece el sistema inmunitario, por lo que aumenta la capacidad para eliminar las células errantes.

La progesterona natural también se puede utilizar para combatir la endometriosis. Normalmente se utiliza desde el día Nº8 hasta el día Nº26 del ciclo mensual (contando el primer día de sangrado como el día 1), y se utiliza hasta un bote de 2 onzas (56 g) cada mes. Esto supone una dosis diaria de 40 a 50 mg. Normalmente se continúa con esta dosis durante unos 4 meses, luego se reduce cuando el dolor disminuye.

LA ADENOMIOSIS

La adenomiosis es una enfermedad en la cual las células que normalmente recubren el útero forman bolsas en el interior de la capa muscular uterina. Esta afección afecta hasta cierto punto al 40 por ciento de las mujeres y probablemente no provocará síntomas a menos que penetre profundamente en el interior de la capa muscular.

Al igual que en el caso de la endometriosis, los estrógenos son probablemente los factores que estimulan el crecimiento de estas células,[18] lo cual significa de nuevo que reducir la producción de estrógenos mediante cambios en la dieta tiene mucho sentido. Por desgracia, nunca se han puesto a prueba estas medidas dietéticas para tratar la adenomiosis. Un hecho que puede complicar las cosas es que las células endometriales fabrican *sus propios* estrógenos y se desconoce hasta qué punto los cambios en la dieta pueden influir en esta producción local.[18]

> Tenemos pruebas para pensar que los cambios en la dieta pueden ayudar a las mujeres con dolores menstruales comunes y el tiempo dirá si estos mismos cambios ayudan a las mujeres cuyo dolor se produce por causas específicas, como la endometriosis y la adenomiosis.

Hay muchos otros tratamientos para el dolor menstrual. Algunos investigadores están comenzando a probar si los efectos antiinflamatorios del jengibre ayudan a reducir el dolor menstrual, cuando se utiliza en dosis de ½ a 1 cucharadita (de 1 a 2 gramos) al día. Desgraciadamente, a diferencia de los mareos causados por el movimiento y la artritis, donde tenemos buenas pruebas de su eficacia, los estudios para comprobar los efectos del jengibre en el tratamiento del dolor menstrual se limitan a algunos individuos. Cada vez disponemos de más suplementos herbarios. Es importante tener una mente abierta y ver lo que pueden hacer por nosotros.

La piedra angular de un programa para controlar el dolor menstrual es una dieta vegetariana baja en grasa. Al evitar los productos de origen animal, reducir al mínimo los aceites vegetales e incluir en la dieta abundantes alimentos ricos en fibra, reducirá de manera natural los efectos de los estrógenos en el útero, evitará la mayoría de los contaminantes químicos y fortalecerá su sistema inmunitario.

(*Nota*: si encuentra en este capítulo términos que no entiende o que jamás ha visto, favor de remitirse al glosario en la página 378).

CAPÍTULO 9

DOLOR EN LOS SENOS

Los altibajos hormonales que tienden a presentarse durante el ciclo menstrual de una mujer pueden afectar casi cualquier parte del cuerpo. A algunas mujeres, los cambios hormonales durante el ciclo menstrual les provocan dolor, hinchazón o sensibilidad en los senos. Si consultara al médico y le explicara que le duelen los senos, el diagnóstico que el probablemente le daría, *mastalgia ciclica*, no le explicaría a usted la causa del problema. Simplemente sería una manera más elaborada de repetir lo que usted ya le acaba de contar. El término griego *mastos* significa "seno", mientras que *algia* se refiere al dolor y *ciclico* hace referencia a su caracter mensual, lo cual no constituye una revelación para quien sufre de este mal común. Aun así, la palabra es una mejora respecto al antiguo diagnóstico, "enfermedad fibroquística de la mama", el cual se empleaba para cualquier dolencia clasificada entre una amplia variedad de enfermedades normales o anómalas que se encontraban en los exámenes de senos y mamografías.

Ahora bien, no debe asustarse: el dolor de seno no significa que usted tenga cáncer u otra afección grave. El riesgo de sufrir cáncer sólo es más elevado en casos poco corrientes cuando los médicos encuentran en la biopsia* unas células anómalas o que están creciendo demasiado. Por lo general, se ha observado que las mujeres que sufren dolor en los senos tienen un elemento común: su equilibrio hormonal se ha inclinado demasiado a favor de las hormonas que preparan los senos para la lactancia. Es decir, en este caso la mujer cuenta con demasiado de dos tipos de hormonas en particular: los *estrógenos* y la *prolactina*.

---

*Para información sobre los alimentos y el cáncer, así como para enterarse de un enfoque para el dolor después de una mastectomía, vea el capítulo 10.

EL PAPEL DE LOS ALIMENTOS

Los estrógenos estimulan las células mamarias. Son los responsables del desarrollo de los senos en la pubertad y durante cada ciclo menstrual una oleada de estrógenos llega hasta el tejido mamario. Como observamos en el capítulo anterior, la cantidad de estrógenos que hay en el torrente sanguíneo aumenta durante las 2 primeras semanas después del período, luego desciende rápidamente durante la ovulación. Vuelve a elevarse gradualmente en la segunda mitad del mes y después vuelve a bajar justo antes del siguiente período.[1]

Estas oleadas de estrógenos contribuyen al dolor de senos y los cambios en la dieta pueden ayudar a controlarlo. Cuando se reduce la grasa y se aumenta la fibra en la dieta, la cantidad de estrógenos que hay en el torrente sanguíneo desciende rápidamente. Cuando en el marco de un estudio de investigación de 3 meses de duración un grupo de mujeres jóvenes con dolor en los senos recortó su consumo de grasa desde el 35 por ciento de las calorías, que es el promedio estadounidense, hasta menos del 20 por ciento, la cantidad de estrógenos de su sangre se redujo en un tercio.[2,3]

Controlar las hormonas es saludable en muchos sentidos... y reducir el riesgo de sufrir cáncer de mama no es el menos importante de ellos. No obstante, hay pruebas que indican que produce un beneficio específico para las mujeres con dolor en los senos. En el marco de un estudio de 6 meses de duración, las mujeres que redujeron la cantidad de grasa (sobre todo, grasa animal) que consumían experimentaron una considerable reducción de su dolor de senos.[4]

En la página 152 usted encontrará información sobre cómo llevar esto a cabo. En resumen, el primer paso consiste en eliminar o reducir el consumo de los alimentos grasos, entre ellos las carnes, los huevos, los productos lácteos y los aceites añadidos a las comidas. Al mismo tiempo es necesario comer cantidades abundantes de verduras, frijoles (habichuelas) y cereales integrales. La fibra que contienen estos alimentos acelera la eliminación del exceso de estrógenos del cuerpo. La combinación de alimentos bajos en grasa y altos en fibra ayuda a controlar el exceso de estrógenos.

Le aconsejo vehementemente que pruebe este método. Es decir, que siga con atención las pautas que se dan en las páginas 152–153, de modo que, en un mes o dos, pueda observar los efectos. Las recetas que se encuentran en la parte final de este libro harán que ese esfuerzo se convierta en un placer.

CÓMO PONER A PRUEBA SU REACCIÓN A LA CAFEÍNA

En 1979 un cirujano de la Universidad Estatal de Ohio sugirió que al evitar la cafeína y las sustancias químicas relacionadas que se encuentran en el café, el té y el chocolate se podría reducir el dolor de senos.[5] A dosis elevadas (es decir, más de 2 tazas de café o 4 gaseosas de cola de 12 onzas/341 ml al día), la cafeína provoca una serie de cambios hormonales, entre ellos un aumento de un tipo de estrógeno llamado estrona, así como un aumento de una proteína que se adhiere e inactiva a los estrógenos.[6]

Desde entonces, los estudios de investigación han producido resultados contradictorios. Algunas mujeres observan que les ayuda evitar el café y otras no. En mi opinión el consejo más sensato es simplemente que observe si evitar la cafeína la ayuda a usted.

Si elimina el café de su rutina, debería hacerlo de manera gradual porque la falta de cafeína puede provocar dolores de cabeza.

LA PROGESTERONA NATURAL

La progesterona es la manera en que la Naturaleza frena a los estrógenos. Por una casualidad de la naturaleza, en la hierba llamada barbasco se encuentra una copia exacta de la progesterona humana. Como vimos en los Capítulos 1 y 8, se puede encontrar en forma de crema transdérmica que se libera lentamente a través de la piel y penetra hasta la sangre, donde contrarresta el exceso de estrógenos. Utilice un bote de 2 onzas (56 g) y extienda un poco sobre la piel diariamente hasta emplear de 1 a 2 onzas (de 28 a 56 g) durante los 10 días previos al período, luego deje de usarla un día o dos antes de que comience el período.

LA ACCIÓN ANTIINFLAMATORIA NATURAL DEL AGL

Si todavía siente dolor, puede probar el aceite de borraja o de primavera (prímula) nocturna. Aproximadamente la mitad de las mujeres se benefician de manera significativa al tomarlos.[7] Estos aceites son ricos en ácido gamma-linolénico (AGL), el cual tiene un efecto antiinflamatorio demostrado, tal como observamos en el Capítulo 5. La dosis utilizada en estudios de investigación es de 3.000 mg diarios de aceite de primavera nocturna. Puede tomar hasta 4 meses en hacer efecto.

El aceite de borraja es menos conocido que el de prímula nocturna, pero tiene la ventaja de contener una concentración mucho más elevada de AGL, por ello, se obtienen más beneficios con menos aceite. La dosis adecuada de aceite de borraja es de 1.000 a 1.500 mg (que brinda aproximadamente de 240 a 360 mg de AGL) al día.

Una fuente confiable donde puede pedir estos productos es Health From the Sun (800-447-2249, www.healthtromthesun.com), también puede conseguirlos en las tiendas de productos naturales. Evite estos aceites si está embarazada o pudiera estarlo, ya que pueden aumentar el riesgo de aborto. (Nota: en inglés el aceite de borraja se llama *borage oil* y el aceite de primavera nocturna se llama *evening primrose oil*).

Las semillas de lino (linaza) son muy ricas en ácido alfa-linolénico, un ácido graso omega-3, y también se han utilizado para reducir el dolor de senos. En un estudio de 3 meses de duración realizado por el Dr. Tong Li del Hospital Princess Margaret, de la Universidad de Toronto, 127 mujeres comieron *muffins* hechos con semillas de lino. El dolor de senos se redujo de manera notable, pero normalmente no hasta pasados 2 meses de tratamiento. Cada *muffin* contenía 25 gramos de semillas de lino molidas.

Si su dolor no varía con el ciclo menstrual, las medidas anteriores aún pueden ayudarle, pero necesitará que su médico le dé un diagnóstico preciso. El dolor también puede proceder de un tipo de artritis, llamada *costocondritis*, la cual se produce donde las costillas se unen con el esternón. Vea el Capítulo 5.

QUÉ HACER SI SUFRE DE DOLOR EN LOS SENOS

1. En primer lugar, haga que le examine un especialista en las mamas. Aunque la inmensa mayoría de mujeres no sufren los cambios celulares que indican un mayor riesgo de sufrir cáncer, es importante hacerse una revisión (chequeo).

2. Coma los alimentos que equilibran las hormonas descritos en la página 152. Es una primera línea de defensa fundamental y también una medida saludable para muchas enfermedades.

3. Si el dolor continúa, pruebe medidas adicionales, comenzando por dejar la cafeína para ver cómo se siente.

4. Pruebe la progesterona natural. Aplíquese de 1 a 2 onzas (de 28 a 56 g) en total (no al día) durante los 10 días anteriores a su período.

5. Si aún padece dolor, pruebe de 240 a 360 mg de AGL al día. Es la cantidad de AGL que se encuentra en 1.000 a 1.500 mg de aceite de borraja o 3.000 mg de aceite de prímula nocturna. También puede utilizar aceite de grosella negra (*black currant oil*) o de cáñamo (*hemp oil*).

(*Nota*: si encuentra en este capítulo términos que no entiende o que jamás ha visto, favor de remitirse al glosario en la página 378).

CAPÍTULO 10

DOLOR DEBIDO AL CÁNCER

Es difícil imaginar que los alimentos puedan afectar al cáncer o al dolor que provoca esta afección. Tendemos a pensar que el cáncer es algo que sólo puede controlar la cirugía, la radioterapia o la quimioterapia y que incluso estos tratamientos a veces fallan.

Déjeme mostrarle los resultados de diversos estudios de investigación que nos han obligado a pensar de un modo diferente. No tenemos todas las soluciones para esta difícil enfermedad. . . ni mucho menos. Pero lo que está claro es que los alimentos tienen un efecto que no habíamos esperado, una capacidad que apenas estamos comenzando a utilizar.

En este capítulo nos centraremos en cómo los alimentos pueden prevenir el cáncer, evitar las recaídas y prolongar la supervivencia, ya que nuestras armas más potentes contra el dolor son las que pueden mantener el cáncer a raya. Después también compartiré con usted algunos comentarios acerca de la utilización de los medicamentos contra el dolor.

Puede que haya oído hablar del Dr. Anthony J. Sattilaro, autor de un conocido libro llamado *Recalled by Life*. Conocí a Tony en 1986. Los acontecimientos que describo comenzaron varios años antes.

Tony era un médico de éxito que había comenzado como anestesista y se había convertido en el presidente del Hospital Metodista de Filadelfia. Un día, durante una radiografía rutinaria de pecho en el hospital, el radiólogo encontró una gran mancha en el lado izquierdo del pecho de Tony. Era desconcertante porque él no había sufrido ningún síntoma, aparte de un dolor de espalda crónico. Al tener tantos proyectos en su trabajo, no le había prestado mucha atención a su salud. Pero esto al parecer podía ser grave y había que tomar medidas rigurosas.

El radiólogo programó un escáner óseo y se realizó ese mismo día. Antes incluso de que concluyera el examen, estaba claro que los resultados no eran normales en absoluto. La zona sospechosa de la radiografía resultó ser un gran nudo de células cancerosas en una de las costillas de Tony. También había más grupos de células cancerosas en el cráneo, el esternón y en la columna vertebral que crecían lentamente.

Esto no era exactamente lo que Tony había planificado para ese día y estaba asustado. En unas cuantas horas, había pasado de ser un atareado médico preocupado por su trabajo a ser un paciente con un cáncer en estado avanzado.

Sus médicos querían averiguar dónde se había originado el cáncer para planificar el mejor tratamiento. Le realizaron biopsias para buscar células cancerosas y la biopsia de próstata les dio la clave.

El cáncer de próstata es común en hombres mayores. Cuando comienza en la vejez, crece lentamente, de hecho, crece tan lentamente que los médicos algunas veces no recomiendan seguir ningún tratamiento. Pero Tony sólo tenía 46 años. A esa edad tan temprana, el cáncer de próstata es sumamente agresivo. En su caso, ya se había extendido tanto que prácticamente no se podía hacer nada. La extracción quirúrgica era imposible. Su oncólogo le dijo a Tony con sinceridad que tendría que arreglar sus asuntos.

No mucho después, apareció el dolor producido por las células cancerosas que crecían dentro de sus huesos. Conforme empeoraba, comenzó a necesitar analgésicos narcóticos para poder acabar el día. Pero estos le causaban problemas, sobre todo náuseas, que, a veces, eran muy fuertes. Entre los dolores del cáncer y los efectos secundarios de los medicamentos, intentó con dificultad seguir con su trabajo en el hospital tanto tiempo como pudo.

Sin embargo, Tony Sattilaro no se hacía ilusiones respecto a la enfermedad. Como cualquier otro médico, había visto muchos casos de cáncer. Además, en ese momento su propio padre estaba muriendo de un cáncer de pulmón. No mucho tiempo después de recibir su diagnóstico, Tony tuvo que enterrar a su padre y consolar a su madre lo mejor que pudo.

Después del entierro, condujo por la autopista Turnpike de Nueva Jersey para regresar a Filadelfia. Había dos hombres de unos 20 años que pedían un pon (aventón, botella). Y aunque lucían un poco desaliñados, los recogió, alegrándose de tener a alguien con quien charlar. Les habló sobre la muerte de su padre y que él ahora iba a correr la misma suerte. Casualmente, estos dos jóvenes acababan de salir de una escuela de cocina macrobiótica. Estaban fascinados por el poder curativo de los alimentos y le dijeron que el cáncer no tenía que ser mortal y que podía cambiar su dieta y acabar con la enfermedad.

Esto le pareció muy irritante. Esos dos chicos, a los que doblada la edad, no tenían ninguna preparación médica en absoluto y al parecer no reconocían que él era un médico cualificado que sabía demasiado bien a lo que se enfrentaba. Hablaban de su enfermedad casi con frivolidad. Sin embargo, no los detuvo. Les dejó hablar sobre el *yin* y el *yang* y cómo los alimentos pueden afectar el equilibrio energético del cuerpo, aunque todo eso le sonaba como una completa estupidez. Cuando los chicos se bajaron del auto, le pidieron su dirección para enviarle más información. Unos pocos días después, llegó un paquete por el que tuvo que pagar 67 centavos en sellos (estampillas). Contenía un libro sobre la dieta y el cáncer. No era mucho más convincente que los muchachos, excepto por el hecho de que incluía un testimonio escrito por una doctora; una mujer con cáncer de mama quien gracias a la dieta macrobiótica había experimentado un gran mejoría. Al parecer el cáncer había remitido gracias a la dieta. Eso le hizo pensar, ya que el cáncer de mama es un cáncer relacionado con las hormonas, al igual que el de próstata, además había un médico que apoyaba un tratamiento basado en la dieta. Todavía escéptico, pero interesado en aprender más, fue a la puerta del centro de enseñanza macrobiótica de Filadelfia.

La palabra *macrobiótica* significa "vida larga" y la dieta macrobiótica se basa en cereales, verduras y frijoles (habichuelas), que están equilibradas de determinadas maneras según los principios de la medicina china. Las dietas macrobióticas modernas se basan enormemente en los alimentos tradicionales asiáticos, con abundantes cantidades de arroz y verduras, además, evitan completamente los productos lácteos, las carnes y los alimentos azucarados y refinados.

Tony no encontró ningún estudio doble ciego que demostrara la eficacia de la dieta, pero siguió adelante impulsado por una mezcla de curiosidad y desesperación. Comió en el centro y los empleados le dieron alimentos para que los llevara a casa. Los sabores eran muy diferentes a los que él estaba acostumbrado, pero pronto sucedió algo que hizo que todo adquiriera un sabor muy diferente: su dolor comenzó a disminuir.

Percibía los cambios día a día. Cada vez necesitaba menos medicamentos y en 3 semanas su dolor había desaparecido. No tenía ni idea de si el cambio se debía a la dieta, pero ahora no quería dejarla. Cada día, llevaba sus palillos chinos al comedor de los médicos y, a pesar de las burlas de sus colegas, seguía una dieta campesina asiática... sin permitirse ningún capricho occidental en absoluto. Recuperó su energía y sin necesidad de analgésicos, pudo concentrarse en su trabajo de nuevo.

Un año después, continuaba sintiéndose bien y decidió pedirle a su médico si podía revisarlo para ver cómo andaba su enfermedad. Quería repetir el escáner óseo que había revelado la extensión de su cáncer. Programaron la prueba y cuando aparecieron los resultados, sus médicos quedaron atónitos. No quedaba rastro del cáncer, ni en la columna, ni en el cráneo ni en ningún otro lugar. Al parecer, aún no había desaparecido, pero era tan pequeño que no se podía ver mediante el escáner. Su salud continuó mejorando y decidió dejar el Hospital Metodista para dedicarse a explorar la relación entre los alimentos y la salud, a escribir y a dar conferencias. Escribió un libro sobre sus experiencias que se convirtió en un bestséller.

Cuando conocí a Tony, vivía en Florida, estudiaba, escribía y hacía ejercicio todos los días. Me enseñó el escáner con el que le habían diagnosticado el cáncer y el siguiente escáner que demostraba que había desaparecido. Había recibido infinidad de cartas de personas con cáncer que le pedían consejo, a los que les respondía diciendo que con sinceridad, él no estaba seguro de si la dieta era la responsable de su curación. La verdad era que había experimentado una notable recuperación, pero sencillamente no podía decir si lo que a él le había funcionado tendría el mismo efecto en otras personas.

Luego me dijo algo que me puso nervioso. Había decidido dejar la dieta. Después de haberle librado del cáncer durante casi 10 años, quería probarse a sí mismo para ver si el cáncer había desaparecido realmente. Fue agregando pescado y pollo a su dieta de manera gradual.

Yo no podía comprender por qué quería hacer eso. No es lo mismo un cáncer que se ha inhibido eficazmente que un cáncer que ha desaparecido por completo. Y tanto si pensaba que era la dieta la responsable de su mejoría como si no, ¿por qué arriesgarse? Sus asesores macrobióticos le dijeron que hacer que desaparezca el cáncer una vez ya era un reto suficientemente importante. Dejar que volviera a aparecer y tratar de remitirlo de nuevo era algo que ellos no querían intentar.

Poco tiempo después de esto, el cáncer de Tony reapareció y el dolor que había desaparecido durante años volvió a invadirlo. Tuvo que volver a tomar sus analgésicos narcóticos y esta vez ya no había vuelta atrás. Durante mi última conversación con él, hablaba con dificultad, estaba aturdido y no era capaz de concentrarse.

Después de su muerte, las preguntas que él había planteado continuaban sin respuesta. ¿Hizo la dieta desaparecer su cáncer? ¿Regresó la enfermedad porque abandonó la dieta? No hay manera de responder a estas preguntas de forma definitiva, pero hay una sorprendente cantidad de pruebas que demuestran que los alimentos efectivamente influyen en las hormonas que conducen al cáncer y que desempeñan un papel importante a la hora de determinar el comienzo y el progreso de esta enfermedad.

Esto no significa que las personas con cáncer no deban prestar atención a otros tratamientos. La cirugía, la radioterapia y la quimioterapia, así como los tratamientos hormonales, tienen todos una función importante. No obstante, lo que sí significa es que, además de los otros tratamientos que un paciente de cáncer está recibiendo, es importante aprovechar las ventajas del poder curativo de los alimentos.

UTILIZAR LOS ALIMENTOS CONTRA EL CÁNCER

El cáncer comienza cuando una célula empieza a multiplicarse de manera descontrolada. Puede producirse en la próstata, en los pulmones, en el seno, en el tracto digestivo o en cualquier otro lugar. Se divide una y otra vez y se convierte en una masa que invade los tejidos vecinos. Finalmente, algunas de las células cancerosas se desprenden y se extienden a otras partes del cuerpo, un proceso llamado metástasis.

Uno de cada tres adultos de los países occidentales desarrolla cáncer. Esto es un gran aumento de las estadísticas respecto a años anteriores y es una cifra muy diferente de la de los países donde los hábitos alimenticios occidentales aún no se han implantado.

El Instituto Nacional contra el Cáncer ha comenzado a analizar qué porcentaje de nuestro riesgo de desarrollar cáncer es debido a la genética y qué porcentaje es debido a factores que podemos controlar potencialmente, por ejemplo, fumar, la dieta, los rayos X, el radón, etc. Según las mejores estimaciones, del 80 al 90 por ciento de los cánceres se atribuyen a factores ambientales, si incluimos dentro de nuestro medio ambiente la dieta y el hábito de fumar. Un 30 por ciento de los cánceres son debidos al cigarrillo, como el cáncer de pulmón, de boca, de garganta, de riñón y de vejiga. Hay incluso más casos de cáncer —del 30 al 60 por ciento— que están causados por la alimentación. El cáncer de próstata, de mama, de ovarios, de útero, de colon, de estómago e incluso de pulmón, entre otros tipos, están relacionados con algunos tipos específicos de alimentos que favorecen el crecimiento de las células cancerosas. Los alimentos no son la única causa de estos tipos de cáncer, pero contribuyen junto con la exposición a productos tóxicos, radiación, vulnerabilidades genéticas y otros factores.

Las claves acerca de la influencia de los alimentos en el cáncer proceden de muchos tipos diferentes de estudios. Los investigadores han comparado los índices de cáncer de diferentes países donde las dietas difieren enormemente, por ejemplo, Japón y los Estados Unidos. Con el fin de separar la dieta de la genética, estudiaron a personas que se habían trasladado desde Asia hasta los Estados Unidos y habían adoptado los hábitos alimenticios occidentales. También han estudiado las dietas de pacientes con cáncer y las han comparado con las de otras personas que viven en la misma comunidad. No hay ninguna duda en cuanto a que algunos alimentos favorecen la aparición del cáncer, mientras que otros tienden a protegernos frente al mismo.

Podemos emplear esta información para reducir las probabilidades de desarrollar cáncer. Y si ya le han diagnosticado un cáncer, también disponemos de información acerca de cómo los alimentos afectan su desarrollo, lo cual es de vital importancia cuando nuestro objetivo es evitar una recaída, acabar con el dolor o reducir al mínimo el efecto del cáncer en nuestra vida. Sabemos mucho más sobre cómo los alimentos pueden prevenir el cáncer que sobre cómo le afectan después de diagnosticarse, aunque hay una gran cantidad de información sobre ambos temas.

Los tipos de cáncer más relacionados con la dieta son los que se desarrollan en órganos que están controlados por hormonas sexuales, es decir, la próstata, los senos, el útero y los ovarios, y los que comienzan en órganos que toman parte en el proceso de la digestión de los alimentos, es decir, el esófago, el estómago, el colon, el hígado y el páncreas. No obstante, se ha demostrado que los hábitos alimenticios también influyen en otros tipos de cáncer.

Si le han diagnosticado un cáncer, le aliento a que colabore con su médico para individualizar su tratamiento y que estudien detenidamente cómo podría ayudarle la nutrición. No todos los médicos se sienten cómodos asesorando a sus pacientes sobre cuestiones dietéticas, ya que la mayoría no ha tenido una formación rigurosa en cuanto a la nutrición. Sin embargo, los médicos pueden remitirle a un dietista reconocido, así como familiarizarse con los conceptos que aparecen en este libro a fin de integrarlos de la manera más adecuada a otras recomendaciones que puedan hacer.

EL CÁNCER DE PRÓSTATA

El cáncer de próstata es mucho menos frecuente en Asia que en Europa o en los Estados Unidos. Un hombre de Hong Kong sólo tiene la mitad de probabilidades de desarrollar cáncer de próstata comparado con un hombre de Suecia. Al adentrarnos en zonas de China menos occidentalizadas, hallamos cifras aún más bajas.

Estudios de población realizados a lo largo de muchos años revelan que el cáncer de próstata está sistemáticamente relacionado con el consumo de productos de origen animal, como leche, carne, huevos, queso, cremas y mantequilla. . . alimentos que se han convertido en ingredientes básicos de los países occidentales. Contienen mucha grasa y nada de fibra: una combinación que aumenta la cantidad de testosterona en el cuerpo de un hombre, lo que a su vez estimula el crecimiento de células prostáticas y provoca un agrandamiento benigno de la próstata, además de favorecer el crecimiento de células cancerosas.

El cáncer de próstata es menos frecuente en vegetarianos y en personas que consumen más verduras, frutas y productos a base de soya.[1] Estos alimentos tienen varias propiedades que reducen el riesgo de sufrir cáncer. En primer lugar, son bajos en grasa y ricos en fibra, por lo que reducen los niveles de testosterona. El mecanismo es el mismo que vimos en el Capítulo 8 para la eliminación de los estrógenos. Cuando el hígado filtra la sangre, elimina la testosterona y la envía por un pequeño conducto, el conducto biliar, hasta el interior del intestino delgado. Allí, la fibra la empapa y la expulsa junto con otros desechos. Las verduras, los frijoles (habichuelas) y los cereales hacen que este sistema de eliminación de testosterona continúe funcionando. Por otra parte, puesto que el pescado, el pollo, los huevos y todos los demás productos de origen animal no contienen nada de fibra, entre más incluya este tipo de alimentos en su dieta, menos fibra habrá para unirse y eliminar la testosterona. Una parte de esta testosterona termina siendo absorbida desde el tracto digestivo hasta la sangre, donde se vuelve activa de nuevo.

Las dietas vegetarianas también ayudan a reducir la actividad de la testosterona. Entre más productos vegetales contenga su dieta, más activamente fabricará el cuerpo una molécula proteínica llamada globulina fijadora de hormonas sexuales (GFHS), la cual retiene la testosterona y la mantiene inactiva hasta que el cuerpo la necesite. Curiosamente, el Estudio de Envejecimiento Masculino de Massachussets reveló que entre más GFHS hay en la sangre de un hombre, menos probabilidades existen de que ese hombre sea demasiado agresivo y dominante. Así que es de suponer que los hombres que comen verduras tienen más capacidad para limitar las propiedades nocivas de la testosterona. Este efecto no disminuirá su virilidad, pero quizás los vuelva más agradables.[2]

Parte de las propiedades anticancerígenas de los alimentos vegetales proceden del pigmento rojo, el licopeno. En un estudio realizado en la Universidad Harvard que abarcó a 47.000 profesionales sanitarios se descubrió que los hombres que comen muchas fresas y tomates (jitomates) tienen menos riesgo de sufrir cáncer de próstata.[3] Aquellos que ingerían 10 o más porciones semanales de jugo de tomate, espaguetis, tomates crudos u otros alimentos a base de tomate —incluso pizza— tenían hasta un 45 por ciento menos de riesgo. Los tomates contienen mucho licopeno y al parecer, los tomates cocinados brindan más protección que los crudos, quizás porque liberan más licopeno. Por supuesto, muchas personas son intolerantes al tomate y se alegrarán de saber que el licopeno también se encuentra en las sandías, las toronjas (pomelos) rosadas y las guayabas.

Los alimentos nos afectan de más modos además de determinar quién contraerá cáncer y quién no. También influyen en el progreso de la enfermedad una vez que esta ha comenzado.

Cuando se diagnostica un cáncer de próstata, los médicos hacen todo lo posible para reducir los efectos de la testosterona, utilizan hormonas femeninas y algunas veces extirpan los testículos. Como hemos visto, los alimentos pueden ayudar a dominar la testosterona. Y las estadísticas revelan que, aunque un hombre que viva en Hong Kong solamente tiene la mitad de riesgo de desarrollar cáncer de próstata comparado con un hombre que viva en Suecia, enfrenta sólo 1 probabilidad entre 8 de morir por esta causa. Se piensa que la razón es el efecto de una dieta vegetariana sobre la testosterona.

Las investigaciones de Dean Ornish revelaron que una dieta vegetariana baja en grasa resultaba sumamente eficaz para pacientes cardíacos. Ya que los alimentos procedentes de las plantas prácticamente no contienen colesterol ni grasa de origen animal, hacen que los niveles de colesterol bajen de manera espectacular y permiten que las arterias comiencen a abrirse de nuevo. Muchas personas se dieron cuenta de que el mismo patrón dietético debía ayudar a los hombres con cáncer de próstata. De modo que el Dr. Ornish puso a prueba la dieta.

Algunos hombres con cáncer de próstata no necesitan un tratamiento inmediato. Puesto que su enfermedad avanza lentamente, sus médicos vigilan su nivel de antígeno prostático específico (APE o *PSA* por sus siglas en inglés) para comprobar que no se eleve rápidamente, lo cual indicaría una propagación del cáncer más agresiva.

El Dr. Ornish asignó un grupo de 93 hombres a un grupo de control que no hizo cambios en su dieta o a un grupo que comenzó una dieta vegana baja en grasa. En el grupo de control, los niveles de APE se elevaron en un 6 por ciento, en promedio, durante el siguiente año, revelando el empeoramiento progresivo de la enfermedad. Seis de los hombres no pudieron esperar más; tuvieron que comenzar un tratamiento contra el cáncer. Sin embargo, en el grupo vegano, los niveles de APE se redujeron en un 4 por ciento en promedio. Y ningún hombre del grupo experimental precisó tratamiento durante el estudio.[4]

Otros estudios han demostrado que una dieta similar es también útil para hombres que habían tenido una recaída de un cáncer anterior.[5,6]

Nadie puede garantizar que una dieta nueva va a funcionar para todo el mundo, como al parecer lo hizo para el Dr. Sattilaro, pero es importante aprovechar lo que sabemos. La prescripción básica dietética para reducir el riesgo de padecer cáncer de próstata o para retardar su progreso y, esperamos, reducir el dolor que provoca se basa en dos principios:

- Evitar todos los productos de origen animal y reducir al mínimo los aceites vegetales para disminuir la producción de testosterona.

- Dar prioridad a alimentos ricos en fibra (cereales, verduras, frijoles/habichuelas, chícharos/guisantes/arvejas y lentejas) para acelerar la eliminación de testosterona. Las verduras también contienen muchas vitaminas relacionadas con las defensas contra el cáncer, como veremos más detenidamente a continuación.

- Para asegurarse de que su nutrición es adecuada, es importante contar con un fuente de vitamina B_{12}, como puede ser cualquier complejo multivitamínico normal, leche de soya o cereales enriquecidos o un suplemento de vitamina B_{12} de 5 mcg o más al día.

- Si desea más información sobre el programa dietético macrobiótico que siguió el Dr. Sattilaro, escriba o llame a The Kushi Institute (vea la página 416).

CÁNCER DE MAMA

Cuando era estudiante de Medicina los primeros pacientes que atendí eran mujeres con cáncer de mama. Muchas eran increíblemente jóvenes. En esa época, me impresionó lo frecuente que era ese tipo de cáncer. Era, y todavía es, la primera causa de mortalidad entre las mujeres de 30 y 40 años. Una de cada 14 mujeres corría riesgo de padecerlo durante su vida, ahora ese riesgo ha aumentado a 1 de cada 8 mujeres.

Los estudios de pacientes con cáncer de mama revelan un patrón similar al del cáncer de próstata. En los años 50, el cáncer de mama era raro en Japón, donde las dietas bajas en grasa eran muy comunes. El ingrediente básico de la dieta japonesa era el arroz, junto con abundantes cantidades de verduras. Los productos lácteos prácticamente nunca se consumían, y si se empleaba la carne, era en pequeñas cantidades, a modo de condimento.

Sin embargo, durante las últimas décadas todo esto ha cambiado. Las influencias occidentales —mucha carne y leche— ha penetrado en las dietas asiáticas y los restaurantes de comida rápida se han propagado como un virus.

Entre los años 50 y los años 80, el consumo de arroz y verdura en Japón descendió drásticamente, mientras el consumo de carne, ave y huevos se multiplicó por 8. La ingesta de productos lácteos era 15 veces superior al de 1950, y la ingesta de grasa se triplicó.[7] Durante este tiempo han aumentado los índices de cáncer de mama. Las mujeres japonesas adineradas que comen carne todos los días tienen un riesgo de sufrir cáncer de mama 8 veces superior al de las mujeres más pobres que casi nunca o nunca comen carne.[8]

Muchos otros estudios han examinado las dietas de poblaciones en las que el cáncer es frecuente y las han comparado con otras donde es poco común. Los investigadores también han comparado las dietas de pacientes con cáncer con las dietas de mujeres que no sufren este mal. Estos estudios revelan que entre más se occidentaliza la dieta —basada en carne y otros alimentos grasos— más alto es el riesgo de sufrir cáncer de mama.[9]

Como vimos en el Capítulo 8, entre más grasa y menos fibra contenga la dieta, más estrógeno hay en el torrente sanguíneo.[10–12] De hecho, los investigadores han descubierto que las mujeres con cáncer de mama suelen tener una concentración de estrógeno en su sangre mayor que otras mujeres.

Al parecer las grasas de origen animal son un mayor problema que los aceites vegetales. Los investigadores de la Universidad de Nueva York compararon las dietas de 250 mujeres con cáncer de mama con las de 499 mujeres sin cáncer que procedían de la misma provincia del Noroeste de Italia. Ambos grupos consumían mucho aceite de oliva y carbohidratos. Lo que diferenciaba a las pacientes con cáncer era la cantidad de productos de origen animal que comían. Las que ingerían más carne, queso, mantequilla y leche tenían un riesgo de padecer cáncer tres veces superior al de otras mujeres.[13]

Una dieta vegetariana tiene ventajas especiales. Obviamente elimina la grasa animal e incluye mucha fibra, por ello las mujeres vegetarianas tienen menos estrógenos en su sangre. También tienen más GFHS, la proteína que se adhiere a los estrógenos y los inactiva, al igual que hace con la testosterona. Las dietas basadas en alimentos vegetales también son ricas en *fitoestrógenos,* unos estrógenos débiles que pueden desplazar a los estrógenos normales de sus receptores en las células de los senos, reduciendo con ello los efectos de los estrógenos. Los productos derivados de la soya son una fuente especialmente concentrada de estos compuestos naturales, pero muchas verduras también los contienen, lo cual quizás también contribuya a los menores índices de cáncer que se dan en los países asiáticos.[14]

El alcohol también contribuye. Cada bebida que toma una mujer diariamente aumenta su riesgo de sufrir cáncer en aproximadamente un 10 por ciento.[15] También están implicadas las sustancias químicas ambientales, que con frecuenta están disueltas en la grasa de las carnes, el pescado y los productos lácteos, además de encontrarse pequeños rastros en las frutas y las verduras no orgánicas.

Otros factores relacionados con el aumento del riesgo de desarrollar cáncer de mama son la terapia de "reemplazo" de estrógeno, la cual a menudo (de manera inapropiada, en mi opinión) se recomienda a las mujeres después de la menopausia, los anticonceptivos orales, la obesidad, las radiaciones, las toxinas ambientales y, en algunos casos, la genética.[16–21] La exposición a las toxinas ambientales se ve poderosamente afectada por lo que comemos, como se describe en el Capítulo 8.

LA SUPERVIVENCIA AL CÁNCER DE MAMA

En los años 60, Ernst Wynder, de la Fundación Estadounidense para la Salud, ubicada en Nueva York, advirtió que las mujeres japonesas tenían menos probabilidades de sufrir cáncer de mama que las estadounidenses. Además, cuando lo padecían, solían sobrevivir durante más tiempo.[22] Las pruebas sugieren que esto se debe, al menos en parte, al hecho de que las japonesas suelen ser más delgadas que las mujeres de los países occidentales. Si hay menos grasa corporal, habrá menos estrógenos que active el crecimiento del cáncer. La dieta tradicional, basada en arroz y verduras, con relativamente poca carne y prácticamente nada de productos lácteos, es alta en fibra y baja en grasa, una combinación que también ayuda a mantener a raya al cáncer.

Unos investigadores de Buffalo, Nueva York, examinaron las dietas de mujeres diagnosticadas con cáncer de mama que ya se había extendido a otras partes del cuerpo. Descubrieron que su riesgo de morir en cualquier momento aumentaba en un 40 por ciento por cada 1.000 gramos de grasa que consumían al mes.[23] Para ver lo que esto significa en términos prácticos, si se sumara toda la grasa que contiene una dieta típica estadounidense en un mes, tendríamos un total de unos 2.000 gramos para una persona que consuma 1.800 calorías diarias. En comparación, una dieta vegetariana preparada sin grasa añadida solamente aporta unos 600 gramos de grasa al mes. Si los hallazgos de la investigación son correctos, estos suponen que la diferencia entre la supervivencia o la muerte de las mujeres en un momento dado es de casi un 60 por ciento.

Esto no significa que el riesgo de morir que corre una persona es del 60 por ciento. Simplemente quiere decir que es un 60 por ciento mayor que el de otras personas, suponiendo que esa persona sea comparable a las estudiadas.

Otros estudios han arrojado resultados muy similares.[24,25] El Estudio de Intervención en la Nutrición de las Mujeres patrocinado por el Instituto Nacional contra el Cáncer prescribió una dieta baja en grasa a mujeres posmenopáusicas que previamente habían recibido tratamiento para un cáncer de mama durante 5 años después de su cirugía y tratamiento contra el cáncer convencional. Durante los siguientes años, el riesgo de reaparición del cáncer se recortó en un 24 por ciento.[26]

El Estudio sobre Hábitos Saludables de Vida y Alimentación en Mujeres abarcó a más de 3.000 mujeres pre y posmenopáusicas tratadas previamente de cáncer de mama. El estudio analizó dietas que eran ricas en verduras y frutas.[27] Este estudio reveló que, efectivamente, realizar cambios dietéticos saludables realmente reduce los niveles hormonales de manera saludable,[28] además de disminuir el riesgo de reaparición del cáncer. Durante los siguientes 7 años, las mujeres que siguieron la pauta de comer al menos 5 raciones de frutas y verduras al día y eran también activas físicamente tenían solamente la mitad de probabilidades de sucumbir al cáncer, comparadas con las mujeres que no llevaron a cabo estos cambios saludables.[29]

Las dietas ricas en verduras son bajas en grasa y altas en fibra, carbohidratos complejos y betacaroteno, todos ellos relacionados con un pronóstico más positivo. También ayudan a mantenernos delgados, lo que a su vez, contribuye a prevenir el cáncer y también mejora la supervivencia si se diagnostica esta enfermedad.

EL EJERCICIO

No olvide tomar en cuenta el papel del ejercicio. Las mujeres que previamente han recibido tratamiento para un cáncer y hacen ejercicio de manera regular mejoran considerablemente sus probabilidades de supervivencia.[30] Esto no significa ejercicio arduo. Caminar a paso rápido de 3 a 4 horas por semana —una caminata de media hora diaria o una caminata de 1 hora 3 veces por semana— es todo lo que se necesita para estar en el grupo de bajo riesgo.

EL DOLOR DE DESPUÉS DE UNA MASTECTOMÍA

Aproximadamente el 10 por ciento de las mujeres que se han sometido a una mastectomía siguen padeciendo dolor en la zona operada. Comienza inmediatamente después de la cirugía y a veces es persistente, al parecer debido a trastornos en los nervios del pecho.

Hay un tratamiento útil que procede de una fuente poco común. Como ya vimos en el Capítulo 5, el ingrediente "picante" de los chiles, llamado capsaicina, tiene propiedades que resultan muy útiles. Cuando se mezcla en una crema y se aplica a la piel, reduce la *sustancia P*, un neurotransmisor químico que conduce las sensaciones de dolor. A veces escuece un poco al principio, pero normalmente se calma conforme avanza el tratamiento.

Diversos estudios han revelado que la capsaicina funciona para eliminar el dolor posmastectomía. En uno de estos se estudió a 14 mujeres que habían sentido dolor durante un promedio de 4 años. Después de aplicarse una crema con un 0,025 por ciento de capsaicina durante 4 semanas, 8 de ellas observaron cómo se reducía su dolor hasta el punto de que ya no era más que leve, y 4 más habían sentido una mejoría de al menos el 50 por ciento. En varios casos, el mayor alivio no apareció hasta después de 3 ó 4 semanas de aplicación. Otros dos estudios produjeron resultados similares.[31]

La crema de capsaicina se vende en farmacias. Simplemente tiene que aplicarla sobre la piel 4 ó 5 veces al día durante 3 ó 4 semanas. Si le arde demasiado, se la puede aplicar a una zona pequeña al principio e ir cubriendo paulatinamente una zona mayor o también puede tratar previamente la zona con un aerosol de lidocaína como *Solarcaine*. Después de una semana de uso regular, el ardor normalmente desaparece.

CÁNCER DE ÚTERO Y OVARIOS

El útero y los ovarios están muy influenciados por las hormonas sexuales, al igual que la próstata y los senos. El cáncer de ovarios, como el de mama y próstata, es más frecuente en los lugares donde prevalecen los hábitos dietéticos occidentales.[32] Las mujeres que reducen su ingesta de grasa y aumentan su consumo de frutas y verduras rebajan su riesgo de padecer cáncer de ovarios.[33]

Las dietas que contienen mucha carne y la obesidad también están relacionadas con el cáncer de útero, aunque hay otros factores, como los suplementos hormonales, que también representan un papel importante.[34,35]

Algunas pruebas indican que la leche tal vez aumente el riesgo de padecer cáncer de ovarios, si bien el tema aún no se ha aclarado.[36,37] Los productos lácteos a menudo son altos en grasa, pero ese no es el factor por el que los investigadores dirigían su atención al cáncer de ovario. La mayor preocupación es el azúcar de la leche, la lactosa. La lactosa está formada por dos azúcares más pequeños, la glucosa y la galactosa, y la galactosa es potencialmente tóxica para los ovarios.

Normalmente, las enzimas ayudan al cuerpo a eliminar la galactosa. Algunas mujeres tienen niveles especialmente bajos de estas enzimas, y cuando consumen productos lácteos de manera regular, su riesgo de sufrir cáncer de ovarios es el triple que el de otras mujeres. Puesto que la galactosa proviene del azúcar de la leche, no de la grasa, se encuentra en la leche descremada, así como en la leche entera, en el yogur, el helado, el queso y todos los demás productos lácteos.

Aún no tenemos pruebas concluyentes que confirmen que los alimentos influyen en la supervivencia del cáncer de útero o de ovarios, pero es probable que así sea porque las zonas donde aparecen estos cánceres se ven afectadas por las mismas hormonas sexuales que influyen en la supervivencia del cáncer de mama. Sería muy necesario realizar un estudio que pusiera a prueba una dieta vegetariana muy baja en grasa y alta en fibra diseñada para reducir los efectos de los estrógenos.

CÁNCER DE COLON

El colon —es decir, el intestino grueso— está estrechamente relacionado con todo lo que comemos. Por ello, no es sorprendente que los alimentos desempeñen un papel muy importante en el riesgo de padecer cáncer de colon.

Los peores alimentos son las carnes. En primer lugar, los productos de origen animal a menudo albergan sustancias químicas cancerígenas. Probablemente estará enterado de la preocupación sobre las barbacoas de los jardines traseros, ya que la grasa de la carne de res que cae sobre el carbón caliente produce un humo que cubre la carne con una fina capa de carcinógenos. Eso es cierto, pero no hace falta que utilice una parrilla al aire libre para preocuparse. Una fuente aún más frecuente de carcinógenos en la carne es el hecho mismo de cocinarla. Cuando las proteínas animales se calientan a altas temperaturas, producen unas sustancias químicas cancerígenas llamadas aminas heterocíclicas. El calor es el

NO SE CULPE

Cuando encontramos pruebas de que los alimentos aumentan el riesgo de sufrir cáncer, algunas veces las personas con cáncer se sienten, de alguna manera, culpables por su enfermedad, o piensan que los investigadores o las autoridades sanitarias los están acusando. Si usted se siente de esta manera, permítame que le anime a que deje de pensar así. Nadie podía haber sabido de antemano lo que los estudios de investigación iban a demostrar e incluso en la actualidad, son pocos los médicos que proporcionan a sus pacientes la información que necesitan para aprovechar las propiedades curativas de los alimentos. Conforme van aumentando los conocimientos, deberían utilizarse para investirnos de poder: para permitirnos realizar elecciones que nos mantengan saludables.

que las produce, independientemente de los efectos de la barbacoa o del humo.

Aunque desde hace mucho tiempo se sabe que sucede esto con la carne de res, el pollo es el que más animas heterocíclicas proporciona en la dieta estadounidense. En un informe del Instituto Nacional contra el Cáncer se afirmaba que una hamburguesa bien cocida contenía 33 nanogramos por gramo del carcinógeno PhIP y un bistec a la parrilla bien cocido tenía más o menos la misma cantidad. Sin embargo, el pollo a la parrilla era mucho peor. Contenía 480 nanogramos por gramo, 15 veces más que el de la carne de res.[38]

Estas peligrosas sustancias químicas están estrechamente relacionadas con el cáncer de colon y tal vez también contribuyan al cáncer de mama y a otros tipos.

Un factor aún más importante en el cáncer de colon es lo que sucede con los jugos digestivos que descienden por el tracto intestinal. Los ácidos biliares son segregados por la vesícula para ayudar a absorber las grasas. Sin embargo, las bacterias del tracto digestivo convierten estos ácidos biliares en sustancias químicas cancerígenas llamadas ácidos biliares secundarios. Las carnes fomentan el crecimiento de bacterias que hacen que se formen estos peligrosos ácidos biliares secundarios, mientras que las dietas vegetarianas favorecen el crecimiento de bacterias inocuas.

Estos problemas no son teóricos. Aparecen una y otra vez en las estadísticas sobre el cáncer. El Estudio de Salud de las Enfermeras de la Universidad Harvard demostró que quienes comen carne todos los días tienen más del doble de probabilidades de padecer cáncer de colon que las mujeres que casi nunca o nunca consumen carne.[39] Un estudio similar realizado a hombres, que también llevaron a cabo unos investigadores de la Universidad Harvard, reveló que el consumo regular de carne triplica el riesgo de sufrir cáncer de colon.[40] Muchos otros estudios de investigación han relacionado el cáncer de colon con dietas altas en carne, queso y grasa de origen animal en general. El alcohol también contribuye al riesgo.[41,42]

> Una dieta mucho más segura es la que se basa en los cereales, los frijoles (habichuelas), las verduras y las frutas. Las plantas no tienen proteínas ni grasa animal y su fibra acelera el paso de la comida por el colon, lo cual ayuda a eliminar los carcinógenos. La fibra también absorbe y diluye los ácidos biliares y cambia las bacterias que pueblan el colon, por lo que es menos probable que se formen los nocivos ácidos biliares secundarios.

Esto es importante para cualquiera que desee prevenir el cáncer de colon. Pero es especialmente importante si ya le han diagnosticado pólipos en el colon, unos bultos que tienden a volverse cancerosos. Jerome J. DeCosse, un cirujano del Centro Médico Cornell, suministró salvado a pacientes con pólipos recurrentes. En 6 meses, los pólipos disminuyeron de tamaño y de número.[43] Sin embargo, esto no significa que la solución al problema tenga que encontrarse en los suplementos de salvado. Los cereales, los frijoles y las verduras están también hasta los topes de fibra natural y no contienen las grasas animales ni el colesterol que estimulan el cáncer de colon.

¿Y las personas a las que ya le han diagnosticado un cáncer de colon? En un estudio del Instituto del Cáncer Dana-Farber de Boston se hizo un seguimiento a un grupo grande de personas tratadas de cáncer de colon. Las que seguían una dieta occidental basada en la carne tenían un riesgo de reaparición del cáncer 3 veces superior a los pacientes que seguían dietas más saludables.[44] En otras palabras, lo que comemos afecta no solamente el hecho de desarrollar cáncer, sino también a si sobreviviremos.

OTROS TIPOS DE CÁNCER

Los alimentos que ponemos en nuestro plato tienen una enorme influencia en el riesgo de desarrollar cáncer y en la supervivencia ante un cáncer. Aunque los alimentos específicos que contribuyen a la enfermedad varían de una forma de cáncer a otra, en los estudios de investigación sobre el cáncer aparecen una y otra vez dos temas preponderantes. Las dietas ricas en productos de origen animal y otros alimentos grasos tienden a aumentar el riesgo de cáncer, mientras que las verduras y las frutas lo reducen.

Los vegetarianos tienen aproximadamente un 40 por ciento menos de riesgo de sufrir cáncer que las personas que comen carne. Si una dieta vegetariana también omite los productos lácteos y los alimentos fritos e incluye muchas verduras frescas, probablemente se reducirá aún más el riesgo de sufrir cáncer.

> Puede seguir una dieta saludable junto con cualquier otro tratamiento contra el cáncer que esté recibiendo. Le recomiendo encarecidamente que planifique su tratamiento cuidadosamente con su médico y que considere la nutrición como una parte integral del mismo.

UN COMENTARIO SOBRE LOS MEDICAMENTOS ANALGÉSICOS

En muchos casos de cáncer avanzado los medicamentos contra el dolor son fundamentales. Sin embargo, muchas veces se administran en dosis demasiado bajas y poco frecuentes. No puedo decirle las veces que me han pedido que evalúe a pacientes con cáncer con depresión y apatía cuyo problema era que no recibían tratamiento para el dolor. Los medicamentos narcóticos se utilizan de manera rutinaria para tratar el dolor y funcionan bien. Desgraciadamente, algunos médicos limitan la dosis o la frecuencia de su uso intentando de manera ingenua evitar la adicción. Algunas veces eso tiene sentido, pero las mayoría de las veces hace que el dolor no se trate adecuadamente.

Los analgésicos son como los antibióticos; hay que tomar la dosis correcta y con la frecuencia necesaria para acabar con el problema. No vale una medida a medias, a menos que el paciente específicamente prefiera tomar menos medicamentos. Cuando tenía que cuidar a pacientes hospitalizados en mis primeros años de formación médica, recetábamos de manera rutinaria analgésicos para tomarse cada 4 horas, pero descubría que su efecto desaparecía a las 3 horas. Deberían recetarse para proporcionar un alivio continuo.

También sucede a menudo que los pacientes de hospital tienen que pedir analgésicos y luego esperar, a veces durante un tiempo exasperantemente largo, a que el personal de enfermería se los administre. El médico o la enfermera aconsejan al paciente que "aguanten el dolor" para reducir al mínimo la ingesta de medicamentos. Una estrategia mejor consiste en recetar medicamentos basándose en un horario fijo, para administrarse sin que el paciente tenga que pedirlos y sin negociar ni moralizar. El paciente puede rechazar los medicamentos si lo desea, pero de no ser así, debe tomarlos siguiendo un horario. De este modo, el dolor recibe un tratamiento adecuado.

Si usted (o un ser querido) está recibiendo medicamentos para el dolor crónico, le sugiero que concierte una cita para evaluar el régimen que está siguiendo. La mayor parte de las veces este examen lo realizan los psiquiatras que se especializan en medicamentos psicotrópicos y pueden ser de muchísima ayuda.

(*Nota*: si encuentra en este capítulo términos que no entiende o que jamás ha visto, favor de remitirse al glosario en la página 378).

CUARTA PARTE

PROBLEMAS METABÓLICOS E INMUNITARIOS

CAPÍTULO 11

SÍNDROME DEL TÚNEL CARPIANO

Usted ha estado trabajando en la caja registradora o en el teclado de su computadora día tras día y ha empezado a notar un leve entumecimiento y hormigueo en los dedos. La sensación de hormigueo se convierte poco a poco en dolor y las cosas empiezan a caérsele de las manos. Su médico le diagnostica el problema sin ninguna dificultad. Se trata del síndrome del túnel carpiano, lo cual significa que un nervio se comprime al pasar por el túnel carpiano que se encuentra en la base de la muñeca.

El nervio en cuestión es el nervio mediano, el medio de comunicación principal entre el cerebro y el dedo pulgar, índice y los medios. Para llegar a la mano, tiene que deslizarse a través de un estrecho pasadizo entre un grupo de ligamentos que se encuentran justo debajo de la piel y los huesos que hay debajo de ellos. Esto no supondría ningún problema, excepto por el hecho de que el nervio confluye con vasos sanguíneos y muchos tendones diferentes que se mueven hacia atrás y hacia delante con cada movimiento de los dedos.

Como puede imaginar, si teclea con fuerza en el teclado de la computadora o toca el piano, habría más movimiento en sus muñecas que en una estación de tren en plena hora pico. Si toca con los dedos de una mano los tendones de la otra muñeca, puede percibir fácilmente cuán activa es la muñeca ante cualquier movimiento de los dedos. Las personas cuyos trabajos les exigen movimiento repetitivos y enérgicos de la mano corren más riesgo de sufrir inflamación e hinchazón. Cuando eso sucede, los tendones y los nervios ya no caben tan bien y el nervio se pinza.

Algunas veces el síndrome del túnel carpiano aparece desde la nada, sin haber realizado ningún esfuerzo excesivo. Es frecuente en personas con diabetes, artritis reumatoidea, gota o hipotiroidismo, en personas que reciben diálisis por problemas renales y en mujeres embarazadas o de mediana edad.

En lo referente a las enfermedades, el síndrome del túnel carpiano al parecer es bastante nuevo. Hipócrates escribió acerca de todas las enfermedades que todavía reconocemos hoy día, pero en sus antiguos tratados nunca se menciona nada como el síndrome del túnel carpiano. Tampoco aparece en los tratados médicos de la Edad Media. Si existía, ha escapado a nuestro conocimiento hasta 1880, cuando se agregó por primera vez a los manuales médicos.[1] No sabemos realmente por qué esta afección ha surgido como lo ha hecho, pero algunos investigadores han especulado que las condiciones laborales y las dietas modernas han provocado la tensión del nervio y han causado los síntomas.

Los cirujanos están preparados con sus bisturís para aliviar la presión sobre el nervio, pero quizás desee considerar primero otros tratamientos.

LA VITAMINA QUE COMBATE EL DOLOR

La solución al síndrome del túnel carpiano podría encontrarse en una sencilla vitamina: la vitamina B_6, también conocida como piridoxina. Sus propiedades analgésicas se utilizan con frecuencia para aumentar la resistencia al dolor de personas que están dejando de tomar excesivos medicamentos para el dolor de cabeza y para gente con neuropatías diabéticas y dolor de la articulación temporomandibular (ATM).[2]

El empleo de la vitamina B_6 en el síndrome del túnel carpiano comenzó con la observación de que algunas personas, aunque no todas, que padecen este síndrome tienen niveles bajos de esta vitamina en los análisis de sangre.[3,4] Eso dio a entender que quizás corrigiendo esa deficiencia se podría eliminar el dolor. Y de hecho, varios estudios han demostrado que reduce la hinchazón y la sensación de hormigueo o

VITAMINA B_6 PARA EL SÍNDROME DEL TÚNEL CARPIANO

- **La vitamina B_6 es fundamental para fabricar neurotransmisores que inhiben el dolor.**
- **La dosis típica es de 50 a 150 mg al día. No tome dosis superiores.**
- **Deje 12 semanas para notar los beneficios.**
- **Tómela bajo la supervisión de su médico.**
- **Tome vitamina B_6 además de utilizar una tablilla de inmovilización de la muñeca para frenar el continuo traumatismo que sufre esta parte del cuerpo.**

malestar en la mano y algunas veces hace que desaparezca la enfermedad.[5] Algunas personas mejoran rápidamente, en unas cuantas semanas, pero otras necesitan hasta 12 semanas para que les funcione.

En cierto modo, los beneficios de la vitamina no deben sorprendernos. Hace tiempo que se sabe que el cuerpo utiliza la vitamina B_6 para fabricar neurotransmisores, las sustancias químicas que transportan nuestros mensajes nerviosos, entre ellos los que afectan a la manera en que sentimos el dolor. La vitamina B_6 es importante en la síntesis de la serotonina y el GABA, dos neurotransmisores que inhiben los impulsos de dolor en los nervios.

Al parecer la vitamina B_6 afecta principalmente el dolor mismo, no la enfermedad subyacente. Cuando los investigadores examinan la *función* nerviosa de los pacientes con el síndrome del túnel carpiano o con diabetes, por lo general la vitamina B_6 no produce ningún efecto. Su efecto es contra el dolor.

El porcentaje de personas que se benefician de la vitamina B_6 varía dependiendo de qué estudio se consulte. En general, entre la mitad y dos tercios de los pacientes tratados mejoran considerablemente y los demás individuos logran una mejoría menos espectacular. Sin embargo, algunos investigadores no han hallado ninguna ventaja al utilizarse sobre los tratamientos con placebo y nadie ha podido aún explicar por qué al parecer ayuda a algunas y personas y a otras no.[4]

La dosis habitual en los tratamientos es de 50 a 150 mg al día, dejando 12 semanas aproximadamente para que funcione. La vitamina parece ser segura en estas dosis. No obstante, a dosis por arriba de 200 mg diarios puede provocar problemas nerviosos.

Los investigadores utilizan suplementos para potenciar la vitamina B_6 porque contienen mayores cantidades de las que se encuentran en los alimentos. Sin embargo, puede suceder que el consumo de alimentos naturales ricos en vitamina B_6 pueda, a largo plazo, tener beneficios similares a los de un tratamiento temporal con suplementos. Los cereales integrales, los frijoles, los plátanos amarillos (guineos, bananas) y los frutos secos son ricos en B_6 y le brindarán fácilmente la Asignación Dietética Recomendada de 2 mg diarios para las mujeres y de 2,2 mg para los hombres. Los suplementos resultan útiles si tiene síntomas agudos, pero quizás los alimentos actúen de manera preventiva.

Las personas que viven en los países occidentales no siempre obtienen la vitamina B_6 que necesitan por dos motivos. En primer lugar, sus dietas no contienen muchos cereales integrales y legumbres, excelentes fuentes de esta vitamina. En segundo lugar, la proteína tiende a agotar la vitamina B_6, y las dietas occidentales contienen demasiadas proteínas debido al habitual consumo de carne, carne de ave y pescado. Parte de la función de la vitamina es convertir las proteínas de una forma en otra y las dietas altas en proteínas demandan más vitamina de la que se necesita en una dieta que contenga menos proteínas.[6]

FUENTES SALUDABLES DE VITAMINA B_6 (MG)

Aguacate (1)	0,85	Frijoles colorados (1 taza, hervidos)	0,21
Batata dulce (1 taza, hervida)	0,80	Frijoles pintos (1 taza, hervidos)	0,27
Brócoli (1 taza, hervido)	0,24	Garbanzos (1 taza, hervidos)	0,23
Coles de Bruselas (1 taza, hervido)	0,45	Habas blancas (1 taza, hervidas)	0,30
Espinaca (1 taza, hervida)	0,28	Jugo de tomate (1 taza)	0,27
Frijoles al horno vegetarianos (1 taza)	0,34	Papa (1, al horno)	0,63
Frijoles blancos pequeños (1 taza, hervidos)	0,30	Plátano amarillo (1)	0,68

Fuente: J. A. T. Pennington, Bowes and Church's Food Values of Portions Commonly Used, edición Nº18. (Filadelfia: Lippincott, Williams, and Wilkins, 2005).

LAS HORMONAS Y EL SÍNDROME DEL TÚNEL CARPIANO

Hay otros factores que desempeñan un papel importante en el síndrome del túnel carpiano. El cigarrillo aumenta el riesgo, lo cual ofrece otro motivo más a los fumadores para quitarse el vicio. Los hallazgos sobre el efecto del alcohol son contradictorios. Un consumo elevado aumenta el riesgo, mientras que una ingesta moderada lo reduce, por razones que se desconocen.[7]

Las hormonas sexuales femeninas también desempeñan un papel importante, aunque todavía no está totalmente claro cómo actúan y qué deberíamos hacer al respecto. Este síndrome es mucho más frecuente en mujeres que en hombres. A menudo aparece durante el embarazo, especialmente durante el tercer trimestre, justo cuando determinadas hormonas (el estriol y la progesterona, entre otras) alcanzan un nivel elevadísimo y normalmente desaparece poco después de que nazca el bebé.[3,8] En raras ocasiones comienza con la lactancia y desaparece cuando esta acaba.[9] Además, cuando se comenzaron a utilizar habitualmente las píldoras anticonceptivas, las cuales son una mezcla de hormonas, pronto se indicó que el síndrome del túnel carpiano era un posible efecto secundario.[10]

El papel de las hormonas en esta afección también se ve apoyado por el hecho de que haya aparecido tan recientemente, de manera análoga a otras enfermedades relacionadas con las hormonas, todas las cuales se han visto agravadas por la agresiva propagación de las dietas altas en grasa y en carnes y el descenso de la popularidad de las verduras, cereales, frijoles y frutas que se ha producido durante los últimos 150 años.

¿Qué hacen estas hormonas para provocar el síndrome del túnel carpiano? En primer lugar, los estrógenos pueden provocar retención de líquidos e hinchazón y comprimir el nervio mediano.[10] Además, las píldoras anticonceptivas al parecer pueden reducir la cantidad de vitamina B_6 que hay en la sangre.[11]

CÓMO EQUILIBRAR LAS HORMONAS

Los alimentos pueden aliviar los cambios hormonales, como ya vimos en el Capítulo 8. En pocas palabras, entre más alimentos bajos en grasa y altos en fibra contenga la dieta, menos exceso de estrógenos habrá en la sangre. Los investigadores llevan mucho tiempo estudiando la utilización de tales dietas para reducir el riesgo de sufrir cáncer de mama y otras afecciones relacionadas con las hormonas. Desgraciadamente, que yo sepa, ningún investigador las ha utilizado para aliviar el síndrome del túnel carpiano.

CONTROLAR EL AZÚCAR EN LA SANGRE

Las personas que sufren diabetes tienen 4 veces más probabilidades de desarrollar el síndrome del túnel carpiano que la gente que no padece esta afección.[12] No se sabe con exactitud por qué esto es así. Sin embargo, este hecho hace pensar que mantener el azúcar en la sangre (glucosa) bajo control tal vez reduzca las probabilidades de sufrir este síndrome, además de sus otros muchos beneficios.

Enfrentarse con la diabetes parece algo muy difícil de hacer, y realmente lo es. Pero hay un nuevo tratamiento, comprobado por mi equipo de investigación, que ha dado a mucha gente armas muy eficaces contra la diabetes.[13] Lo veremos en el próximo capítulo.

LA PROGESTERONA NATURAL

Los Capítulos 1, 3 y 8 describen la utilización de la progesterona natural contra la osteoporosis, las migrañas y los dolores menstruales. Algunos expertos piensan que también es útil para el síndrome del túnel carpiano, aunque aún no se ha llegado a ningún acuerdo hasta que se realicen estudios controlados. La utilización de la progesterona en esta afección es paradójica porque durante el embarazo el cuerpo fabrica una gran cantidad de progesterona, a pesar de que durante el embarazo el síndrome del túnel carpiano es especialmente frecuente. No obstante, sus defensores señalan que la progesterona contrarresta los efectos de los estrógenos y ayuda a corregir los problemas del tejido conectivo.

Los médicos que emplean progesterona recomiendan aplicarse una crema de progesterona natural transdérmica en una dosis de 15 a 20 mg diarios desde el día Nº12 hasta el día Nº26 del ciclo menstrual, contando el día Nº1 como el primer día de menstruación. Con esta dosis se utiliza cada mes cerca de un tercio de un bote de 2 onzas (56 g). Una mujer posmenopáusica utilizará la crema durante 25 ó 26 días cada mes, durante ese tiempo gastaría un frasco de 2 onzas, y luego pararía hasta el principio del siguiente mes. Puede tomar unos cuantos meses en surtir efecto.

QUÉ HACER FRENTE AL SÍNDROME DEL TÚNEL CARPIANO

1. En primer lugar, consiga un buen diagnóstico. Su médico tiene que buscar afecciones médicas relacionadas con síntomas nerviosos. Debería analizar detenidamente con su médico cualquier tratamiento que vaya a seguir, especialmente durante el embarazo o la lactancia.

2. Evite los movimientos repetitivos o las posturas incómodas de las manos durante el trabajo y tómese descansos cuando lo necesite.

3. Pruebe 50–150 mg diarios de vitamina B_6 bajo la supervisión de su médico. Normalmente tendrá que esperar 12 semanas para notar los efectos.

4. Inmovilizar la muñeca puede ser de ayuda.[14] Conforme mejoren los síntomas, puede comenzar a usar la tablilla sólo por la noche.

5. Cuando las medidas conservadoras fracasan, los médicos recomiendan diuréticos, inyecciones locales de esteroides o cirugía. La cirugía no siempre cura esta dolencia y solamente debería utilizarse como último recurso, sobre todo durante el embarazo, puesto que el síndrome normalmente desaparece tras el parto.

(*Nota*: si encuentra en este capítulo términos que no entiende o que jamás ha visto, favor de remitirse al glosario en la página 378).

CAPÍTULO 12

DIABETES

En la diabetes se produce un tipo de dolor especial. Cuando alguien ha padecido la enfermedad durante varios años, a veces tiene unas sensaciones muy agudas de ardor en la parte inferior de las piernas y en los pies. Se trata de un síntoma de disfunción nerviosa, la cual también se puede manifestar como una sensación de hormigueo o entumecimiento.

Esta afección, conocida como *neuropatía diabética*, al parecer se produce por una mala circulación en los minúsculos vasos sanguíneos que alimentan a los nervios o por un efecto tóxico que se produce cuando el azúcar en la sangre (glucosa) no se controla adecuadamente. Nuestros nervios necesitan oxígeno y nutrientes, al igual que cualquier otra parte del cuerpo, y si no los consiguen debido a una mala circulación, no pueden funcionar adecuadamente. De la misma manera, los problemas circulatorios que se dan con frecuencia en la diabetes pueden dañar los ojos, los riñones y el corazón.

El dolor de la neuropatía puede debilitarnos físicamente y hacernos sentir que nos encontramos en un callejón sin salida en el que cada vez aparecen más síntomas para los que no hay alivio. Probablemente ya habrá probado medicamentos y estos ayudan a algunas personas. Se ha demostrado que determinados fármacos anticonvulsivos y antidepresivos, por ejemplo, reducen el dolor diabético. Al parecer bloquean los trasmisores químicos de los nervios que hacen que sintamos el dolor. Sin embargo, no hacen que los nervios funcionen mejor y muchas personas sólo obtienen un alivio del dolor moderado o ninguno en absoluto. Aquí es donde entran en juego los alimentos.

La verdad es que, si se escogen los alimentos correctos y se agrega un sencillo programa de ejercicio, el dolor a veces desaparece totalmente. De hecho, la diabetes misma puede desaparecer en algunos casos, o al menos mejorar espectacularmente.

Muchos investigadores han estudiado de qué modo pueden los alimentos ayudar a los diabéticos. El Dr. Milton Crane se centró en los síntomas del dolor en un importante estudio realizado en Weimar, California. Los sujetos del estudio eran 21 pacientes que habían desarrollado dolores en los nervios de las piernas y los pies después de haber tenido diabetes de aparición adulta durante muchos años. Siguieron una dieta especial y un programa de ejercicio que iba más allá de las dietas que nos debilitan y que se utilizan habitualmente.

El tratamiento funcionó de maravilla. En sólo 2 semanas, el dolor desapareció completamente en 17 pacientes; los otros 4 tuvieron un alivio parcial. Cinco pacientes dejaron de tomar todos sus medicamentos para la diabetes y el resto recortaron sus dosis más o menos a la mitad.[1] En este capítulo le mostraré cómo funciona este tipo de dieta y programa de ejercicio y cómo puede usted aprovechar estas poderosas herramientas.

¿QUÉ ES LA DIABETES?

La diabetes es una enfermedad en la cual el azúcar se acumula en la sangre. Este azúcar es la glucosa y normalmente procede de los almidones que contiene la dieta, así como de unas moléculas almacenadas en el hígado que actúan como baterías de recambio, es decir, nos dan energía cuando la necesitamos.

La hormona *insulina* es el portero de las células de su cuerpo. Acompaña a la glucosa desde el torrente sanguíneo hasta cada una de las células. Sin embargo, en la diabetes, la insulina no lleva a cabo su función correctamente. En vez de ayudar a la glucosa a introducirse a las células, simplemente le permite acumularse en la sangre. Conforme la glucosa se acumula en la sangre, una cantidad atraviesa los riñones y llega a la orina, donde puede detectarse en sencillos análisis de orina.

En la diabetes del tipo I, la cual se solía llamar diabetes infantil, las células del páncreas que deberían fabricar insulina han dejado de hacerlo.

En este caso, las inyecciones de insulina son fundamentales, independientemente de la dieta que uno siga, si bien los tipos correctos de alimentos pueden ayudar a reducir las dosis y las complicaciones de la enfermedad. Seguir unas sencillas medidas nutricionales tal vez también ayude a prevenirla, como ya veremos.

En la diabetes del tipo II (que antes se denominaba diabetes de aparición adulta), aún hay insulina en la sangre, pero las células del cuerpo no responden a ella muy bien, una afección conocida como resistencia a la insulina. Este tipo de diabetes a menudo mejora espectacularmente con la dieta correcta y el ejercicio.

Las tradicionales "dietas para la diabetes" no son muy eficaces. Las viejas dietas estaban basadas en la teoría de que, dado que los almidones liberan azúcares durante el proceso digestivo, había que eliminar la mayor parte de dichos almidones de la dieta. Desgraciadamente, eso elimina algunos de los cereales, frijoles y verduras más saludables y deja al paciente con alimentos altos en grasa o en proteínas. La grasa de la dieta hace que la resistencia a la insulina sea todavía peor y el exceso de proteínas acelera los daños renales y otros problemas.

Las dietas para la diabetes más nuevas exigen que el paciente cuente los gramos de carbohidratos o que utilice una serie de "listas de intercambio" que prescriben de forma escrupulosa determinadas cantidades de leche, fruta, verduras, almidón, carne y grasa con el fin de mantener día a día una dieta constante. De esta manera resulta más fácil calcular la cantidad de medicamento que necesita para regular el azúcar en la sangre y supone una mejora respecto a las dietas más antiguas. Pero todavía no permite que la mayoría de pacientes reduzcan la cantidad de medicamentos que están tomando. Tampoco es muy eficaz a la hora de evitar complicaciones graves y la mayoría de la gente que sigue esas dietas se encuentran en una trayectoria descendente con más síntomas, más medicamentos recetados y más tratamientos médicos.

Una serie de estudios de investigación aportaron indicios de que debía haber un modo mejor de tratar esta enfermedad sin las listas de intercambio y centrándose en los alimentos que ayudan a la insulina a cumplir mejor con su función. Muchas de las personas que participaron en el estudio pudieron dejar sus medicamentos por completo y otros necesitaron una dosis mucho menor.

A partir de 2003, los Institutos Nacionales de Salud financiaron a mi equipo de investigación para que probara un nuevo tratamiento dietético, que no solamente resultó competir con la eficacia de las otras dietas, sino que también era más eficaz que los medicamentos orales.[2]

UN TRATAMIENTO REVOLUCIONARIO

Nuestro equipo de investigación realizó una serie de cambios dietéticos totalmente diferentes diseñados para hacer mucho más que simplemente compensar el mal funcionamiento de la insulina. El nuevo método mejora la capacidad de la insulina para funcionar. En otras palabras, nos centramos directamente en la *causa* de la diabetes.

En lugar de pedir a los pacientes que cuenten gramos de carbohidratos y que eviten el arroz, la pasta, los frijoles y otros alimentos que contienen carbohidratos, nos concentramos especialmente en reducir los alimentos grasos. La razón es que en el interior de las células del cuerpo se acumulan gotitas de grasa. Mientras tanto, esta grasa obstaculiza la capacidad de la insulina para funcionar. El objetivo de las nuevas dietas es limpiar esta grasa de las células y permitir que la insulina recupere su función lo antes posible.

Para hacer eso, evitamos los productos animales. En lugar de tomar tocino y huevos en el desayuno, optamos por un gran plato de avena, con canela y pasas, o quizás medio cantaloup (melón chino) o una tostada de centeno (sin mantequilla). Obviamente no hay grasa de origen animal en ninguna de estas opciones. Para el almuerzo o la cena, comimos espaguetis con salsa marinara, un burrito con frijoles, un *chili* vegetariano u otro plato saludable.

También redujimos al mínimo los aceites para cocinar o como condimentos. Por ello, en lugar de freír, dimos prioridad a técnicas de cocina sin grasa, como cocinar al vapor u hornear.

Finalmente, dimos prioridad a alimentos que se digieren de forma progresiva y liberan la glucosa al torrente sanguíneo poco a poco, en lugar de toda a la vez. Por lo tanto, los frijoles, las verduras verdes, la fruta y la pasta son excelentes opciones. Parece mentira, pero afectan relativamente poco al nivel del azúcar en la sangre. Los panes blancos y de trigo, los alimentos azucarados y la mayoría de los cereales fríos para desayunar no son tan buenas opciones, ya que se digieren rápidamente y envían sus azúcares a la sangre demasiado deprisa.

No hay necesidad de limitar las calorías, contar los carbohidratos o rechazar una segunda ración. Esta nueva dieta tampoco limita de manera especial la cafeína ni el alcohol (aunque ambas tienen efectos para la salud que no están relacionados con la diabetes que sería mejor tener en cuenta, desde luego).

> Estos cambios dietéticos tienen un efecto espectacular. Tal como publicamos en la revista *Diabetes Care* en 2006, la mejora en el control del azúcar en la sangre fue tres veces superior que con una dieta convencional para la diabetes e igualaba la eficacia de los medicamentos orales para esta enfermedad.[2] Esta dieta también ayuda a las personas a perder peso, disminuir los niveles de colesterol y reducir la presión arterial.

Otros estudios que utilizan dietas similares, junto con alguna forma de ejercicio regular como caminar o andar en bicicleta, revelaron que muchas personas con diabetes del tipo II pudieron reducir o incluso eliminar su medicación y reducir el riesgo de padecer complicaciones oculares, renales y nerviosas.[3–7]

LOS ALIMENTOS VEGETARIANOS SON LA MEJOR OPCIÓN

En el Instituto Weimar, el Dr. Crane siguió los mismos principios. Utilizó una dieta vegana (vegetariana pura) compuesta por verduras, cereales y frijoles y eliminó toda la grasa de origen animal, además de reducir al mínimo los aceites vegetales. El resultado fue un mejor control de la diabetes y la desaparición del dolor de piernas. Se produjeron resultados rápidamente, incluso en personas que habían sufrido los síntomas durante años.

Suponemos que los productos vegetales acaban con los dolores nerviosos porque gracias a ellos, la diabetes se puede controlar mejor, ya que los niveles altos de azúcar en la sangre pueden atacar a los nervios.

Sin embargo, el azúcar tal vez también nos haga más sensibles al dolor. Unos investigadores del Centro Médico de la Administración de Veteranos, ubicado en Minneapolis, evaluaron la tolerancia al dolor de 8 hombres jóvenes y saludables. Colocaron un *clip* eléctrico en la membrana de piel ubicada entre el dedo primero y segundo de cada voluntario. Conforme uno de los investigadores aumentaba el voltaje del *clip*, pidieron a cada uno de los hombres que dijeran cuándo sentían dolor y en qué punto lo encontraban insoportable. Cuando los investigadores les suministraron una inyección intravenosa de azúcar (glucosa), su sensibilidad al dolor aumentaba considerablemente. Sentían el dolor antes y más intensamente.

Luego los investigadores hicieron pruebas a personas con diabetes, quienes, por supuesto, tienden a tener un nivel de azúcar en la sangre más alto que las demás personas. Obtuvieron los mismos resultados. Su sensibilidad al dolor era mucho mayor que la de las personas que no padecían diabetes.

En resumen, las dietas comunes para la diabetes que se basan en el recuento de carbohidratos o en las listas de intercambio no son muy eficaces. Si sigue una dieta baja en grasa, vegetariana y con alimentos no refinados los resultados pueden ser totalmente espectaculares. Y si agrega ejercicio a su programa de cuidado, aún obtendrá más beneficios porque cuando los músculos trabajan, se elimina azúcar en la sangre, incluso con un nivel bajo de insulina.

Déjeme que comparta con usted el caso concreto de una persona. Bruce Burdick, de Lenexa, Kansas, se había enterado del tratamiento que yo recomiendo y me escribió la siguiente carta:

> Mi hija Heather, que es propietaria de una tienda naturista, quería que probara su programa durante sólo 3 semanas. En esa época, yo padecía diabetes, tenía la presión arterial alta y mi suero sanguíneo estaba tan espeso como una salsa de tomate. Además, tenía un sobrepeso de 72 libras (33 kg).
>
> Algo me dijo que era lo que tenía que hacer. Convencí a mi esposa, Mary, para que siguiera conmigo el programa vegetariano de 21 días. No limitamos nuestro consumo calórico de forma consciente en ningún momento. Comíamos montones

> de frijoles (habichuelas), arroz, pasta, frutas y verduras. También teníamos una máquina para hacer pan y comíamos pan fresco todos los días. Además, comenzamos un programa suave de ejercicio; caminábamos por el centro comercial todos los días de 30 a 45 minutos.
>
> Los resultados fueron excelentes. Las 3 primeras semanas pasaron volando. Descubrimos todo tipo de recetas nuevas. Durante los últimos 6 meses, he perdido 47 libras (21 kg) y mi talla de ropa se ha reducido desde una 3X a una 2X y desde una XL a una L. Mi presión arterial también bajó de 160/100 a 130/80. Además, estoy controlando mi azúcar en la sangre hasta el punto de no tener que tomar insulina.
>
> Podría seguir durante horas hablando de qué tan bien me siento y de qué tan estupendamente luzco (eso es lo que dicen mis amigos). Muchas gracias por compartir con nosotros sus conocimientos e información.

La experiencia de Bruce no es poco frecuente. Aunque parezca un milagro poder reducir los medicamentos o dejarlos totalmente, que el dolor desaparezca y sentirse saludable de nuevo, es algo que se puede esperar cuando se realizan los cambios en la dieta correctos.

OTROS TRATAMIENTOS

En el Capítulo 11 vimos que la vitamina B_6 puede ayudar a acabar con el dolor de los nervios en el síndrome del túnel carpiano. También ayuda en la diabetes. Puede reducir el dolor, si bien tal vez no mejore la función de los nervios.[9] Al igual que los medicamentos, la B_6 debe considerarse como complemento de una dieta baja en grasa vegetariana y del ejercicio para las personas que necesiten más ayuda, no como un sustituto de los mismos. La dosis habitual es de 50 a 150 mg diarios y normalmente se necesitan varias semanas para observar los resultados. Debe evitar ingerir dosis superiores porque pueden provocar problemas nerviosos.

La capsaicina, el ingrediente "picante" de los chiles picantes, se agrega a una crema que resulta útil para algunos pacientes que sufren dolor posmastectomía, artritis y herpes zóster. También se ha utilizado en pacientes con neuropatía diabética.

Mi opinión sobre la utilización de la vitamina B_6 y la capsaicina para tratar los dolores diabéticos es que pueden ser útiles complementos de una dieta vegana baja en grasa y un programa de ejercicio. Sin embargo, si aún no ha probado la dieta y el programa de ejercicio, esa debe ser su primera prioridad, ya que puede cambiar la progresión fundamental de su enfermedad.

EL TRATAMIENTO CONTRA LA DIABETES

1. Siga una dieta vegana (vegetariana pura) y baja en grasa, evite todos los productos de origen animal y los aceites añadidos. En la sección de recetas encontrará muchos platos que ponen en práctica estos principios de la manera más deliciosa posible. Si este tipo de dieta es nuevo para usted, decida probarla rigurosamente durante 3 semanas. Es tiempo más que suficiente para experimentar con alimentos diferentes, sin la desalentadora sensación de estar asumiendo un compromiso de largo plazo.

2. Dé prioridad a los alimentos ricos en carbohidratos complejos y fibra: frijoles (habichuelas), verduras y cereales integrales, por encima de aquellos a los que le han extraído la fibra (por ejemplo, pan blanco, pasta y arroz blancos).

3. Haga ejercicio de manera regular, dentro de los límites prescritos por su médico. Una caminata de media hora diaria o de una hora tres veces por semana es un buen régimen para la mayoría de personas, además, puede aumentar el nivel de ejercicio conforme se incremente su capacidad. Ejercitar los músculos hace que se elimine el azúcar en la sangre.

4. Para asegurarse de que su nutrición es completa, es importante tomar una fuente de vitamina B_{12}, como cualquier complejo multivitamínico normal, leche de soya o cereales fríos enriquecidos o un suplemento de vitamina B_{12} de 5 mcg o más al día.

5. Si los dolores nerviosos continúan, considere tomar de 50 a 150 mg diarios de vitamina B_6, consultándolo con su médico para que pueda supervisar su progreso.

¿LA LECHE DE VACA PROVOCA DIABETES?

La leche de vaca se está analizando minuciosamente como posible causa de la diabetes infantil. Diversos estudios realizados a lo largo de muchos años han sugerido que las proteínas de la leche de vaca hacen que se produzcan anticuerpos que pueden dañar a las células productoras de insulina del páncreas. En 1992, la revista médica *New England Journal of Medicine* publicó un estudio realizado a 142 niños con diabetes del tipo I. Todos los niños tenían unos niveles sanguíneos elevados de anticuerpos contra una proteína concreta de la leche de vaca.[10]

Aunque parezca extraño pensar que las proteínas de la leche puedan provocar cualquier problema de salud, es útil recordar que la naturaleza nunca contó con que los humanos bebieran leche de vaca. La leche de vaca tiene la combinación de nutrientes perfecta para un ternero recién nacido, pero no es en absoluto correcta en términos nutricionales para un bebé humano. En este caso, el problema no reside en la grasa ni en el azúcar lactosa, sino en las proteínas de la leche, que pueden hacer que el cuerpo humano produzca anticuerpos. Se piensa que estos anticuerpos dañan el páncreas. Las proteínas de la leche de vaca también provocan cólicos, que afectan a 1 de cada 5 bebés, y se encuentran entre los alimentos que con más frecuencia causan migrañas, artritis y problemas digestivos.

En el momento en que apareció el artículo en la *New England Journal of Medicine*, ya se había demostrado que la leche de vaca contribuye a la deficiencia de hierro y otros problemas de salud en los niños. Lamentablemente, con frecuencia se les dice a los padres que la leche es una buena fuente de calcio. Sin embargo, casi nunca se les habla de sus desventajas o de otras fuentes de calcio más saludables.

Con las nuevas pruebas de otro problema para la salud, el Comité de Médicos para una Medicina Responsable celebró una rueda de prensa con el experto en salud infantil, el Dr. Benjamin Spock; el Dr. Frank Oski, el director de la unidad de Pediatría de la Universidad Johns Hopkins y otros expertos en salud, quienes apoyaron mi recomendación de advertir a los padres acerca de los peligros potenciales de los productos lácteos.

No hace falta decir que la industria láctea contraatacó y trató de rechazar los descubrimientos. Sin embargo, poco después, la Academia Estadounidense de Pediatría reunió una comisión para que examinara este tema. Llegó a la conclusión de que la exposición a la proteína de la leche de vaca puede que sea, en efecto, un factor importante en el desarrollo de la diabetes. Basándose en los más de 90 estudios que señalaban este hecho, la Academia declaró que al evitar la exposición a la leche de vaca tal vez se retarde o se evite la enfermedad en individuos susceptibles.[11] En la actualidad se está llevando a cabo un estudio muy importante que está examinando si la diabetes se puede prevenir con la utilización de preparados para biberón especiales que descomponen las proteínas de la leche de vaca. Hasta el momento los resultados son alentadores.[12] Por supuesto, una respuesta mejor es amamantar a los niños, evitar totalmente las exposiciones a la leche de vaca (las madres lactantes también deben evitar la leche de vaca) y utilizar preparados para biberón hechos sin productos lácteos cuando no sea posible amamantar.

> Averiguar que la leche puede provocar diabetes del tipo I no le servirá de consuelo si usted ya la padece. Pero comparto esta información porque, aunque el tema ha recibido muchísima atención por parte de los investigadores, aún es muy desconocido entre los padres, quienes continúan recibiendo un aluvión de comerciales de leche.

Independientemente de si uno padece diabetes del tipo I o del tipo II, escoger los alimentos correctos puede ser inmensamente eficaz. Si tiene usted dolor, es muy posible que desaparezca. Puede reducir la cantidad de medicamentos que necesita, así como el riesgo de sufrir complicaciones. Y si usted padece diabetes del tipo II, podría desaparecer la enfermedad.

(*Nota*: si encuentra en este capítulo términos que no entiende o que jamás ha visto, favor de remitirse al glosario en la página 378).

CAPÍTULO 13

HERPES Y HERPES ZÓSTER

Los virus son tan pequeños que es sorprendente que puedan provocar tantos daños. Los diferentes miembros de la familia de los virus del herpes causan los herpes labiales (fuegos, boqueras, pupas), los herpes genitales y el herpes zóster.

Los alimentos pueden afectar la fuerza del sistema inmunitario para luchar contra los virus, y un aminoácido en concreto, llamado lisina, se ha estudiado por su capacidad para prevenir y tratar los virus del herpes. En este capítulo estudiaremos la lisina y otros aliados en la lucha contra estos intrusos.

LOS HERPES LABIALES Y GENITALES

Los herpes labiales están causados por el virus del herpes simple tipo 1 (HSV-1). El virus se contagia fácilmente de una persona a otra y en todo el mundo, lo tienen cerca del 90 por ciento de las personas. Normalmente permanece en estado latente, pero puede aparecer en herpes labiales, normalmente donde la piel se junta con una membrana mucosa, como en las comisuras de los labios.

Su primo hermano, el virus del herpes simple tipo 2 (HSV-2), provoca el herpes genital, el cual se contrae a través del contacto sexual. El herpes está enrojecido en la base y está cubierto por una serie de vesículas que explotan y dejan una dolorosa úlcera que toma de 2 a 3 semanas en curarse. Al igual que el HSV-1, el HSV-2 puede permanecer en estado latente durante largos períodos de tiempo. De hecho, el 40 por ciento de las personas nunca vuelve a tener otro herpes. El estrés o una baja inmunidad puede hacer que los herpes vuelvan a aparecer.

LA LISINA FRENTE AL HERPES

A principios de los años 70 una serie de artículos científicos comenzaron a demostrar que la lisina ayudaba a algunas personas a evitar las reapariciones de herpes y aceleraba la curación.

La lisina es un aminoácido, es decir, una pequeña molécula que es uno de los componentes básicos de las proteínas. Nuestro cuerpo no la fabrica. Es un aminoácido *esencial*, es decir, tenemos que conseguirlo a través de los alimentos para formar las proteínas que constituyen nuestro cuerpo. Una de las diferencias positivas entre los virus del herpes y nosotros es que el herpes no puede asimilar la lisina. Es decir, la lisina inhibe la capacidad del herpes de multiplicarse.[1]

LA LISINA PARA PREVENIR Y TRATAR LOS HERPES

Si está usted tomando lisina, las siguientes pautas le pueden servir de ayuda.

1. Tome L-lisina (*L-lysine*). También hay D-lisina (*D-lysine*), la cual es biológicamente inactiva.
2. Tome la dosis más baja posible que le funcione a usted, entre 500 y 3.000 mg diarios. Los primeros estudios que demostraron la eficacia de este aminoácido utilizaron 500 mg para prevenir ataques y el doble de esa cantidad para tratar los herpes una vez que habían aparecido.[3] En posteriores estudios de investigación se ha utilizado una dosis preventiva de 1.000 mg tres veces al día, tomada con la comida. Al parecer las dosis a estos niveles son seguras, pero se desconoce si una dosis superior puede ser segura.
3. Evite los alimentos ricos en arginina, como los frutos secos, las semillas, el chocolate y la gelatina.
4. Coopere con su médico. La lisina puede tomarse junto con los medicamentos antivirales que tal vez le esté recetando su médico.

Por otra parte, el virus necesita un segundo aminoácido, llamado *arginina*. Si no lo tiene, no puede fabricar las proteínas que necesita para duplicarse. No muere, pero al menos no puede multiplicarse.

Estos dos aminoácidos compiten entre sí y nosotros podemos aprovecharnos de ello. La lisina obstaculiza la absorción de arginina en el tracto digestivo y estimula a los riñones para que la eliminen en la orina. También tiende a reducir la arginina de las células, de manera que los virus del herpes disponen de menos arginina.[2]

En un estudio de 1987, Richard Griffith de la Universidad de Indiana recetó lisina a personas que tenían herpes labiales o genitales. Al mismo tiempo, les pidió que evitaran los alimentos ricos en arginina, en especial los frutos secos, las semillas, el chocolate y la gelatina. Comparó el tratamiento de lisina con los del placebo y descubrió que la lisina reducía tanto el número de casos como el tiempo que necesitaban los herpes para curarse. Algunas personas descubrieron que podían incluso frenar un principio de herpes si tomaban de 3.000 a 4.000 mg de lisina durante varios días.[4]

En otros estudios realizados sobre la lisina se comprobó que ayuda a algunas personas y a otras no.[5,6] Hasta el momento, no se ha documentado ningún peligro por tomar la lisina en las dosis utilizadas.

AFTAS

Las altas, que también se conocen como úlceras aftosas, son unas pequeñas pero dolorosas ulceraciones que aparecen dentro de la boca. Aparecen desde la nada y desaparecen por sí mismas en una o dos semanas. Muchas personas han probado diferentes cambios de dieta para ver si pueden evitar las aftas y según algunos informes anecdóticos, se han beneficiado al omitir los productos lácteos, los frutos secos, las frutas cítricas o los tomates.

Al parecer la lisina también ayuda a acabar con este tipo de úlceras.[7] Basándose en la teoría de que la causa de las úlceras bucales podía ser un virus similar al del herpes, unos investigadores suministraron lisina a 88 pacientes y descubrieron que, en casi todos los casos, la lisina impedía que aparecieran las aftas y también aceleraba su desaparición.[8] La dosis era de 500 mg diarios, que podía doblarse si la dosis inicial no era eficaz para prevenirlas. Si aparecía un afta, se elevaba la dosis a 1.000 mg cada 6 horas hasta que desaparecía.

EL HERPES ZÓSTER

El herpes zóster es un sarpullido doloroso que aparece en el abdomen o en la cara. El virus de la varicela-zóster que lo provoca es un primo hermano del HSV-1 y del HSV-2 y es el mismo virus que causa la varicela.

Cuando los niños contraen la varicela, el virus penetra a través del aparato respiratorio y se extiende por el torrente sanguíneo, lo cual provoca un sarpullido que causa comezón y que se cura en una semana o dos. Sin embargo, el virus no muere. Se oculta dentro de las células nerviosas.

Décadas después, si nuestro sistema inmunitario comienza a flaquear, el virus desciende por los nervios del dolor y del tacto que llegan hasta la piel. Provoca inflamación y esta produce un dolor punzante o ardiente que se extiende hasta los nervios del cerebro. Es el principio del herpes zóster. Cuando el virus escapa de los nervios y se introduce en la piel, provoca el sarpullido doloroso.

No todas las personas que han tenido la varicela padecerán un herpes zóster. En total, del 10 al 20 por ciento de las personas padecen esta molesta enfermedad. Ocurre 4 veces más en personas de raza blanca que de raza negra, se supone que por alguna razón de tipo genético que aún no se ha identificado.

En la mayoría de personas el herpes desaparece en unas cuantas semanas. En otros, por desgracia, el dolor persiste después de desaparecer el sarpullido, una complicación conocida como *neuralgia postherpética*. La mitad de las personas que sufren un herpes zóster a los 60 años, tendrán un dolor persistente que puede tardar meses o incluso años en desaparecer.

En 2006, la Dirección de Alimentación y Fármacos aprobó una vacuna para el herpes zóster llamada *Zostavax*. Contiene una forma más potente del virus atenuado que se utiliza para la vacuna de la varicela. Previene casi la mitad de todos los casos de herpes zóster; y normalmente los casos que sí se dan son mucho más leves que los de las personas que no se han vacunado. La vacuna también reduce el riesgo de sufrir neuralgia postherpética en aproximadamente dos tercios.

Sin embargo, si el herpes zóster aparece, la vacuna no sirve para nada. En ese momento, los médicos recetan medicamentos antivirales, como aciclovir, famciclovir o valaciclovir. Si se comienza con ellos al principio, pueden reducir el dolor de un ataque agudo y tal vez reduzcan las probabilidades de que se produzca la neuralgia postherpética.

Cuando ha empezado la neuralgia postherpética, el tratamiento típico consiste en antidepresivos, no para el estado de ánimo, sino para el dolor. Los que funcionan son los antiguos, sobre todo la nortriptilina, la desipramina y la amitriptilina, los cuales activan una sustancia química cerebral llamada noradrenalina.[9] Algunos expertos recomiendan comenzar este tratamiento tan pronto como se diagnostica el herpes zóster. El *Prozac* y otros antidepresivos que afectan sólo la serotonina no son útiles para este tipo de dolor. Algunos médicos también recetan codeína u otros analgésicos narcóticos.[10]

Ha habido pocas investigaciones sobre la utilización de la lisina para el herpes zóster. En una encuesta realizada en 1983 a personas que tomaban lisina para tratar el herpes zóster, el 90 por ciento calificaron la lisina como "eficaz" o "muy eficaz", mientras que el 10 por ciento dijeron que no obtuvieron ningún beneficio de esta. La dosis utilizada generalmente es la misma que para el herpes simple. Este estudio era alentador, pero teniendo en cuenta que el dolor del herpes zóster desaparece finalmente por sí solo, es necesario realizar una comparación de la lisina con un placebo para averiguar si realmente funciona.

Algunas personas con herpes zóster o neuralgia postherpética se han beneficiado de la crema con capsaicina, el tratamiento para el dolor tan poco común que describí en el Capítulo 5, la cual se hace con el ingrediente "picante" de los chiles. Funciona al reducir una sustancia química nerviosa llamada *sustancia P* y de esa manera, alivia la sensación de dolor.[11]

En un estudio realizado a pacientes que sufrían neuralgia postherpética durante más de un año sin obtener alivio, la crema produjo mejoría en el 64 por ciento de los casos. Normalmente no hace que el dolor desaparezca (menos del 20 por ciento tuvieron una remisión completa del dolor con el tratamiento de capsaicina), pero normalmente lo reduce.[12] Puede utilizarse con antidepresivos con total seguridad.

Encontrará la crema de capsaicina en cualquier farmacia. Se aplica sobre el herpes 4 ó 5 veces al día. Deje que pasen 4 semanas para comenzar a observar resultados, ya que a veces tiene una acción retardada. Después de aplicarla, lávese las manos con cuidado, para que no le penetre en los ojos. El escozor de la crema de capsaicina disminuye después de la primera semana y puede reducirlo aún más si trata previamente la piel con una pomada con un 5 por ciento de xilocaína o un aerosol de lidocaína como *Solarcaine*. Le animo a que la utilice bajo la supervisión de su médico para averiguar cuál es la mejor dosis y el mejor tratamiento posible.

Mi recomendación para los herpes zóster es emplear todos los recursos posibles para acabar con el dolor e intentar evitar que se convierta en una neuralgia postherpética. Para ello es necesario tomar medicamentos antivirales, antidepresivos e incluso analgésicos narcóticos en cuanto se diagnostica, junto con capsaicina. El objetivo es lograr que el ataque dure lo menos posible para evitar el comienzo de dolor persistente.

CÓMO REFORZAR LA INMUNIDAD

Cuando el virus de la varicela-zóster vuelve a aparecer, en la mayoría de los casos, es una señal de que el sistema inmunitario se está debilitando.[13] Los alimentos pueden ayudar a fortalecer nuestras defensas inmunitarias. Algunas pruebas sugieren que las dietas ricas en frutas y verduras, sobre todo, los alimentos vegetarianos, ayudan a reforzar la inmunidad. Esto se debe en parte a que al evitar la grasa y el colesterol las células inmunitarias funcionan mejor, pero las verduras, los frijoles (habichuelas) y las frutas también contienen nutrientes que estimulan el sistema inmunitario.

Conforme envejecemos tendemos a ser menos activos y por ello, tenemos menos apetito. Si entonces comemos menos verduras y frutas, seguramente perderemos las vitaminas y minerales que necesitamos para tener un sistema inmunitario fuerte. Para compensar esa pérdida hay que realizar más actividad física y tomar comidas más saludables. Los investigadores también han descubierto que incluso un simple complejo multivitamínico diario puede corregir pequeñas deficiencias y mejorar perceptiblemente la fuerza del sistema inmunitario.[14]

LOS EFECTOS DEL ESTRÉS

El estrés puede activar los virus del herpes y provocar herpes labiales y herpes genitales, y al parecer sucede lo mismo con el herpes zóster. El estrés empeora el dolor de la neuralgia postherpética y las técnicas de relajación pueden aliviarla. Vea en el Capítulo 17 técnicas para reducir el estrés que son fáciles y rápidas.

Los virus continúan siendo un enigma y los tratamientos no son ni mucho menos lo efectivos que deberían ser. Sin embargo, las medidas anteriores pueden ayudarle a reducir las probabilidades de que se den estas erupciones virales y acortar los ataques cuando se produzcan.

(*Nota*: si encuentra en este capítulo términos que no entiende o que jamás ha visto, favor de remitirse al glosario en la página 378).

CAPÍTULO 14

ANEMIA FALCIFORME

En la anemia falciforme los glóbulos rojos sanos que normalmente son redondos adquieren una forma de hoz y otras formas irregulares que obstruyen los diminutos vasos sanguíneos, por lo que se bloquea el flujo de sangre y oxígeno a los tejidos corporales. El resultado es una dolorosa crisis tras otra y daños en el bazo, los pulmones, el cerebro u otros órganos. Además, las células anormales tienen que ser sustituidas, por lo que la médula ósea debe trabajar horas extra para producir nuevas células sanguíneas. La dieta y el estilo de vida no pueden eliminar la enfermedad, pero pueden reducir el número de episodios dolorosos.

La anemia falciforme se produce por un cambio de carácter hereditario en la hemoglobina, la molécula que transporta el oxígeno en los glóbulos rojos.* El gen de células falciformes es recesivo, es decir, una persona solamente contrae la enfermedad cuando hereda el gen de ambos progenitores. Aproximadamente 3 de cada 1.000 afroamericanos nacen con anemia falciforme.

Si usted hereda el gen de células falciformes de un progenitor y un gen normal del otro, usted será lo que se denomina "portador de células falciformes". Sus glóbulos rojos mantienen su forma normal, excepto en circunstancias muy adversas: por ejemplo, en grandes altitudes donde hay poco oxígeno.

---

*La molécula hemoglobina se compone de cuatro cadenas de aminoácidos. Las dos cadenas alfa contienen 141 aminoácidos. Las dos cadenas beta contienen 146. Cerca de un extremo de las cadenas beta, el aminoácido valina ocupa el lugar de otro aminoácido, llamado ácido glutámico. La sustitución de este aminoácido es lo que provoca la tendencia de las células a destruirse.

EL ORIGEN DEL GEN DE LAS CÉLULAS FALCIFORMES

¿Por qué aparece este gen y por qué persiste? La razón es que nos protege de la malaria. Hace unos 4.000 años en la India, y 3.000 años en África, la transición desde las sociedades recolectoras de alimentos hasta las productoras de los mismos provocó la tala de grandes extensiones de bosque, que dio lugar a la aparición de pantanos y charcos de agua, que son los lugares favoritos para reproducirse de los mosquitos anofeles.[1] Estos mosquitos transmiten la malaria. Al mismo tiempo, la creciente población humana se convirtió en un huésped muy disponible para la infección.*

El gen falciforme surgió en al menos 4 lugares distintos de África y en uno de la India.[1] Tiene una característica extraordinaria. Cuando el parásito de la malaria penetra en una célula que tiene el gen falciforme, la célula muere. El cuerpo encuentra a la célula anómala y la elimina. De hecho, el parásito de la malaria se suicida cuando intenta cobijarse en este tipo de célula.

Cuando la malaria es endémica, las personas "portadoras de células falciformes" tienen una gran ventaja. Normalmente sus células no adquieren la forma falciforme, pero sí lo hacen cuando se infectan con la malaria y de este modo, la pueden eliminar rápidamente. Los niños "portadores de células falciformes" tienen muchas más probabilidades de sobrevivir a los rigores de la malaria que los niños que tienen la hemoglobina normal.

Las personas que padecen anemia falciforme —es decir, los que heredan el gen de ambos progenitores— no tienen ninguna ventaja, ya que sencillamente hay demasiadas células destruyéndose. En los países que carecen de los medios sanitarios adecuados, casi todos los niños con anemia falciforme mueren durante los primeros años de vida.

LA NUTRICIÓN Y LA ANEMIA FALCIFORME

El papel de la nutrición en la anemia falciforme no se ha establecido en absoluto, pero hay determinados puntos que están claros. En primer

*El mosquito anofeles transmite el protozoo *Plasmodium falciparum* a los seres humanos. Este protozoo se introduce en los glóbulos rojos y provoca la malaria.

lugar, hay que consumir alcohol de manera moderada. Una bebida o dos de vez en cuando está bien, pero si se abusa, se puede producir fácilmente una crisis. En segundo lugar, es importante dar prioridad a los alimentos vegetales —verduras, frijoles (habichuelas), cereales y frutas— en el menú diario. Las verduras y los frijoles, en concreto, son ricos en folato, el cual se necesita para fabricar células sanguíneas. Además, estos alimentos nos brindan muchas proteínas sin necesidad de comer alimentos de origen animal. Esto es importante porque las células falciformes pueden obstruir los diminutos vasos sanguíneos de los riñones, por lo que van perdiendo gradualmente su capacidad de filtración. Las proteínas de origen animal aceleran la pérdida de la función renal, como veremos más detenidamente en el Capítulo 15. Si obtenemos nuestras proteínas de fuentes vegetales, protegemos nuestros riñones.

MEDICAMENTOS CONTRA EL DOLOR

Cuando se produce una crisis de células falciformes, normalmente es necesario tomar analgésicos narcóticos para tratar el intenso dolor. Algunas veces los médicos dudan a la hora de recetar narcóticos por temor a que causen adicción. Sin embargo, esta reticencia produce más daños que ventajas. Cuando el dolor no se alivia adecuadamente, aumenta la ansiedad del paciente y se ve obligado a pedir más medicamentos, allanando el camino a luchas de poder entre el paciente y el personal del hospital.[2] Se puede reducir la utilización de narcóticos si se toman medidas para prevenir las crisis, además de utilizar analgésicos no narcóticos adyuvantes y antidepresivos para controlar el dolor.

En tercer lugar, es una buena idea tomar un suplemento multivitamínico y de minerales diario. Además de aportar folato y zinc, cuyo nivel es bajo en algunas personas que sufren anemia falciforme, brinda vitamina B_{12}, de la que carecen los cereales, los frijoles, las verduras y las frutas.

Los suplementos de hierro solamente deben tomarse si los receta un médico. Aunque algunas personas con anemia falciforme tienen niveles bajos de hierro, otros tienen demasiado, sobre todo si han tenido numerosas transfusiones sanguíneas. En las páginas 104–105 encontrará unas pautas para interpretar los análisis de hierro.

Algunos médicos también recomiendan tomar una combinación de extracto de ajo añejo (6 gramos), vitamina C (de 4 a 6 gramos) y vitamina E (de 800 a 1.200 UI), si bien por el momento hay pocas pruebas que avalen su eficacia.[3,4]

EL MILLO, LOS ÑAMES Y EL CIANATO

A principios de los años 70 los investigadores descubrieron que una simple molécula, el cianato, podía prevenir la malformación celular. El cianato se adhiere a la molécula de hemoglobina y conserva la vida de la célula. No cura la enfermedad, pero un artículo publicado en la revista médica *New England Journal of Medicine* demostró que podía recortar la frecuencia de las crisis desde un promedio del 3,6 al año hasta el 2,1, una reducción del 40 por ciento.[5]

Lamentablemente, aunque al parecer era seguro en ensayos cortos, el cianato provocó problemas nerviosos, cataratas y pérdida de peso en varios pacientes después de un uso prolongado, y a pesar de sus beneficios, tuvo que abandonarse.[6] Sin embargo, los investigadores han observado que determinados alimentos que son ingredientes básicos de la dieta en África —la yuca, el ñame, el sorgo (zahína) y el millo— tienen muchos compuestos que liberan cianato al cuerpo y estos alimentos no producen efectos secundarios conocidos. La yuca también se consume en Jamaica, donde algunas personas con anemia falciforme viven durante muchísimo tiempo.[7–9] Esto plantea la pregunta de si los alimentos podrían proporcionar las ventajas del cianato sin los riesgos. Desgraciadamente, todavía nadie ha comprobado esta idea.

EL EJERCICIO

El estrés, las infecciones y las bajas temperaturas pueden provocar una crisis de este tipo y por lo tanto, deberá hacer lo que pueda para evitarlas. También es importante ser cauto con el ejercicio, ya que un exceso del mismo también puede provocar una crisis.

Si usted padece anemia falciforme, estará bien enterado de los riesgos de hacer demasiado ejercicio. Sin embargo, las personas portadores de células falciformes también deben tener cuidado. Ha habido muchos casos de personas portadoras de células falciformes que han sufrido un colapso o incluso han muerto después de hacer ejercicio muy intenso, como un entrenamiento militar.[10]

Los investigadores piensan que las personas portadoras son vulnerables al calor que produce el sobreesfuerzo y la descomposición del tejido muscular. Si usted se encuentra entre ellos, es importante que tome estas precauciones cuando haga ejercicio:

1. Beba mucha agua, más de la necesaria para satisfacer la sed.

2. Tómese descansos cuando lo necesite.

3. Traiga puesta ropa ligera.

4. Limite la actividad cuando el tiempo sea cálido y húmedo o cuando su enfermedad lo precise.

(*Nota*: si encuentra en este capítulo términos que no entiende o que jamás ha visto, favor de remitirse al glosario en la página 378).

CAPÍTULO 15

CÁLCULOS RENALES E INFECCIONES URINARIAS

Si alguna vez ha tenido un cálculo renal, sabe que sin duda no quiere volver a tener otro. A diferencia de los dolores del parto, los cuales, según me han contado, se desvanecen de la memoria, un cálculo renal deja un recuerdo similar al impacto de un gran meteorito.

Cerca del 12 por ciento de los estadounidenses sufren un cálculo renal en algún momento de sus vidas. Por alguna razón, es tres veces más frecuente en los hombres que en las mujeres, y más entre las personas de raza blanca que entre los asiáticos o las personas de raza negra. Son especialmente frecuentes entre los 40 y los 60 años.

Si ya ha sufrido uno, debería preocuparse por si vuelve a aparecer, ya que es exactamente lo que les sucede a entre el 30 y el 50 por ciento de las personas a los 5 años de haber tenido su primer cálculo renal. Afortunadamente, los alimentos ofrecen una manera eficaz y sencilla de reducir esas probabilidades.

Un cálculo renal se forma como un cristal de sal en un vaso de agua. Si vierte unos cuantos granos de sal al agua, se disuelven con facilidad. Pero si vierte cada vez más sal, al final el agua no puede disolverla y comienzan a formarse cristales. En los riñones, los cristales no proceden de la sal de mesa, sino del oxalato de calcio, el cual es sencillamente una mezcla del calcio procedente de los alimentos o suplementos, junto con oxalato, una parte de muchos alimentos vegetales. Es menos habitual que los cálculos se formen de ácido úrico, que es un producto de la descomposición de las proteínas.

Para evitar que se forme un cristal de sal en un vaso de agua, se puede agregar menos sal o añadir más agua. Para evitar que se forme un cálculo en el riñón, necesitamos que pase a través del mismo menos calcio, oxalato o ácido úrico o más agua para que los disuelva. Algunas personas tienden a perder rápidamente calcio u oxalato a través de los riñones, por lo tanto corren un elevado riesgo de sufrir cálculos. Pero hay medidas sencillas que cualquiera puede tomar para reducir su riesgo de sufrir cálculos.[1–4]

¿QUÉ CONTIENE UN CÁLCULO?[1]

Oxalato de calcio	72%
Ácido úrico	23%
Fosfato amónico magnésico (estruvita)	5%
Cistina	<1%

Para idear un tipo de dieta que ayude a prevenir los cálculos, los investigadores han estudiado las dietas de grandes grupos de personas y han observado quién desarrollaba cálculos y quién no. También han experimentado con diferentes dietas para ver cuáles retardaban la pérdida de calcio u otros precursores de los cálculos.

Resultó ser realmente fácil poner en práctica todos estos hallazgos. En primer lugar, veremos los alimentos protectores y después los que favorecen la formación de cálculos.

ALIMENTOS PROTECTORES

Determinados elementos de la dieta ayudan claramente a reducir el riesgo. El primero no debe sorprender a nadie.

El agua. Es bueno beber mucha agua. Diluye la orina y evita que el calcio, los oxalatos y el ácido úrico se conviertan en cristales sólidos. Si su ingesta diaria de líquidos, entre ellos agua, jugos, café, té, sopa, vino o cualquier otra cosa que beba, suma un total de cerca de $2^1/_2$ cuartos de galón (o aproximadamente 2,5 litros), su riesgo de padecer cálculos renales es cerca de un tercio inferior al de una persona que beba solamente la mitad de esa cantidad.[1] Esto es así aunque no se cambie nada del resto de la dieta. Sin embargo, puede tomar otras medidas para reducir mucho más su riesgo.

La sed es una buena guía para saber cuánta agua necesitamos a largo plazo. Pero se suele atrasar y nos deja un poco deshidratados antes de indicarnos que necesitamos beber agua. Lo mejor es beber agua de manera regular.

Alimentos altos en potasio y bajos en sodio. En un estudio que abarcó a 46.000 hombres realizado por investigadores de la Universidad Harvard se descubrió que una ingesta elevada de potasio puede reducir a la mitad el riesgo de sufrir cálculos renales. El potasio ayuda a los riñones a mantener el calcio en los huesos y en la sangre, en vez de expulsarlo a través de la orina. Esto no significa que sea necesario tomar un suplemento de potasio o calcular la cantidad de potasio que ingerimos todos los días. Simplemente hay que tomar plátanos amarillos (guineos, bananas), brócoli, coliflor o cualquier otro tipo de frutas, verduras o frijoles (habichuelas) en cantidades abundantes todos los días. Las plantas contienen mucho potasio de manera natural.

Al mismo tiempo, hay que escoger alimentos que contengan una mínima cantidad de sodio. El sodio aumenta la pérdida de calcio a través de los riñones y eleva el riesgo de sufrir cálculos.[3] Si bien estos efectos no son muy conocidos entre el público general, están totalmente aceptados entre los investigadores, quienes han descubierto que cuando la gente rebaja su consumo de sal (cloruro de sodio) a la mitad, reducen sus necesidades diarias de calcio en cerca de 160 mg.[5]

Los alimentos vegetales de cualquier tipo —el arroz, el brócoli, los garbanzos, las manzanas, las papas, la coliflor— no contienen casi nada de sodio en su estado natural. Únicamente cuando son enlatados o procesados y convertidos en sopas u otros productos comerciales se les agrega una considerable cantidad de sal. Los productos lácteos y las carnes contienen más sal que los alimentos vegetales y los alimentos enlatados y de merienda (refrigerio, tentempié) contienen aún más. En la tabla de la página siguiente aparece el contenido de potasio y sodio de alimentos comunes. Podrá notar que los alimentos vegetales son mejores opciones de manera sistemática.

SODIO Y POTASIO EN LOS ALIMENTOS (MG)

PRODUCTOS VEGETALES			PRODUCTOS DE ORIGEN ANIMAL		
	SODIO	POTASIO		SODIO	POTASIO
Arroz (1 taza*)	1	54	Leche entera (1 taza)	120	371
Brócoli (1 taza*)	44	331	Leche descremada (1 taza)	127	407
Coliflor (1 taza*)	15	192	Leche de cabra (1 taza)	122	498
Cream of Wheat (1 taza*)	3	43	Leche humana (1 taza)	42	125
Frijoles negros (1 taza*)	1	611	Yogur (1 taza)	104	352
Frijoles blancos pequeños (1 taza*)	2	670	Queso *Cheddar* (2 onzas/56 g)	352	56
Manzana (1 mediana)	0	159	Carne de res molida (4 onzas*)	88	328
Naranja (1 mediana)	0	238	Rosbif (4 onzas*)	75	457
Papa (1 mediana*)	13	897	Pechuga de pollo, sin pellejo (4 onzas*)	85	293
Plátano amarillo (1 mediano)	1	467	Anón (4 onzas*)	99	452
Toronja (1 mediana)	0	350	Pez espada (4 onzas*)	131	419

Fuente: J. A. T. Pennington, Bowes and Church's Food Values of Portions Commonly Used, edición Nº18. (Filadelfia: Lippincott, Williams, and Wilkins, 2005).

** Las cifras se refieren a porciones cocinadas.*

El calcio. Aunque la mayor parte de los cálculos contienen calcio, el calcio de los alimentos no siempre presenta un problema. Si toma suplementos de calcio entre comidas, puede aumentar el riesgo de sufrir cálculos, ya que cerca del 8 por ciento del calcio adicional que tomamos acaba en la orina.[3,6] Por otra parte, cuando el calcio se toma *con* una comida, tiene el efecto contrario. Puede prevenir los cálculos. Al parecer la razón es que el calcio se adhiere a los oxalatos de esa comida y los mantiene en el tracto digestivo, en lugar de permitir que se absorban. Eso significa que se filtrarán menos oxalatos a través de los riñones y habrá menos probabilidades de que se conviertan en cálculos.

A propósito, no es necesario consumir productos lácteos para obtener los beneficios del calcio. Como ya sabe, los productos lácteos tienen muchas características nocivas, como sus proteínas de origen animal, el azúcar lactosa, los contaminantes, y demasiado a menudo, una gran cantidad de grasa. La investigación realizada en la Universidad Harvard descubrió que las fuentes vegetales de calcio, como el brócoli y las naranjas (chinas), reducen el riesgo de padecer cálculos renales.

El café y el té. El café —con cafeína o descafeinado— reduce el riesgo de sufrir cálculos. Lo mismo sucede con el té. La cafeína es diurética, lo que hace que pasen por los riñones más líquidos. Aunque también hace que el calcio se filtre junto con ellos, perdemos más agua que calcio, de modo que, tras considerarlo todo, se reduce el riesgo de cálculos.

Las bebidas alcohólicas, las cuales no son muy saludables pero no dañan los riñones, están relacionadas con un menor riesgo de sufrir cálculos renales. Probablemente se deba a su efecto diurético.

ALIMENTOS PROBLEMÁTICOS

Las proteínas de origen animal. Las proteínas de origen animal son el peor enemigo de las personas que tienen tendencia a sufrir cálculos renales o cualquier otra enfermedad de tipo renal. Hace tiempo que se sabe que las proteínas de origen animal (el pescado, la carne de ave, "las carnes rojas", los huevos o la leche) obligan a los riñones a hacer un esfuerzo excesivo y hacen que la capacidad de filtración de los mismos vaya reduciéndose poco a poco. Los médicos aconsejan rutinariamente a las personas que padecen enfermedades renales que reduzcan al mínimo la carne y los demás productos de origen animal.

Pero las proteínas animales tienen otros efectos en los riñones. Hacen que el calcio se elimine de los huesos y se expulse en la orina, donde puede producir cálculos. Además también envían ácido úrico adicional a la orina. En un estudio de investigación controlado que se publicó en la revista médica *American Journal of Clinical Nutrition*, los sujetos sometidos a estudio que seguían una dieta vegetariana sufrían un grado de descalcificación menor de la mitad que aquellos que seguían una dieta normal basada en la carne.[7]

El estudio de la Universidad Harvard reveló que incluso un pequeño aumento en la cantidad de proteínas animales ingeridas, desde menos de 50 gramos diarios hasta 77 gramos, equivalía a un riesgo un 33 por ciento mayor de sufrir cálculos en los hombres.[1] Lo mismo sucede con las mujeres. El Estudio de Salud de las Enfermeras, un estudio a largo plazo que analizó diversos factores relacionados con la salud en un gran grupo de mujeres, reveló que había un riesgo aún mayor de formación de cálculos a causa de las proteínas animales del que se había descubierto para los hombres.[3]

El problema con los productos de origen animal no está solamente en la *cantidad* de proteínas que contienen, sino el *tipo* de proteína también. La molécula de una proteína es como un rosario y cada "cuenta" es un aminoácido. Lo que hace que las proteínas que contiene un muslo de pollo o la cola de un pescado sean diferentes de las que se encuentran en unos frijoles al horno de lata o en el brócoli es el tipo de aminoácidos que contienen y también el orden en el que se unen en la cadena de proteínas.

Los productos animales son altos en aminoácidos que contienen azufre, el cual hace que se filtre el calcio de los huesos. El calcio pasa de los huesos a la sangre y termina filtrándose a través de los riñones hasta la orina, donde puede formar cálculos.*

Las carnes y los huevos tienen entre dos y cinco veces más de estos aminoácidos que contienen azufre que los cereales y frijoles.[8] No hace falta decir que los vegetarianos tienen una ventaja enorme. Puesto que evitan las proteínas de origen animal, suelen mantener el calcio en los huesos, donde debe estar, y terminan con unos huesos más fuertes y con menos cálculos renales que las personas que comen carne.[6,8]

---

*Para las personas a las que les gustan los detalles técnicos, los aminoácidos que contienen azufre más comunes son la cistina y la metionina. Su azufre se convierte en sulfato, el cual tiende a aumentar la acidez de la sangre. Al neutralizar este ácido, el hueso se disuelve y el calcio termina en la orina.

La sal. Como vimos anteriormente, el sodio aumenta el paso de calcio a través de los riñones y eleva el riesgo de que se formen cálculos. Esto sucede con el sodio que se encuentra en los alimentos de manera natural, así como con la sal que se agrega al cocinar. Es una buena idea mantener la ingesta total de sodio entre 1 y 2 gramos diarios.

El azúcar. La mala fama del azúcar proviene principalmente de su contribución a las caries dentales y a los cambios bruscos de humor, además de su capacidad para atraer a la gente a las galletitas y pasteles (bizcochos, tortas, *cakes*) grasosos y llenos de calorías. Sin embargo, también afecta nuestro equilibrio cálcico y aumenta el riesgo de padecer cálculos renales. Al igual que las proteínas de origen animal y la sal, el azúcar acelera la descalcificación a través de los riñones.[9] En el Estudio de Salud de las Enfermeras, aquellas que consumían, en promedio, cerca de 60 gramos o más de azúcar (sacarosa) al día tenían un 50 por ciento más de probabilidades de sufrir cálculos que las que consumían solamente unos 20 gramos.[3]

EL AZÚCAR EN ALIMENTOS HABITUALES (GM)

Barrita de chocolate (2 onzas/57 g)	22–35	Cóctel de frutas (½ taza, 124 g)	14
Galletitas (3)	11–14	Mermelada de uva (1 cucharada)	13
Cornflakes (1 taza, 28 g)	2	Helado (½ taza, 106 g)	21
Frosted Flakes (1 taza, 41 g)	17	Gaseosa (12 onzas)	40
Galletas (5)	1	Pan blanco (2 rebanadas)	1

El riesgo de desarrollar cálculos renales es mayor si uno vive en un clima cálido, como el caluroso y soleado sur de los Estados Unidos. La transpiración puede deshidratarnos y hacer que la orina esté más concentrada. Además, la luz solar aumenta la cantidad de vitamina D que se produce en la piel, la cual, a su vez, aumenta la absorción de calcio desde el tracto digestivo.[10]

Curiosamente, los alimentos ricos en oxalatos, como el chocolate, los frutos secos, el té y la espinaca, al parecer no están relacionados con un mayor riesgo de desarrollar cálculos.[1] De la misma manera, algunos expertos pensaban que la vitamina C aumentaba el riesgo de padecer cálculos renales porque se puede convertir en oxalato. Su principal defensor, Linus Pauling, siempre ha mantenido que eso no era así. Pauling tenía razón. Un gran estudio realizado en hombres que tomaban suplementos de vitamina C descubrió que no tenían más cálculos renales que los hombres que no los toman.[2]

EL JUGO DE ARÁNDANO AGRIO CONTRA LAS INFECCIONES URINARIAS

Durante muchos años se ha utilizado el jugo de arándano agrio para reducir el riesgo de padecer infecciones urinarias. Un informe publicado en 1994 en la revista médica *Journal of the American Medical Association* demostró su eficacia. En un ensayo realizado a 153 ancianas de Boston, la mitad de las mujeres bebió 300 mililitros (unas 1¼ tazas) de cóctel de jugo de arándano agrio todos los días.[11] Es la misma bebida embotellada que se vende en las tiendas de comestibles. La otra mitad consumió una bebida que lucía y sabía como el jugo de arándano agrio, pero no contenía verdadero jugo.

Durante los siguientes 6 meses, se tomaron muestras de orina y se analizaron para ver si había signos de bacterias. Las mujeres que consumieron el jugo de arándano agrio sufrieron menos de la mitad de infecciones urinarias que el grupo de control: el 42 por ciento, para ser exactos. El número de casos que tuvieron que tratarse con antibióticos fue también de sólo la mitad, lo cual es una verdadera ventaja, ya que los antibióticos a veces pueden provocar candidiasis y otros problemas. Son necesarias de 4 a 8 semanas para notar los efectos preventivos.

La explicación del efecto del jugo de arándano agrio probablemente no sea que acidifica la orina, porque la bebida placebo también hacía eso. Más bien, el arándano agrio contiene una sustancia que impide que las bacterias se adhieran a las células, y probablemente esto suceda tanto si el jugo de arándano alcanza a las bacterias en el tracto digestivo como si lo hace en el tracto urinario. También se han encontrado sustancias que impiden la adhesión de las bacterias en el jugo de arándano, pero no en el de naranja (china), pomelo (toronja), piña (ananá), mango o guayaba.

EN RESUMEN

He aquí los pasos que tiene que seguir para evitar los cálculos renales. Al mantener el calcio lejos de la orina, también le ayuda a que permanezca en los huesos, que es donde debe estar.

1. Beba mucha agua u otros líquidos. Es mejor anticiparse a la sed.
2. Coma abundantes verduras, frutas y frijoles (habichuelas). Son ricos en potasio y tienen poco sodio.
3. Si toma suplementos de calcio, hágalo con las comidas en lugar de entre comidas.
4. Evite los productos de origen animal. Las proteínas y el sodio que contienen aumentan el riesgo de padecer cálculos.
5. Para asegurar que su nutrición es la adecuada, es importante contar con una fuente de vitamina B_{12}, como cualquier complejo multivitamínico normal, la leche de soya o los cereales enriquecidos o un suplemento de vitamina B_{12} de 5 mcg o más por día.
6. Consuma la sal y el azúcar con moderación.

Tras aparecer el artículo en la *Journal of the American Medical Association*, unos investigadores holandeses escribieron sobre una experiencia similar. La primera vez que los arándanos agrios llegaron a Holanda fue cuando un barco estadounidense naufragó en la costa holandesa. Varios cajones de arándanos fueron a parar a una pequeña isla llamada Terschelling. Algunos de ellos echaron raíces y desde entonces se han cultivado los arándanos agrios en ese lugar. Los investigadores holandeses probaron el jugo de arándanos en un grupo de hombres y mujeres de edad avanzada y descubrieron que, efectivamente, ayuda a prevenir infecciones del tracto urinario.[12]

UN SIMPLE AMINOÁCIDO PARA LA CISTITIS INTERSTICIAL

La cistitis intersticial es una dolorosa enfermedad que se asemeja a una infección del tracto urinario, con dolor, presión y ardor al orinar, pero en el análisis de orina no aparece ninguna bacteria y los antibióticos no ayudan. Cerca del 90 por ciento de las personas afectadas son mujeres y normalmente aparece alrededor de los 40 años.

Los médicos han asumido que esta frustrante enfermedad crónica debe causarla una infección oculta en la pared de la vejiga o una especie de ataque del sistema inmunitario a los tejidos de la vejiga. Sin embargo, aún no se ha establecido con certeza ninguna causa y los tratamientos disponibles dejan mucho que desear.

Hace poco unos investigadores de la Universidad Yale probaron un nuevo tratamiento que consiste en un aminoácido natural (un componente básico de las proteínas), llamado L-arginina.[13] En la vejiga, la L-arginina se convierte en óxido nítrico, un compuesto que relaja los músculos que rodean a la vejiga y que al parecer también la ayudan a resistir la invasión de las bacterias. Los investigadores de la Universidad Yale suministraron 500 mg de L-arginina 3 veces al día a 10 pacientes con cistitis intersticial. En el primer mes, la mayoría experimentó una reducción considerable de sus síntomas. A los 3 meses, todos los pacientes calificaron la L-arginina como el mejor tratamiento que habían recibido jamás para su problema. A los 6 meses, los índices de dolor de los pacientes se habían reducido de una media de 5, en una escala del 0 al 10, a casi 1. No se reportaron efectos secundarios. La L-arginina se puede encontrar en las tiendas naturistas.

(*Nota*: si encuentra en este capítulo términos que no entiende o que jamás ha visto, favor de remitirse al glosario en la página 378).

QUINTA PARTE

ACTIVIDAD, DESCANSO Y COMIDA

CAPÍTULO 16

EL EJERCICIO Y LAS ENDORFINAS

Una parte importante de nuestras defensas naturales contra el dolor depende de la actividad física y del descanso. El ejercicio estimula la liberación de unos analgésicos naturales llamados endorfinas, mejora la circulación, calienta los músculos y nos ayuda a dormir. El descanso y el sueño le permiten al cuerpo recuperarse de los traumatismos diarios y son fundamentales para eliminar los dolores de cabeza tensionales y aumentar nuestra resistencia general al dolor.

EL EJERCICIO ELIMINA EL DOLOR

Las personas que hacen ejercicio con frecuencia (6 horas o más a la semana) tienen mucha más resistencia al dolor que otras personas.[1] El alivio procede de las endorfinas, unos analgésicos naturales que se fabrican en la glándula pituitaria, ubicada en la base del cerebro. Actúan en el interior del cerebro y de los nervios y también se liberan al torrente sanguíneo.

El tipo de ejercicio que estimula la liberación de endorfinas es el ejercicio *aeróbico*; es decir, caminar, andar en bicicleta o cualquier otro que haga latir al corazón y trabajar a los pulmones. Por contraste, levantar pesas hace que los músculos trabajen pero no aumenta el ritmo cardíaco de manera perceptible.

Los corredores de larga distancia experimentan los efectos de las endorfinas conocidos como "euforia inducida por el ejercicio". Los investigadores han examinado a atletas antes y después del ejercicio, midiendo su tolerancia al dolor. Por ejemplo, en un estudio realizado se les pidió a un grupo de atletas que metieran las manos en un cubo con hielo todo el tiempo que puedan aguantar. Resulta que el efecto analgésico natural de una carrera de 6 millas (10 km) es aproximadamente el mismo que 10 mg de morfina.[2]

La actividad física también tiene otros efectos. Cuando las personas hacen ejercicio de manera regular, sus músculos están más flexibles y relajados, y si se pellizca su piel, es menos probable que enrojezca. En otras palabras, son capaces, *tanto física como mentalmente,* de ignorar estímulos dolorosos un poco más fácilmente que el resto de nosotros. Las personas que casi nunca hacen ejercicio tienen una mayor sensibilidad al dolor y sus músculos están más tensos.[1]

La actividad física también es un ingrediente clave en los programas de reversión de obstrucciones arteriales, lo cual es fundamental para las personas con enfermedades cardíacas y para muchas personas con dolor crónico de espalda.

¿CUÁNTO EJERCICIO HAY QUE HACER?

La cantidad de ejercicio correcta para cada uno depende de nuestra condición física, sobre todo, de la salud del corazón y las articulaciones. Por lo tanto, debería consultarlo con su médico. Si padece fibromialgia o el síndrome de fatiga crónica, una caminata diaria que dure entre 5 y 15 minutos puede ser más que suficiente para comenzar. Puede aumentar la duración de la caminata uno o dos minutos cada día hasta llegar a 30 minutos. Muchas personas con fibromialgia observan que entre más ejercicio hacen, mejor se sienten.

Si hace ejercicio para abrir sus arterias, el régimen utilizado en el programa del Dr. Dean Ornish para revertir las enfermedades cardíacas consistía en una caminata a paso rápido de media hora cada día o de 1 hora 3 veces por semana. Si está usted preparado para hacer más ejercicio, puede ir aumentando gradualmente su actividad. Muchas personas observan que se encuentran cada vez mejor conforme alcanzan niveles superiores de resistencia.

El elemento clave del ejercicio es que sea divertido, dado que si uno lo disfruta, lo continuará haciendo. Todo el equipamiento deportivo del mundo no sirve para nada si utilizarlo es tan tedioso que ya no lo soporta más. También ayuda mucho encontrar un poco de apoyo social. Caminar con una amiga, ir a clases de aeróbicos a un gimnasio o los bailes sociales son actividades divertidas y nos ayudan a seguir con ellas.

El ejercicio tiene muchísimos beneficios y también puede tener efectos secundarios. Entre más ejercicio realice, más rápido tendrá que bombear su corazón para satisfacer sus necesidades. Si nunca ha sido activo de manera regular, es fácil excederse, sobre todo si acaba de descubrir una sensación de bienestar que lo llena de una nueva confianza en sí mismo. Sin embargo, resista la tentación de alcanzar una salud cardiovascular perfecta o de quemar 10 libras (4,5 kg) en una sola sesión. Su corazón aún no está preparado para eso.

El ejercicio también somete a estrés a los músculos, los tendones y los ligamentos. Si el ejercicio se realiza dentro de nuestros límites, es beneficioso, pero son muy frecuentes las lesiones en las articulaciones entre las personas que tratan de recuperar la forma física demasiado deprisa después de un prolongado período de inactividad.

Permítame que reitere una advertencia que hice en el Capítulo 7. Algunas personas con el síndrome de fatiga crónica padecen una afección conocida como hipotensión mediada neuralmente, la cual provoca una inesperada bajada de la presión arterial mientras uno hace ejercicio. Deje que su médico evalúe su capacidad para hacer ejercicio de manera segura antes de comenzar.

El ejercicio es como respirar: es más importante hacerlo regularmente que con gran intensidad. Si padece usted alguna enfermedad, toma medicamentos de manera regular o tiene más de 40 años, debería consultar su programa de ejercicio con su médico.

(*Nota*: si encuentra en este capítulo términos que no entiende o que jamás ha visto, favor de remitirse al glosario en la página 378).

CAPÍTULO 17

DESCANSO Y SUEÑO

El sueño es fundamental para aliviar el dolor. Hace que nos perjudiquen menos tanto las tensiones físicas como las emocionales. Los investigadores han descubierto que la falta de sueño puede reducir de manera perceptible nuestra resistencia al dolor, provocar dolor, sensibilidad y fatiga de manera similar a la fibromialgia.[1]

Para dormir bien puede tomar varias medidas.

- El azúcar puede ayudarle a dormir. Si bien el azúcar no es un alimento saludable en absoluto, puede ayudarnos a dormir. Hace que el cerebro produzca serotonina, el neurotransmisor que desempeña un papel fundamental en el sueño, los estados de ánimo y el control del dolor, como vimos en los Capítulos 3 y 7. Por lo tanto, tome un jugo de naranja (china) y una galletita una hora antes de irse a la cama y observe cómo le funciona.

- Evite los alimentos altos en proteínas por la noche. Pueden bloquear la producción de serotonina. Por supuesto, nunca aconsejo que se coma pescado, carne de ave, carnes o huevos a ninguna hora, pero lo mismo cabe decir de grandes raciones de frijoles (habichuelas) o *tofu* por la noche si quiere conseguir una buena noche de sueño.

- Quizás descubra usted que le ayuda tomar la cena temprano y evitar las digestiones a altas horas de la noche.

- La actividad física ayuda a dormir. El sueño permite que descanse tanto el cuerpo como la mente. Lo que nos sucede a muchos de nosotros es que nuestras mentes están agotadas por los retos del día, pero nuestros cuerpos no han hecho nada de ejercicio. Dormiremos mejor si ejercitamos los músculos por la noche. Pruebe a hacer planchas (lagartijas) —sobre las rodillas a menos que esté en buena forma física—, sentadillas (cuclillas) u otros ejercicios que hagan trabajar a sus músculos, además de cualquier ejercicio aeróbico que esté realizando.

Cuando una persona se ha sometido a una cirugía, suele dormir profundamente mucho después de que los efectos de la anestesia desaparezcan. Es como si el cuerpo se hubiera cerrado temporalmente para concentrarse en la curación. El ejercicio intenso actúa de manera similar. En la medida en que hace trabajar a los músculos, es posible que el cuerpo demande más sueño como parte de su recuperación normal.

- Tenga cuidado con el alcohol. Muchas personas piensan que el alcohol es un sedante. Lo es, al principio. Pero para eliminar el alcohol, el cuerpo lo convierte en otra sustancia química, conocida como acetaldehído, la cual es estimulante.[2] Por lo tanto, una bebida durante la cena puede que le relaje por la noche y despues despertarlo de madrugada. El acetaldehído se acumula más en los hombres que en las mujeres.

- Evite los estimulantes. La cafeína no sólo se encuentra en el café y el té. También está en las gaseosas, el chocolate y muchos analgésicos, y puede mantenernos despiertos durante horas. Los efectos de la cafeína difieren enormemente de una persona a otra. Algunas personas eliminan la cafeína rápidamente, por ello, una taza de café con la cena tiene poco efecto en el sueño. Otras eliminan la cafeína más lentamente, por eso su efecto dura mucho más. Las pastillas para tratar los resfriados (catarros) que contienen pseudoefedrina actúan como estimulantes, dificultando el sueño, a menos que el efecto se contrarreste con otros ingredientes, como en el caso de los medicamentos diseñados para ingerirse por la noche.

EJERCICIOS PARA REDUCIR EL ESTRÉS

A continuación le indico algunos sencillos ejercicios que puede realizar para eliminar el estrés. Sentirá que la tensión abandona sus músculos y su mente, además, entre más los haga, mejor funcionan.

Respiración dirigida

Este ejercicio funciona de maravilla tanto para relajarse como para inducir el sueño.

En primer lugar, relájese con los ojos cerrados durante un minuto más o menos. Escuche el sonido de su respiración. Al mismo tiempo, deje que su respiración se haga más pausada y un poco más profunda, como si estuviera durmiendo. Sienta cómo el aire se introduce por la nariz y luego vuelve a salir. Al exhalar, imagine que la respiración saca la tensión de su cuerpo.

Ahora, mientras inhala, imagine que el aire entra por la nariz y sube hasta el rostro. Al exhalar, imagine que la exhalación recoge la tensión de su cara y la expulsa del cuerpo. Imagine que la inhalación acaricia su rostro como si fuera una brisa, y la exhalación expulsa la tensión. Deje que esta imagen permanezca en su mente durante dos o tres respiraciones.

Ahora, al inhalar, imagine que la inhalación lleva un aire suave hasta la coronilla. Al exhalar, la tensión abandona la cabeza y sale del cuerpo. Luego imagine que la respiración llega hasta las sienes y elimina la tensión que se encuentra allí.

Respire lentamente y con calma y sienta cómo la relajación llega a todas las partes de su cuerpo conforme usted permite que se marche la tensión.

Imagine que la inhalación lleva el aire hasta el cuello y al exhalar, la tensión se marcha con el aire exhalado. A continuación haga lo mismo con todas las partes del cuerpo: los hombros, los brazos y antebrazos, las manos y luego, el pecho, el estómago, los muslos, las pantorrillas y los pies. Concéntrese en cada parte e imagine que con cada respiración el aire introduce en su cuerpo relajación y luego deje que la tensión desaparezca con cada exhalación.

Realice este ejercicio durante varios minutos. Cuando haya acabado, siéntese relajadamente durante un minuto o dos antes de levantarse.

Relajación progresiva

Este ejercicio es bueno tanto para relajarse como para conciliar el sueño. Es muy sencillo. Lo único que hay que hacer es tensar suavemente cada grupo de músculos de su cuerpo durante un instante, luego relajarlos, dejando que desaparezca la tensión. Comenzaremos por la cabeza e iremos descendiendo hasta los pies.

Comience sentándose relajadamente durante un minuto más o menos y deje que la respiración se haga más pausada y profunda. Ahora, levante suavemente las cejas y tense los músculos de la frente. Mantenga la tensión durante un segundo y luego, relájese. Deje que desaparezca cualquier signo de tensión en la frente. Continúe respirando lentamente. Ahora tense suavemente los músculos de las mejillas durante un segundo, luego deje que se relajen todo lo que pueda. A continuación apriete suavemente la mandíbula durante un instante y relájela.

Continúe tensando y relajando los músculos, concentrándose cada vez en una parte del cuerpo: el cuello, los hombros, los brazos, los antebrazos, las manos, el pecho, el abdomen, los muslos, las pantorrillas y los pies. Tómese su tiempo y relaje completamente todos los grupos de músculos. Cuando haya terminado, siéntese relajadamente durante un minuto o dos antes de levantarse.

Círculos con el cuello

Greg Norman, un campeón de golf, describe un sencillo ejercicio para reducir el estrés: simplemente baje la cabeza hacia el frente y comience a moverla formando círculos primero hacia la oreja derecha, luego hacia atrás, hacia la izquierda y de nuevo hacia el frente. Repita el ejercicio y luego hágalo dos veces en dirección contraria.

> Estos ejercicios para relajar los músculos se basan en la teoría de que el estrés siempre es tanto físico como emocional. Si sus músculos están profundamente relajados, es totalmente imposible que su mente sienta tensión.

Cuatro, siete, ocho respiraciones

A continuación tenemos un ejercicio rápido para reducir el estrés que aprendí del Dr. Andrew Weil. Toma aproximadamente un minuto y lo puede hacer mientras camina, conduce o hace cualquier otra cosa.

Comience colocando la lengua en el paladar detrás de los dientes incisivos y manténgala ahí durante todo el ejercicio. Inhale lentamente por la nariz hasta contar hasta 4. Luego mantenga la respiración mientras cuenta hasta 7, después deje salir el aire por la boca mientras cuenta hasta 8, escuchando el sonido del aire cuando pasa por la lengua. Realice esta secuencia cuatro veces al ritmo que le resulte más cómodo. Hay algo en el ritmo de la respiración y en la atención a los procesos corporales que ayuda a que desaparezca el estrés.

Un ejercicio igualmente rápido es inhalar profundamente, tanto como pueda. A continuación, sin exhalar, tome un poco más de aire, sintiéndolo realmente en los pulmones. Luego tome aún un poco más. Manténgalo durante unos segundos y expúlselo. Sienta cómo se relajan sus músculos mientras lo hace y puede que incluso note cómo aparece en sus labios una sonrisita involuntaria. Haga este ejercicio dos veces.

Descanse los ojos

Cuando los ojos están cansados, sobreviene una sensación de fatiga a todo el cuerpo. Los profesionales de la hipnosis han explotado este fenómeno durante muchos años, pidiendo a las personas que miraran fijamente un objeto colocado de un modo que tuvieran que forzar la vista. Eso mismo hacemos cada día cuando movemos los ojos de un lado a otro de un libro o de una pantalla de computadora. La fatiga visual provoca una sensación general de fatiga.

Puede descansar los ojos colocando sobre ellos un paño fresco y húmedo durante unos minutos. Si puede, ponga los pies en alto al mismo tiempo. La combinación de descanso para los ojos y la sangre que regresa de los pies es un reconstituyente excelente. Si se encuentra en una posición en la que no puede cerrar los dos ojos, pruebe tapando un ojo cada vez durante unos segundos.

VISUALIZACIÓN

La visualización tiene muchas aplicaciones. Tal vez la más conocida sea su utilización en los programas de tratamiento del cáncer, donde, por ejemplo, se pide a los pacientes que imaginen a los leucocitos devorando células cancerosas, con unos resultados excelentes tanto físicos como psicológicos.

La visualización es una magnífica herramienta de relajación. Una técnica muy sencilla consiste simplemente en guiar nuestros pensamientos a lo largo de una historia que imaginamos y que da lugar a una o dos escenas inesperadas.

Le describiré un ejercicio de visualización genérico diseñado para la relajación. No obstante, si usted tiene algún escenario saludable en particular que desee visualizar, siéntase libre de hacerlo.

Comience imaginando un paisaje al aire libre que sea atrayente y apacible. El lugar depende de usted. La temperatura es perfecta. Sopla una suave brisa. Tómese un minuto para imaginarse la escena hasta que aparezca en su mente con claridad. Imagine las vistas, los sonidos y los olores que lo rodean.

Después de un minuto o dos, advierte que hay un sendero que lleva a una soleada pradera. Usted decide seguir el sendero durante un rato para ver a dónde va. A lo largo del sendero hay flores preciosas con deliciosos aromas. Tómese un minuto o dos e imagine todo lo que ve y escucha mientras camina.

Al final, llega a un pequeño arroyo que baja borboteando. Y junto al arroyo hay una persona que luce muy agradable, se le acerca y le muestra algo, algo que a usted le gustará.

Mírelo. ¿Qué es? ¿Cómo se siente cuando lo ve?

Puede tomarlo o no, como prefiera, y luego regresar por el camino hasta el punto de partida. El aire es perfecto y su cuerpo se siente realmente cómodo.

Tómese su tiempo y permítase entrar en la historia. Cuando haya acabado, puede reflexionar sobre la escena que ha imaginado y cómo el director de la película que está en su interior eligió las escenas que usted vio.

(*Nota*: si encuentra en este capítulo términos que no entiende o que jamás ha visto, favor de remitirse al glosario en la página 378).

CAPÍTULO 18

EL CUERPO CONTRA LAS COMIDAS

Cuando observamos las comidas que provocan síntomas dolorosos —migrañas, artritis o problemas digestivos— aparecen con claridad una serie de patrones. Los alimentos que provocan migrañas son sorprendentemente similares a los de la lista de los que provocan artritis. Estas mismas comidas problemáticas vuelven a aparecer en el síndrome del intestino irritable, la enfermedad de Crohn y la fibromialgia y se recopilan en la lista que aparece en la próxima sección.

COMIDAS QUE PROVOCAN MÚLTIPLES SÍNTOMAS

La siguiente lista incluye las comidas que más comúnmente se identifican en los estudios de investigación como causantes de migrañas, artritis, síndrome del intestino irritable, enfermedad de Crohn y fibromialgia.[1-21]

1. productos lácteos*
2. trigo
3. frutas cítricas
4. maíz (elote, choclo)
5. cafeína
6. carne**
7. frutos secos
8. tomates (jitomates)
9. huevos

Estos alimentos son populares, aunque para muchos de nosotros sean como una sutil forma de hiedra venenosa. Es como si las proteínas

*Incluye leche descremada o entera de vaca, leche de cabra, queso, yogur, etc.
**Incluye carne, cerdo, pollo, pescado, etc.

de la leche de vaca, el trigo, las frutas cítricas, los tomates y otras comidas que habitualmente causan problemas fueran unos intrusos biológicos que extienden la inflamación y el dolor en las personas sensibles.

¿Por qué estos alimentos que lucen tan inocentes provocan tantos problemas? La respuesta se vuelve más evidente cuando estudiamos sus orígenes. Podemos comprenderlo mejor observando las reacciones de los bebés cuando los toman por primera vez y viendo cómo se alimentan nuestros parientes biológicos más cercanos, los otros primates.

ANTROPOLOGÍA EN LA COCINA

En su mayor parte, estos alborotadores culinarios no formaban parte de la alimentación humana cuando nuestra especie apareció por primera vez. En el gran plan de la historia de la humanidad, hace millones de años, muchos de estos alimentos eran nuevos y nunca habían pasado por los labios del hombre hasta hace unos pocos miles de años. . . o incluso unos cientos.

La mayoría de antropólogos, al estudiar los aproximadamente un millar de esqueletos humanos que existen de entre 1 y 4 millones de años, ubican los orígenes del ser humano moderno en África, y algunos los sitúan en Oriente Medio. Pero las migraciones hacia Asia no se produjeron hasta mucho después de que el ser humano moderno se hubiera formado totalmente. No llegamos a Australia hasta hace unos 55.000 años ni a las Américas hasta hace 20.000 años. . . un simple abrir y cerrar de ojos en la historia de nuestra especie.[22]

En la época en que nuestros sistemas digestivos, arterias y sistemas nerviosos fueron tomando forma humana no había toronjas (pomelos), lecherías ni panaderías en la superficie de la tierra, y las tomateras, los maizales y los naranjos no se veían por ninguna parte. Todas estas comidas son tan nuevas y extrañas para nosotros como las manchas de aceite para las gaviotas o los cables de alta tensión para las aves migratorias.

Por supuesto, nuestra especie tiene una gran capacidad de adaptación. Podemos imaginar que, aunque estas comidas no formaran parte de las primeras experiencias del ser humano y algunos de nosotros seamos sensibles a ellas, deberíamos habernos adaptado después de todos estos años.

No obstante, la verdad es que hay poca presión evolutiva para adaptarse a cualquier cosa a menos que nuestra capacidad de reproducción dependa de ello. Tomemos como ejemplo el tabaco. A pesar de los siglos que el hombre lleva fumando, aún no hemos desarrollado ninguna resistencia a sus peligros.

Ahora bien, si el tabaco matara o esterilizara a los que fuman a una edad temprana, solamente aquellos fumadores que tuvieran una resistencia natural a sus nocivos efectos podrían reproducirse. Ellos podrían trasmitir esa resistencia natural a sus hijos, mientras que los fumadores que no pudieran adaptarse irían extinguiéndose gradualmente. La especie humana se adaptaría al tabaco y dejaría de ser un problema. Pero, por supuesto, el tabaco casi siempre espera hasta haber pasado la edad de reproducción para cobrarse sus víctimas. Por lo tanto, no hay urgencia biológica para adaptarse a este. Entonces el tabaco resulta igual de peligroso para cada generación que para el primer hombre o mujer que lo consumió.

De la misma manera, si los productos lácteos o el trigo causan artritis o migrañas que no afectan nuestra capacidad de reproducción, no tendrán ninguna influencia sobre las generaciones futuras. No se producirá ninguna adaptación. Comer carne contribuye claramente a las enfermedades cardíacas y a varias formas de cáncer. Sin embargo, estas enfermedades casi nunca son sintomáticas hasta mucho después de la edad de reproducción.

Echemos otro vistazo a las comidas problemáticas. Aunque las migraciones humanas y los inventos desde el molino al horno de microondas han ocultado nuestras raíces culinarias, está claro que muchos de las comidas comunes que consumimos son tan naturales para nosotros como una piña (ananá) para un pingüino.

Leche de vaca. La peculiar costumbre de beber leche de otras especies no comenzó hasta después de que se domesticara a los animales. El hombre comenzó a dominar a las ovejas hace unos 11.000 años, y luego a las cabras, hace unos 9.500 años. Las vacas, al ser más grandes y más difíciles de manejar, no fueron domesticadas hasta pasados unos mil años aproximadamente. Las primeras pruebas de producción de leche datan más o menos del 4.000 a. de C.

Como vimos en el Capítulo 6, la inmensa mayoría de seres humanos, excepto los caucásicos, no conservan las enzimas que digieren los azúcares de la leche después del destete. Si no la beben con moderación, tienen síntomas digestivos, a menos que la leche se modifique de alguna manera (por ejemplo, con enzimas añadidas).

Cerca del 85 por ciento de las personas caucásicas tienen una adaptación genética a los efectos digestivos inmediatos del consumo de leche, si bien no hay pruebas de que se hayan adaptado a los posibles problemas a largo plazo que causan los productos lácteos: cataratas y posibles problemas de los ovarios debido a los productos de descomposición del azúcar lactosa;[23] diabetes del tipo I y algunos casos de artritis, migrañas y otras intolerancias a las proteínas de la leche; la enfermedad arterial coronaria y la obesidad a causa de la grasa y el colesterol de la leche y al parecer un mayor riesgo de sufrir cáncer de próstata, debido a las acciones hormonales de la leche. Aunque todos estos problemas aún se encuentran en fase de investigación, las pruebas de sus vínculos con los productos lácteos ya no se pueden rechazar bajo ningún concepto.

Aunque la mayoría de estadounidenses y europeos aceptan el consumo de leche animal como tradicional, es un fenómeno biológicamente reciente que, hasta hace muy poco, era extraño para buena parte del resto del mundo.

Trigo. El consumo de trigo fue imposible hasta el descubrimiento del fuego y la preparación de los alimentos, y para aquel entonces la biología del ser humano moderno ya se había establecido hacía mucho tiempo. Sin embargo, cuando se consumió, el trigo ganó popularidad rápidamente. En 2.700 a. de C., el emperador chino Shen Nung lo incluyó como los cinco cultivos principales y sagrados, junto con la cebada, el millo, el arroz y la soya.[24]

La atracción que ejerce el trigo procede de las propiedades físicas que lo diferencian de otros cereales. Tiene menos aceite natural que la avena, de modo que aguanta mucho más sin ponerse rancio y las proteínas de su gluten producen una masa flexible aunque adherente que se puede moldear en hogazas de pan y ponerse a leudar.

Frutas cítricas. Los árboles de frutas cítricas no proceden de África sino del Sudeste asiático. Se cultivaban en la India. La toronja (pomelo) nació en las Antillas en el siglo XVIII producto del cruce entre la naranja (china) y el pomelo, una fruta cítrica de gran tamaño. Las toronjas rojas rubí son una mutación que se descubrió en McAllen, Texas, en 1929.

Tomates. Los tomates (jitomates) son originarios de Sudamérica. Aunque llegaron a Europa en 1500, no se consumieron ampliamente en Europa, excepto en Italia o en América hasta mediados de 1800. El principal uso del tomate era como planta ornamental, en lugar de como alimento, ya que se consideraba como potencialmente venenosa. Aunque hoy día esa preocupación parezca ridícula, la frecuencia con que los tomates aparecen como causantes de migrañas, artritis y problemas digestivos sugiere que la antigua preocupación quizás tuviera sentido.

Maíz. Al igual que los tomates y el chocolate, el maíz (elote, choclo) es una de las contribuciones del Nuevo Mundo al menú de los seres humanos, y tiene ventajas e inconvenientes nutricionales. Es bajo en grasa y, al igual que todos los productos vegetales, prácticamente no contiene colesterol. No es de extrañar que los incas de Perú, los aztecas de México y los indios norteamericanos del Sudoeste que lo convirtieron en un ingrediente básico de su alimentación prácticamente no tuvieran ninguna enfermedad coronaria.

Por desgracia, el maíz es sumamente bajo en el aminoácido triptófano, el cual, como vimos en el Capítulo 7, necesitamos para fabricar la sustancia química cerebral serotonina, la cual reduce nuestra sensibilidad al dolor. De hecho, el maíz es tan bajo en triptófano que se ha administrado a animales en terribles experimentos para reducir la serotonina de sus cerebros y reducir su resistencia al dolor inducido de manera experimental. El maíz también es bajo en lisina, la cual combate los virus, y sus aceites prácticamente carecen del ácido alfa-linolénico, el cual es necesario para mantener a raya la inflamación. Todas estas carencias se pueden compensar si se combina el maíz con otros alimentos vegetales. No obstante, sigue siendo un agente provocador común de migrañas, artritis y problemas digestivos.

La cafeína. La historia de la cafeína comenzó en África, de donde es originario el cafeto. Sus bayas se comían de vez en cuando o se utilizaban para fabricar vino. No obstante, hasta el año 1.000 d. de J. C. aproximadamente, cuando los árabes etíopes inventaron el café como bebida, no se convirtió en algo habitual, y no fue hasta principios del siglo XVII cuando se comenzó a consumir de manera habitual en Europa. El aventurero inglés George Sandys escribió en 1601 que este nuevo brebaje era "negro como el carbón y de sabor bastante similar a él".[25]

El té también tiene cafeína, y aunque pensamos que existe desde tiempos inmemoriales, la realidad es que ningún hombre o mujer de Cro-Magnon sumergió nunca una bolsita de té en agua caliente. El cultivo de té probablemente comenzó en China en el siglo III o IV d. de J. C. y no ganó popularidad hasta el siglo VIII. En el siguiente siglo se introdujo en Japón. No fue popular en Inglaterra hasta el siglo XVIII.

La cafeína de las habas de cacao la cultivaron por primera vez los mayas, los aztecas y los toltecas. Los aztecas enseñaron a los españoles a preparar la bebida con cacao y se volvió popular en Europa. Las tabletas de chocolate modernas no se produjeron hasta mediados del siglo XIX.

Carne. El consumo de carne supuso un reto para los seres humanos hasta la llegada de la Edad de Piedra. Sin la velocidad o las garras que los verdaderos carnívoros utilizan para atrapar a sus presas, y con unos colmillos que se redujeron hasta no ser más largos que nuestros incisivos hace al menos 3,5 millones de años, los primeros seres humanos vivían de frutas, hojas, frutos secos, bayas y otros alimentos vegetales, al igual que hacen la gran mayoría de los demás primates (aunque los largos colmillos y la enorme fuerza de los chimpancés les permite acabar con algunas presas poco comunes con menos esfuerzo del que necesitaríamos nosotros).

Sólo cuando comenzamos a fabricar puntas de flecha con piedras y herramientas cortantes pudimos capturar a las presas y quitarles la piel. Los pocos grupos existentes hoy día de cazadores-recolectores no reflejan los comienzos de la existencia humana. En realidad, utilizan fuego, cocinan y tienen herramientas de las que no disponían nuestros antepasados anteriores a la Edad de Piedra.

La mayoría de antropólogos creen que el consumo de carne probablemente comenzó al escarbar en los restos de animales muertos que dejaban los verdaderos carnívoros.[26] A pesar de la larga exposición a al menos ciertas cantidades de carne y por muy seductor que haya sido, sobre todo en las culturas occidentales, todavía nos tenemos que adaptar a los riesgos que supone la carne, ninguno de ellos de consecuencias mortales antes de la edad de reproducción.

Huevos. Los huevos han existido desde que ha habido aves u otros animales que los pusieran. Sin embargo, dada la altura a la que se encontraban los nidos de las aves, es poco probable que los primeros seres humanos tomaran más que algún huevo de vez en cuando, y desde luego no de gallinas, las cuales provienen de Asia. Las aves que se asemejaban a las gallinas modernas se domesticaron por primera vez hace 4.000 ó 5.000 años.

Frutos secos. Los frutos secos son el único grupo de alimentos de la lista de problemáticos al que los primeros humanos podían acceder sin ninguna duda. Por desgracia, la mayoría de investigadores que estudian la migraña y la artritis no han especificado *cuáles* frutos secos son los problemáticos. Sería interesante saberlo, ya que algunos frutos secos, como las bellotas, las castañas, los cocos y los piñones han crecido en amplias extensiones geográficas desde tiempos inmemoriales.

Las nueces son originarias de Asia, Europa y Norteamérica. Las almendras proceden del oeste de la India, los pistachos son de Asia central y las nueces de macadamia proceden del noreste de Australia. Los coquitos del Brasil (castañas de Pará) realmente proceden de Brasil y las nueces de la India (anacardos, semillas de cajuil, castañas de cajú) también son originarias del Amazonas.

Los cacahuates (maníes) proceden de Sudamérica. El cacahuate, por cierto, es más bien una legumbre que un fruto seco. Un verdadero fruto seco se define como una fruta de una sola semilla y de pulpa seca. Los cacahuates vienen en una vaina como los chícharos (guisantes, arvejas) y los frijoles (habichuelas), por lo que se les clasifica como legumbres.

Cuando comenzó nuestra especie no teníamos la tecnología para consumir productos lácteos, carne ni trigo. Las frutas cítricas esperaron nuestra llegada a Asia, y el maíz, los tomates y los cacahuates se encontraban en el lejano Nuevo Mundo. Las proteínas que contienen estos alimentos pueden provocar en el presente reacciones como las que provocaron a los primeros que se atrevieron a probarlos.

CUANDO LOS BEBÉS RECHAZAN LAS COMIDAS

En nuestro intento por enfrentarnos a las comidas problemáticas, quizás obtengamos otra perspectiva a partir de las reacciones de los bebés cuando prueban los alimentos por primera vez. Los bebés nos dan claves, de manera similar a lo que hacían los canarios que servían involuntariamente como detectores de gas para los antiguos mineros. Tal como los padres y los pediatras pueden atestiguar, los bebés toleran ciertas comidas bien y tienen problemas con otras.

El arroz suele funcionar bien, mientras que el trigo es un alérgeno más habitual. A los bebés les encanta la fruta. Las manzanas, los melocotones (duraznos), las peras, los albaricoques (chabacanos, damascos) y las ciruelas son normalmente las primeras frutas para los bebés, seguidas de los plátanos amarillos (guineos, bananas) y los aguacates (paltas).

Entre las verduras, las habichuelas verdes (ejotes, habichuelas tiernas), los chícharos (guisantes, arvejas), el *squash*, las zanahorias, las remolachas y las batatas dulces (camotes) son las primeras que los padres suelen ofrecer y a los bebés les agradan. Los bebés tienen problemas con la dureza del maíz y a menudo no les gusta el amargor del brócoli, la coliflor, el repollo (col), los nabos, la col rizada y las cebollas. Su intuición tiene una buena base, ya que las verduras crucíferas y las cebollas suelen provocar cólicos.

Las proteínas de la leche de vaca son una causa aún más habitual de cólicos, los cuales amargan la vida a uno de cada cinco bebés. También se están investigando las proteínas de la leche por su papel en la diabetes del tipo I. Si bien la leche humana es perfecta para los recién nacidos, la leche de vaca no es nada conveniente para los bebés, a menos que se modifique de varias maneras. Para que ayude al crecimiento humano, la crema de la leche tiene que sustituirse por aceites vegetales, se reduce su contenido de proteínas y se agregan carbohidratos, vitaminas y minerales.

¿QUÉ COMEN NUESTROS PRIMOS?

Una última prueba: ¿qué comen los otros grandes simios? Los gorilas y los orangutanes son vegetarianos. Ni ellos ni los chimpancés consumen leche de ningún tipo, excepto cuando son pequeños y lactan, así como tampoco comen maíz, trigo, tomates ni ninguno de los otros alimentos más problemáticos, a excepción de ciertos frutos secos. Los chimpancés comen principalmente fruta, seguida de hojas, flores, semillas y de vez en cuando, insectos. Obviamente, estos primates nunca comen carne de res, cerdo ni pescado. Aunque los chimpancés a veces utilizan sus largos colmillos para matar y comer monos, esto nunca constituye más que un pequeño porcentaje de su dieta. No cocinan nada. Aunque podemos pensar que a los chimpancés les encantan los plátanos amarillos, estas frutas no son originarias de África en absoluto. Provienen de la India y Malaya y llegaron a África alrededor del 500 d. de J. C.

LA RAZÓN POR LA QUE SE PASAN POR ALTO LOS EFECTOS DE LAS COMIDAS

Si una comida causa síntomas solamente en una minoría de personas dentro de una cultura, su papel en estos síntomas puede permanecer oculto, sobre todo si el problema es sutil, como la rigidez progresiva de las articulaciones, a diferencia de un sarpullido repentino o un *shock* anafiláctico. Es normal que las personas que padecen síntomas articulares o migrañas no tengan ni la más remota idea de que determinados alimentos se los han provocado hasta que, por cualquier motivo, dejan de tomar esos alimentos durante un tiempo.

Por supuesto, algunas veces soportamos las desventajas de ciertas comidas para beneficiarnos de sus efectos especiales. La cafeína y el alcohol son ejemplos obvios. De manera similar, los chiles crean dependencia, al menos hasta cierto punto. La capacidad de su ingrediente activo, la capsaicina, para reducir la acción del neurotransmisor del dolor llamado sustancia P cada vez se está llegando a comprender mejor. El chocolate y el queso contienen feniletilamina, un compuesto con unos efectos leves similares a los de las anfetaminas. Cuando los productos lácteos se digieren, liberan casomorfinas, unos narcóticos suaves que quizás provoquen estreñimiento, pero que también pueden explicar en parte el atractivo similar a la droga que tienen estos alimentos para algunas personas.[27]

También puede suceder que, dada la ausencia de alimentos altos en proteínas y en grasas en la dieta de los primeros seres humanos, sea comprensible e incluso ventajoso que haya una tendencia hacia esas comidas que eran ligeramente más altas en proteínas o en grasa. Sin embargo, esa tendencia se vuelve potencialmente perjudicial si los alimentos altos en proteínas o en grasa se convierten en productos de consumo habitual. Al igual que los indios pima desarrollaron una epidemia de problemas de peso y diabetes cuando llegaron las comidas altas en grasa al sudoeste de Norteamérica, nuestros sensores nutricionales intrínsecos terminan engañándonos cuando tenemos acceso a nuevos alimentos a través de la agricultura y la pesca modernas.

Desde luego no es obligatorio que un alimento tenga que ser "natural". Si el trigo o los cítricos no le causan síntomas, no hay motivo para evitarlos, ya que no están relacionados con ninguna enfermedad grave. Lo mismo se puede decir del maíz, los tomates y probablemente, de la cafeína, pero dentro de unos límites.

El origen de las comidas que forman las dietas modernas es un campo fascinante de exploración. En las referencias de este capítulo aparecen una serie de escritos detallados sobre este tema.

(*Nota*: si encuentra en este capítulo términos que no entiende o que jamás ha visto, favor de remitirse al glosario en la página 378).

CAPÍTULO 19

DESDE EL LABORATORIO HASTA LA COCINA

Gracias por acompañarme en esta exploración de las comidas que combaten el dolor. Dejemos a un lado los estudios de investigación de momento y metámonos en la cocina. Es hora de comenzar a sentirnos mejor.

Si sólo desea aliviar su dolor, cambiar los alimentos que come puede traerle beneficios inesperados. Cuando las personas que tomaron parte en la investigación del Dr. Dean Ornish cambiaron sus dietas y hábitos de ejercicio para disolver los bloqueos arteriales y eliminar el dolor de pecho, también perdieron una considerable cantidad de peso... más de 20 libras (9 kg) en promedio. Encontramos los mismos resultados cuando investigamos sobre la diabetes y los dolores menstruales. De hecho, las personas que participaron en nuestra investigación valoraron tanto su pérdida de peso, entre otros beneficios de la dieta, que fue difícil convencerlos para que *dejaran* de seguir nuestro programa de alimentos experimental cuando la investigación exigió que volvieran a comer como antes. Sus niveles de energía aumentaron espectacularmente y no deseaban regresar a los problemas de peso y la fatiga —por no mencionar el dolor— que sus antiguas dietas les habían causado.

La dieta que elimina las proteínas que causan intolerancia y equilibra las hormonas para aliviar las articulaciones tal vez también ayude a la digestión e incluso le de a su piel un saludable brillo. De la misma manera, los alimentos que nos protegen contra los cálculos renales también mantienen el calcio en los huesos, que es donde debe estar, y nos protegen de la osteoporosis y el dolor de espalda. A medida que experimente con nuevas comidas, podrá disfrutar los sorprendentes beneficios que nos brindan.

SIÉNTASE COMO NUEVO

Para muchos de nosotros, encontrar los alimentos correctos es como poner el combustible adecuado a nuestro auto. Hace que todo funcione mejor. Si usted hubiera llenado por error el depósito con combustible para un motor de barco en vez de gasolina normal, su auto probablemente aún andaría, más o menos. Pero andaría al ralentí, no aceleraría bien, el manejo sería terrible y echaría más humo del tubo de escape que la chimenea de una fábrica. No tendría nada que ver con un manejo normal. Cuando usted descubre el error y le echa el combustible correcto, el motor se va limpiando poco a poco del combustible erróneo y comienza a rugir. Acelera con auténtica potencia y el manejo del auto es de nuevo silencioso y suave.

Día tras día, muchas personas meten en su cuerpo el combustible equivocado: alimentos que bloquean sus arterias, que desequilibran sus hormonas, que irritan sus tejidos y les que provocan un dolor que empeora gradualmente. Nunca sabrán qué tan bien se pueden sentir sus cuerpos hasta que encuentren las comidas correctas y comiencen a curarse. Puede ser como tener un cuerpo totalmente nuevo.

RECETAS PARA SUS NECESIDADES CONCRETAS

La siguiente sección incluye recetas para personas con diferentes necesidades. Todas las recetas son adecuadas si tiene dolor de espalda, enfermedades cardíacas, diabetes, dolores menstruales, dolor en los senos, cáncer, cálculos renales, osteoporosis o anemia falciforme, salvo que padezca usted una alergia a un alimento específico o una limitación médica. Todas son bajas en grasa, sin colesterol ni ingredientes de origen animal y son perfectas para reducir el colesterol y equilibrar las hormonas. Sus proteínas proceden de las plantas y la mayoría son altas en potasio y bajas en sodio para proteger los huesos y evitar los cálculos renales. Contienen abundante ácido fólico y cantidades moderadas de hierro, características importantes si uno padece la anemia falciforme.

Si usted sufre migrañas, artritis, problemas digestivos o fibromialgia, deberá ir aún más lejos y prestar atención a los ingredientes marcados con un asterisco (*). Estos alimentos pueden provocar dolor a algunas personas y deberá dejar de tomarlos hasta que examine su tolerancia.

El menú de eliminación especial evita prácticamente todos los alimentos problemáticos y le permite averiguar su tolerancia a ciertos alimentos. Utilice este programa siguiendo las instrucciones de las páginas 54–55.

Le aconsejo que se deje guiar por su médico cuando planifique su menú con el fin de satisfacer cualquier necesidad dietética especial que pueda usted tener.

CÓMO ASEGURARSE DE OBTENER UNA NUTRICIÓN COMPLETA

Independientemente de su estado de salud, le animo a que base su dieta en estos 4 grupos de alimentos: verduras, legumbres (frijoles/habichuelas, chícharos/guisantes, arvejas y lentejas), cereales y frutas. Al evitar los productos de origen animal y los aceites vegetales añadidos estará evitando los peligros del colesterol, el exceso de grasa y las proteínas animales.

Una dieta variada basada en estos 4 grupos proporciona una gran cantidad de proteínas sin necesidad de combinar ni planificar cuidadosamente estas comidas de ninguna forma concreta. La antigua idea de "complementar las proteínas", que requería la combinación de varios alimentos —como frijoles con cereales— para conseguir las proteínas necesarias ya ha sido descartada tanto por los dietistas como por el gobierno de los EE. UU. Las verduras verdes y las legumbres también satisfacen fácilmente las necesidades de calcio del cuerpo, como vimos en el Capítulo 1.

No obstante, hay dos nutrientes que merecen nuestra atención. La vitamina D controla nuestra capacidad para absorber y conservar el calcio, por ello es importante si deseamos tener unos huesos saludables. También desempeña un papel en nuestras defensas contra el cáncer. Normalmente, la exposición de la piel a la luz solar hace que se fabrique toda la vitamina D que necesitamos. Sin embargo, si no se expone al sol de manera regular, debería usted tomar un suplemento de vitamina D. La Asignación Dietética Recomendada es de 200 UI (5 mcg) al día para los adultos hasta la edad de 50 años, 400 UI (10 mcg) al día para las personas de 51 hasta 70 años y de 600 UI (15 mcg) al día para los mayores de 70. En la actualidad muchos expertos recomiendan ingestas más elevadas, hasta 2.000 UI (50 mcg) diarias.

La vitamina B_{12} es necesaria para tener los nervios y los glóbulos saludables. La Asignación Dietética Recomendada es pequeña, sólo 2,4 mcg al día para los adultos, y la mayoría de personas tienen una reserva suficiente para un año o dos almacenada en sus hígados. No obstante, se necesita la B_{12} en la dieta.

Ni las plantas ni los animales producen la vitamina B_{12}. En cambio, es producida por las bacterias y los otros organismos unicelulares. En ocasiones las bacterias que se encuentran en las plantas, en la tierra o incluso en nuestras bocas pueden contener rastros de vitamina B_{12}, pero la higiene moderna prácticamente ha eliminado a todas estas como fuentes confiables.

Los productos de origen animal contienen vitamina B_{12} porque las bacterias que se encuentran en los intestinos de los animales la producen, y luego es absorbida en sus tejidos. Sin embargo, estos productos perjudican mucho más que benefician y no son recomendables.

Puede encontrar B_{12} en cereales para desayunar enriquecidos y en muchos productos a base de soya. Puede aparecer en la lista de ingredientes con su nombre químico, *cobalamina* o *cianocobalamina*. Algunas marcas de levadura dietética, que a veces se utiliza para agregar un sabor parecido al queso a los alimentos, están enriquecidas de manera natural con B_{12}.

La fuente más adecuada y confiable de B_{12} es cualquier complejo multivitamínico común, que también le aportará vitamina D.

SIGA LAS PAUTAS AL PIE DE LA LETRA

Le animo a que cuando ponga en práctica estos principios siga las pautas de cada capítulo de manera precisa. Las investigaciones sobre la reducción del colesterol, la reversión de las enfermedades cardíacas y el manejo de la diabetes y de los dolores menstruales han revelado que incluso las desviaciones más leves del régimen prescrito pueden reducir enormemente los beneficios.

Aun así, no es necesario un compromiso a largo plazo con ningún cambio de dieta. Al contrario, le sugiero que se concentre en el corto plazo. Si usted explora y disfruta nuevos alimentos durante sólo unas 3 semanas, comenzará a percibir los beneficios y si le gusta cómo se siente, puede continuar tanto tiempo como desee.

Si piensa que la información que proporcionamos en este libro es útil, espero que la comparta con otras personas. Tal vez también quiera unirse al Comité de Médicos para una Medicina Responsable (o *PCRM* por sus siglas en inglés), una organización sin fines de lucro fundada en 1985 para promover la medicina preventiva, la nutrición sana e investigaciones de mayor nivel. La revista del PCRM, *Good Medicine,* está disponible para médicos y personas no expertas. Puede escribir al PCRM al 5100 Wisconsin Avenue, Suite 400, Washington, D.C. 20016 o visitar www.pcrm.org.

¡Le deseo que disfrute de una salud inmejorable!

(*Nota*: si encuentra en este capítulo términos que no entiende o que jamás ha visto, favor de remitirse al glosario en la página 378).

SEXTA PARTE

MENÚS Y RECETAS

POR JENNIFER RAYMOND

UNA NOTA DEL CHEF

Cuando Neal Barnard me habló de este libro y me pidió que preparara las recetas, debo admitir que tuve algunas dudas. Las recetas bajas en grasa y sin colesterol no suponían un problema. Llevamos años utilizándolas para ayudar a las personas a abrir las arterias, equilibrar sus hormonas y controlar la diabetes. Lo que encontré difícil era cocinar sin las comidas que pueden provocar migrañas y artritis.

La lista de los alimentos que provocan estos males incluía muchos de mis ingredientes básicos dietéticos. Entonces, cuando el Dr. Barnard comenzó a esbozar las directrices de la Dieta de Eliminación, pensé: "¿Cómo demonios puede alguien hacer que comidas tan sencillas como arroz integral y verduras y frutas cocidas luzcan interesantes, variadas y sabrosas?"

Pero estaba curiosa por el reto y tenía una razón personal para querer probar el enfoque que recomendaba el Dr. Barnard. Cuando llegué a tener cuarenta y tantos años, comencé a percibir cada vez más rigidez y dolor en las articulaciones, sobre todo en los dedos de las manos y los pies. Cuando le pregunté a mi médico acerca de este hecho, me respondió "¡Bienvenida a la mediana edad!" Me recomendó que comenzara a tomar medicamentos antiinflamatorios no esteroideos para aliviar el dolor. "Pero eso no llega a la raíz del problema, sólo enmascara los síntomas", objeté. "¿No hay nada que pueda hacer respecto a la causa del problema?" Él simplemente se encogió de hombros y negó con la cabeza.

Cuando el Dr. Barnard comenzó a explicar que ciertos alimentos podían activar la inflamación que causa la artritis, así como otras enfermedades, me llamó la atención. Realmente valdría la pena evitar esas comidas a modo de prueba. Después de todo, sabía muy bien que yo podría seguir fácilmente cualquier dieta durante unas cuantas semanas. Por lo tanto, con una misión doble, tanto profesional como personal, me embarqué en la difícil tarea de desarrollar las recetas saludables para este libro.

Además de seguir las pautas establecidas por el Dr. Barnard, quería que las recetas fueran rápidas, fáciles y atractivas para personas con diferentes gustos. También quería, en la medida de lo posible, utilizar ingredientes comunes que pudieran comprarse en la mayoría de supermercados (colmados) y tiendas de comestibles. Cuando comencé a desarrollar las recetas, me sentí agradablemente sorprendida por lo deliciosos que pueden llegar a ser los alimentos más sencillos, y conforme se los servía a amigos y familiares, quedó claro que las demás personas también los disfrutaban. También descubrí que limitar el número de ingredientes era en realidad una bendición encubierta, ya que hacía que las recetas fueran verdaderamente rápidas y fáciles de preparar. La mayoría de las recetas de esta sección se pueden hacer en 15 minutos o menos.

Pero lo que más me sorprendió de todo esto fue que comencé a sentirme mejor. A medida que seguía la dieta, la rigidez de mis articulaciones desapareció y me podía mover libremente sin dolor (¡y sin medicamentos!). También tenía muchos menos dolores de cabeza tensionales, y la indigestión, que había sido un problema desde siempre, desapareció totalmente.

Las recetas se presentan en dos grupos. En primer lugar están las que siguen las pautas de la Dieta de Eliminación. Luego están las recetas que pueden contener comidas problemáticas. Los alimentos que pueden provocar dolor están marcados con un asterisco (*).

A media que vaya echando un vistazo a las recetas, puede que se encuentre con algunos ingredientes que no conoce. Esto sucede sobre todo con algunas harinas utilizadas para sustituir a la harina de trigo en los productos panificados. Encontrará una descripción de las mismas y sugerencias sobre dónde encontrarlas en la sección "Ingredientes que quizás le sean nuevos", que comienza en la página 369, donde encontrará el nombre de la harina que le interese.

CÓMO IDENTIFICAR A LOS AGENTES PROVOCADORES OCULTOS

Los alimentos procesados a menudo contienen ingredientes que provocan migrañas, artritis y otras enfermedades, por lo que es importante leer con atención las etiquetas de ingredientes de todos los alimentos. Deberá leer periódicamente las etiquetas aunque ya las haya leído antes, ya que los fabricantes algunas veces cambian la formulación de sus productos. Algunos alimentos problemáticos, como la leche y los huevos, se reconocen con facilidad. Pero otros, como el suero de leche (*whey*) —un derivado de la leche— y la albúmina —una proteína derivada de los huevos—, tal vez sean menos obvios. A continuación le muestro una lista de ingredientes derivados de comidas que provocan diversas enfermedades.

Carne, carne de ave, pescado

consomé de res (*beef consomme*)
caldo de res (*beef broth*)
consomé de pollo (*chicken consomme*)
caldo de pollo (*chicken broth*)
gelatina (*gelatin*)
consomé de cordero (*lamb consomme*)
caldo de cordero (*lamb broth*)
manteca de cerdo (*pork lard*)

Leche y productos lácteos

Cuando comience a leer las etiquetas de ingredientes, le sorprenderá el uso tan extendido de la leche y sus derivados. Algunos son obvios, como el queso, el yogur, la crema y la mantequilla. Entre los alimentos menos obvios que contienen leche se encuentra cualquier cosa desde panes, pasteles y *muffins* hasta sustitutos de crema y margarinas "no lácteas". Los siguientes ingredientes son derivados de la leche:

caseína (*casein*), caseinato (*caseinate*), caseinato sódico (*sodium caseinate*), caseinato de potasio (*potassium caseinate*)
lactalbúmina (*lactalbumin*)

lactoglobulina (*lactoglobulin*)
lactosa (*lactose*)
sólidos lácteos (*milk solids*)
sólidos lácteos no grasos (*nonfat milk solids*)
suero de leche (*whey*)

Maíz (elote, choclo)

El maíz y los ingredientes basados en el maíz se utilizan en todo desde los chicles hasta las bebidas carbonatadas pasando por los adhesivos de los sobres y los sellos. ¡Y no se olvide de las palomitas (rositas) de maíz (cotufo) y los totopos (tostaditas, nachos)! Entre los ingredientes a base de maíz más comunes se encuentran:

aceite de maíz (*corn oil*)
ácido láctico (*lactic acid*)
colorante color caramelo (*caramel color*)
dextrina (*dextrine*), dextrosa (*dextrose*)
fructosa (*fructose*)
harina de maíz de molido fino (*corn flour*), harina de maíz de molido grueso (*cornmeal*)
maicena (*cornstarch*)
maicena modificada (*modified cornstarch*)
maíz descascarado (*hominy*)
maltodextrinas (*maltodextrines*)
manitol (*mannitol*)
masa harina
proteína *zein* (*zein*)
sémola de maíz (*grits*)
sirope de maíz (*corn syrup*)
sorbitol

Trigo

Además de ser el principal ingrediente de los panes, muffins y pasteles (bizcochos, tortas, *cakes*), el trigo y sus derivados se encuentra en una gran variedad de comidas, entre ellas las sopas preparadas y las sopas de sobre, algunas marcas de salsa de soya, algunos cafés instantáneos y cafés de sabores, preparados comerciales para hacer *gravy*, pudines (budines) instantáneos y glaseado (betún) preparado. Los siguientes productos contienen trigo:

almidón modificado (*modified starch*)
cuscús (*couscous*)
farina
galleta molida (*ground cracker*)
germen de trigo (*wheat germ*)
glutamato monosódico (*monosodium glutamate*)
gluten, harina de gluten (*gluten flour*)
harina (*flour*)
harina blanca (*white flour*)
harina bromada (*bromated flour*)
harina de trigo (*wheat flour*), harina de trigo integral (*whole wheat flour*)
harina de trigo sin cernir (*graham flour*)
harina enriquecida (*enriched flour*)
harina multiuso (*all-purpose flour*)
harina para pasteles (*cake flour*)
harina preparada para pan (*bread flour*)
harina pastelera (*pastry flour*)
harina sin blanquear (*unbleached flour*)
malta (*malt*), sirope de malta (*malt syrup*)
pan rallado (*bread crumbs*)
proteínas vegetales hidrolizadas (*hydrolyzed vegetable proteins* o *HVP*)
salvado (*bran*)
semolina (*semolina*)
trigo *bulgur* (*bulgur wheat*)
trigo duro (*durum*)
trigo quebrado (*cracked wheat*)

Soya

La soya se encuentra en cientos de alimentos, desde hamburguesas vegetarianas y alimentos análogos a la carne hasta aliños (aderezos), margarina y aceites antiadherentes en aerosol. Entre los ingredientes habituales derivados de la soya se incluyen los siguientes:

aceite de soya (*soy oil*)
frijoles de soya (*soybeans*)
harina de soya de molido fino (*soy flour*), harina de soya de molido grueso (*soy meal*)
leche de soya (*soy milk*)
lecitina (*lecithin*)
miso (vea la página 371)
natto (vea la página 372)
okara (vea la página 372)
proteínas de soya aislada (*isolated soy protein*)
proteínas de soya concentradas (*concentrated soy protein*)
proteínas vegetales hidrolizadas (*hydrolyzed vegetable proteins* o *HVP*)
proteínas vegetales texturizadas (*texturized vegetable proteins* o *TVP*)
salsa de soya (*soy sauce*)
tempeh (vea la página 388)
tofu (vea la página 374)

LA DIETA DE ELIMINACIÓN

Durante un breve período de tiempo su dieta se basará en comidas sencillas y sabrosas que no provocan dolor. La Dieta de Eliminación incluye arroz integral, verduras verdes, amarillas y naranjas y frutas no cítricas. Todos los alimentos tienen que cocinarse. Para sazonar se pueden utilizar cantidades mínimas de sal, vinagre, almíbar de arce (miel de maple) y extracto de vainilla.

Después del período de prueba inicial, irá agregando sistemáticamente otras comidas a esta sencilla dieta como se describe en las páginas 54–55.

Para comenzar. Antes de comenzar la Dieta de Eliminación, abastézcase de una selección de los alimentos que comerá. Entre ellos se pueden incluir los siguientes:

Féculas

Muchos de estos productos se pueden conseguir en las tiendas de productos naturales.

arroz integral, de grano corto y largo (*brown rice, short grain and long grain*)
arrurruz en polvo (*arrowroot powder*)
cereales de arroz, calientes y fríos (*rice cereals, hot and cold*)
galletas de arroz (*rice crackers*)
harina de arroz (*rice flour*)
harina de tapioca (*tapioca flour*)
leche de arroz (*rice milk*)
mochi (vea la página 372)
pasta de arroz
raíz de *taro* (vea la página 388)
tortitas de arroz (*rice cakes*; cómpralas naturales o solamente con sal)

Verduras (pueden ser frescas, de lata o congeladas)

acelga suiza
alcachofas
apio
batatas dulces (camotes)
berzas (bretones, posarnos)
bok choy
brócoli
chirivías (pastinacas)
col rizada
coles (repollitos) de Bruselas
colinabos
comelotodos (arvejas chinas)
daikon
endibia (lechuga escarola)
espárragos
espinaca
espinaca de Nueva Zelanda
habichuelas verdes (ejotes)
hinojo
hongos
jícama
kohlrabi (vea la página 384)
lechuga (la lechuga mantecada, la lechuga romana/orejona y las variedades de hoja verde son las más nutritivas)
nabos
papas blancas
pepino
rábanos
remolachas (betabeles)
repollo (col), incluido el repollo *napa*
squash invernal (hay varios tipos, entre ellos *acorn*, *banana*, *butternut*, *delicata*, *kabocha* y otras; vea la página 387)

squash veraniego (como el calabacín y las variedades llamadas *crookneck squash* y *scalloped squash*, respectivamente; vea la página 387)
tirabeques (vea la página 388)
zanahorias

Fruta

La fruta que escoja puede ser fresca, seca, congelada o enlatada en su jugo. Evite la fruta de lata en almíbar.

arándanos agrios (vea la página 379)
bayas (entre ellas frambuesas, zarzamoras, arándanos, bayas de boysen)
caquis
cerezas
ciruelas
granadas
kiwi
mangos
melón (lo cual incluye la sandía, el cantaloup/melón chino, el melón tipo *honeydew* y otros)
nectarinas
papayas (frutas bomba, lechosas)
peras
piña (ananá)
uvas

Nota: si encuentra en este capítulo términos que no entiende o que jamás ha visto, favor de remitirse al glosario de ingredientes que quizas la sean nuevos en la página 369 o al glosario general en la página 378.

MENÚS DE ELIMINACIÓN

Día Nº1

DESAYUNO

Pudín de arroz para desayunar (página 275)

Tostada de pan de arroz con confituras de fruta natural

Compota de frutas de verano (página 276)

ALMUERZO

Sopa cremosa de zanahoria (página 281)

Arroz integral siempre perfecto (página 280)

Brócoli al vapor

Rodaja de melón

CENA

Rollitos de repollo (página 294)

Sopa de remolacha (página 283)

Batatas dulces al vapor (página 292)

Batido de ciruelas secas (página 296)

Día Nº2

DESAYUNO

Arroz integral siempre perfecto (página 280) con leche de arroz y almíbar de arce

Compota de manzana con trozos (página 277)

Media papaya (fruta bomba, lechosa)

ALMUERZO

Sopa de remolacha (página 283)

Ensalada de verduras al estilo francés (página 287)

Manzanas cocidas a fuego lento (página 301)

CENA

Pasta de arroz con *pesto* cremoso de calabacín (página 293)

Sopa cremosa de zanahoria (página 281)

Col rizada o berzas en su jugo (página 290)

Gelatina de fruta (página 295)

Día Nº3

DESAYUNO

Tostada de pan de arroz

Confituras de fruta natural

Ciruelas secas cocidas (página 275)

ALMUERZO

Sopa de papas y verduras (página 282)

Habichuelas verdes a la albahaca (página 289)

Arroz integral siempre perfecto (página 280) o pan de arroz

Compota de manzana con fresas (página 277)

CENA

Sopa de chícharo verde y coliflor (página 285)

Arroz silvestre (página 279)

Brócoli al vapor

Peras cocidas a fuego lento (página 301)

Día Nº4

DESAYUNO

Pudín de batatas dulces con melocotón (página 278)

Tostada de pan de arroz con confituras de fruta natural

Licuado de dátil (página 297)

ALMUERZO

Sopa de verduras (página 286)

Habichuelas verdes al vapor

Galletas de arroz o tortitas de arroz

Ensalada de fruta

CENA

Papas blancas al vapor con *pesto* cremoso de calabacín (página 293)

Sopa de remolacha (página 283)

Zanahorias al vapor

Compota de frutas de verano (página 276)

Día Nº5

DESAYUNO

Tostada francesa (página 274)

Compota de manzana con trozos (página 277)

Batido de ciruelas (página 296)

ALMUERZO

Sopa cremosa de espárragos (página 284)

Pan de arroz o galletas de arroz

Batatas dulces con piña (página 292)

Calabacín al vapor

CENA

Rollitos de repollo (página 294)

Papitas "fritas" al horno (página 291)

Habichuelas verdes a la albahaca (página 289)

Pudín de zanahoria (página 298)

Día Nº6

DESAYUNO

Arroz integral siempre perfecto (página 280) o cereal de la marca *Cream of Rice*

Tostada de pan de arroz con confituras de fruta natural

Compota de manzana con trozos (página 277)

ALMUERZO

Sopa de chícharo verde y coliflor (página 285)

Arroz integral siempre perfecto (página 280)

Berzas en su jugo (página 290)

Manzanas cocidas a fuego lento (página 301)

CENA

Ensalada de verduras al estilo francés (página 287)

Arroz silvestre (página 279)

Repollo en su jugo (página 288)

Gelatina de fruta (página 295)

Día Nº7

DESAYUNO

Arroz inflado u otro cereal frío para desayunar

Tostada de pan de arroz con Compota de manzana con fresas (página 277)

Peras cocidas a fuego lento (página 301)

ALMUERZO

Sopa de remolacha (página 283)

Arroz integral siempre perfecto (página 280)

Brócoli al vapor

CENA

Sopa cremosa de espárragos (página 284)

Arroz integral siempre perfecto (página 280)

Ensalada de verduras al estilo francés (página 287)

Gelatina de albaricoque y piña (página 296)

RECETAS ADECUADAS PARA LA DIETA DE ELIMINACIÓN

Nota: algunas de las recetas de esta sección contienen ingredientes que deberían omitirse mientras se sigue la Dieta de Eliminación. Se advierte entre paréntesis y se pueden volver a utilizar cuando regrese a su dieta habitual.

Tostada francesa

Rinde de 4 a 6 rebanadas

Esta tostada francesa (pan francés, torreja) es adecuada para la Dieta de Eliminación si se utiliza pan de arroz y leche de arroz.

½ taza de leche de soya o leche de arroz natural
3 cucharadas de arrurruz en polvo
1 cucharadita de extracto de vainilla
¼ de cucharadita de canela (omítala durante la Dieta de Eliminación)
4–6 rebanadas de pan de arroz
Aceite vegetal en aerosol, para la plancha o sartén
Fruta fresca, confituras de fruta o almíbar de arce (miel de maple), como aderezo

Bata a mano en un tazón (recipiente) mediano la leche de soya, el arrurruz, la vainilla y la canela. Vierta la masa en un recipiente plano y sumerja el pan en la masa, volteándolo para recubrir ambos lados.

Caliente una plancha antiadherente o sartén grande y rocíela con un poco de aceite vegetal en aerosol. Fría cada lado de las rebanadas a fuego mediano-alto durante 2 ó 3 minutos o hasta que estén doradas. Sirva con fruta fresca, confituras de fruta o sirope. Por rebanada (sin los aderezos): 117 calorías, 2 g de proteínas, 24 g de carbohidratos, 1 g de grasa, 118 mg de sodio

Pudín de arroz para desayunar

Rinde 6 raciones de ½ taza

2 tazas de Arroz integral siempre perfecto cocido (página 280)
1½ tazas de leche de arroz sabor vainilla
3 cucharadas de pasas
2 cucharadas de almíbar de arce (miel de maple)
1 cucharadita de extracto de vainilla
¼ de cucharadita de canela (omítala durante la Dieta de Eliminación)

Mezcle todos los ingredientes en una cacerola mediana y deje que rompa a hervir a fuego lento. Cocine, sin tapar —revolviendo de vez en cuando— durante unos 20 minutos o hasta que se espese. Sirva caliente o frío. Por ración de ½ taza: 205 calorías, 3 g de proteínas, 45 g de carbohidratos, 1 g de grasa, 169 mg de sodio

Ciruelas secas cocidas

Rinde 2 tazas

2 tazas de ciruelas secas deshuesadas
1½ tazas de agua

Combine las ciruelas secas y el agua en una cacerola mediana. Deje que el agua rompa a hervir a fuego lento y cocine, con la cacerola sin tapar totalmente, durante unos 15 minutos o hasta que las ciruelas estén suaves. (Cocine durante más tiempo si desea que las ciruelas estén más suaves.) Por ½ taza: 193 calorías, 2 g de proteínas, 45 g de carbohidratos, 0 g de grasa, 3 mg de sodio

Panqueques de arroz

Rinde unos 16 panqueques de 3 pulgadas (7 cm)

1 taza de mezcla de arroz de la marca *Ener-G Rice Mix*
1 taza de leche de arroz natural
1 cucharada de almíbar de arce (miel de maple)
1 cucharada de aceite de *canola* (omítalo durante la Dieta de Eliminación)
Aceite vegetal en aerosol, para la plancha o sartén
Fruta fresca, confituras de fruta o almíbar de arce, para servir

Combine en un tazón (recipiente) mediano la mezcla de arroz, la leche de arroz, el almíbar de arce y el aceite de *canola* y revuelva hasta lograr una consistencia uniforme.

Caliente una plancha antiadherente o un sartén grande y rocíela con un poco de aceite vegetal en aerosol. Vierta pequeñas porciones de la masa sobre la superficie caliente y fríalas durante 2 ó 3 minutos o hasta que las orillas estén secas y la parte superior eche burbujas. Voltee los panqueques y fríalos por el otro lado durante 1 minuto aproximadamente o hasta que estén dorados. Sirva con fruta fresca, confituras de fruta o sirope. Por panqueque (sin aderezos): 65 calorías, 1 g de proteínas, 12 g de carbohidratos, 1,5 g de grasa, 43 mg de sodio

Compota de frutas de verano

Rinde 2 tazas

2 tazas de melocotones (duraznos) frescos pelados y picados en rodajas (pelarlos es opcional)
2 tazas de fresas frescas sin el cabito
½ taza de jugo concentrado de uva blanca o de jugo concentrado de manzana

Mezcle todos los ingredientes en una cacerola grande. Deje que rompa a hervir a fuego lento y cocine durante unos 5 minutos o hasta que la fruta apenas se ponga suave. Sirva tibia o fría. Por ½ taza: 78 calorías, 1 g de proteínas, 18 g de carbohidratos, 0 g de grasa, 7 mg de sodio

Compota de manzana con trozos

Rinde 2 ½ tazas

Sirva esta compota de manzana caliente o fría.

4 manzanas verdes grandes
½ taza de concentrado de jugo de manzana congelado
½ cucharadita de canela (omítala durante la Dieta de Eliminación)

Pele, quite el corazón y pique en cubitos las manzanas. Ponga las manzanas en una cacerola mediana. Agregue el concentrado de jugo de manzana, luego tape la cacerola y cocine a fuego muy lento durante unos 20 minutos o hasta que las manzanas estén tiernas cuando se pinchen con un tenedor. Aplástelas un poco y agregue la canela, si la está usando. Por ½ taza: 112 calorías, 0 g de proteínas, 27 g de carbohidratos, 0 g de grasa, 8 mg de sodio

Compota de manzana con fresas

Rinde 2 tazas

Sirva esta compota de manzana caliente o fría.

2 tazas de manzanas peladas, sin el corazón y picadas en trozos grandes
2 tazas de fresas sin el cabito, frescas o congeladas
½ taza de jugo concentrado de manzana congelado

Combine todos los ingredientes en una cacerola mediana. Deje que rompa a hervir a fuego lento, luego tape la cacerola y cocine a fuego muy lento durante unos 25 minutos o hasta que las manzanas estén tiernas al pincharlas con un tenedor. Aplástelas un poco o tritúrelas en un procesador de alimentos, si lo desea. Por ½ taza: 112 calorías, 1 g de proteínas, 26 g de carbohidratos, 0 g de grasa, 10 mg de sodio

Pudín de batatas dulces con melocotón

Rinde 2 tazas

Este sencillo pudín (budín) para el desayuno es una excelente fuente de betacaroteno y otros importantes nutrientes.

1 batata dulce (camote) mediana (1 taza cocida)
2 melocotones (duraznos) o nectarinas pequeñas

Limpie bien la batata dulce y luego cocínela al vapor o en el horno de microondas hasta que esté suave al pincharla con un tenedor. Ponga aparte para que se enfríe.

Corte los melocotones a la mitad y saque los huesos. Pique cada mitad en 2 ó 3 rodajas. Ponga las rodajas en un procesador de alimentos. Pique en pedazos, pulsando el botón unas cuantas veces.

Pele la batata dulce y agregue la pulpa al procesador de alimentos. Pique la batata dulce pulsando rápidamente el botón del procesador y mézclela con los melocotones. Aún deberían quedar algunos trozos.

Pase la mezcla a un recipiente pequeño apto para usarse en el horno de microondas y caliéntelo en dicho horno durante 2 ó 3 minutos o hasta que esté bien caliente. Por ½ taza: 98 calorías, 1 g de proteínas, 23 g de carbohidratos, 0 g de grasa, 6 mg de sodio

Compota de frutas secas

Rinde 2 tazas

- **½ taza de pasas**
- **½ taza de ciruelas secas deshuesadas**
- **½ taza de higos secos, partidos a la mitad**
- **½ taza de melocotones secos o albaricoques (chabacanos, damascos) secos, picados en rodajas**
- **½ taza de jugo concentrado de uva blanca o de jugo concentrado de manzana**

Mezcle todas las frutas en una cacerola grande. Agregue el jugo concentrado de uva blanca y agua suficiente para cubrir apenas las frutas. Deje que el líquido rompa a hervir a fuego lento, luego cubra y cocine durante unos 15 minutos o hasta que la fruta esté suave. Sirva tibia o fría. Por ½ taza: 319 calorías, 3 g de proteínas, 75 g de carbohidratos, 1 g de grasa, 18 mg de sodio

Arroz silvestre

Rinde 3 tazas

El arroz silvestre realmente no es un tipo de arroz sino una hierba. En inglés se llama wild rice *y se consigue en la mayoría de los supermercados (colmados).*

- **½ taza de arroz integral de grano largo**
- **½ taza de arroz silvestre**
- **¼ de cucharadita de sal**
- **4 tazas de agua**

Combine todos los ingredientes en una cacerola mediana. Deje que rompa a hervir a fuego lento. Cocine sin tapar la cacerola totalmente durante unos 50 minutos o hasta que ambos arroces estén tiernos. Escurra el líquido que sobre (puede guardarlo para usarlo después como caldo para sopa). Por ½ taza: 104 calorías, 3 g de proteínas, 23 g de carbohidratos, 0 g de grasa, 99 mg de sodio

Arroz integral siempre perfecto

Rinde 3 tazas

El arroz integral brinda más vitaminas, minerales, proteínas y fibra que el blanco y con este método de cocción, obtendrá un arroz perfecto y en menos tiempo. El arroz integral de grano corto tiende a ser un poco espeso; el arroz integral de grano largo es un poco más suave y esponjoso. Si el arroz integral le es nuevo, le recomiendo comenzar con la variedad de grano largo.

1 taza de arroz integral de grano corto o largo
3 tazas de agua
½ cucharadita de sal (opcional)

Enjuague el arroz en una cacerola mediana con agua fría y escurra el agua todo lo que le sea posible. Ponga la cacerola a fuego mediano —revolviendo constantemente— durante unos 2 minutos o hasta que el arroz se seque. Agregue las 3 tazas de agua y la sal (si la está usando). Deje que rompa a hervir, luego reduzca el fuego un poco, tape y deje que hierva a fuego lento durante unos 40 minutos o hasta que el arroz esté suave pero aún se mantenga un poco crujiente. Escurra el exceso de líquido (puede guardarlo para utilizarlo como caldo para sopas y guisos/estofados). Por ½ taza: 115 calorías, 2,5 g de proteínas, 25 g de carbohidratos, 1 g de grasa, 178 mg de sodio

Sopa cremosa de zanahoria

Rinde unas 6 tazas

¡Tan sencilla y tan deliciosa!

4 zanahorias grandes
1 1/2 tazas de agua
1 1/2 tazas de leche de arroz natural
1/8 de cucharadita de sal

Limpie bien las zanahorias, píquelas en trozos y póngalas en una cacerola mediana con el agua. Tape y deje que hierva a fuego lento durante 20 minutos aproximadamente o hasta que estén suaves al pincharlas con un tenedor. Vierta la leche de arroz en una licuadora (batidora) y agregue las zanahorias cocidas, el líquido de la cocción y la sal. Muela hasta lograr una consistencia totalmente uniforme, agregando un poco más de leche de arroz si la sopa es demasiado espesa. Sirva caliente o fría. Por ración de 1 taza: 76 calorías, 1 g de proteínas, 16 g de carbohidratos, 1 g de grasa, 125 mg de sodio

Sopa de papas y verduras

Rinde unas 8 tazas

3 papas blancas medianas, bien limpias y picadas en cubitos de ½ pulgada (2 cm)
2 tallos de apio medianos, picados en rodajas finas
1 zanahoria grande, bien limpia y picada en cubitos o en rodajas finas
2 tazas de repollo (col) verde picado en tiras
3 tazas de agua
1 taza de leche de arroz natural
¾ de cucharadita de sal

Combine las papas, el apio, la zanahoria, el repollo y el agua en una olla grande. Deje que rompa a hervir a fuego lento, luego tape la olla y cocine durante unos 15 minutos o hasta que las papas y las zanahorias estén blandas al pincharlas con un tenedor. Pase unas 3 tazas de la mezcla a una licuadora (batidora); agregue la leche de arroz y la sal. Muela durante unos 30 segundos o hasta lograr una consistencia uniforme. Regrese la mezcla licuada a la olla y mezcle bien. Si lo desea, puede calentarla un poco. Por porción de 1 taza: 144 calorías, 2 g de proteínas, 33 g de carbohidratos, 0,5 g de grasa, 308 mg de sodio

Sopa de remolacha

Rinde unas 6 tazas

3 remolachas (betabeles) medianas
1½ tazas de agua
1½ tazas de leche de arroz natural
2 cucharadas de jugo concentrado de uva blanca o de jugo concentrado de manzana
2 cucharaditas de vinagre balsámico
1 cucharadita de eneldo seco

Corte la parte superior y las raíces de las remolachas, luego límpielas y pélelas. Pique las remolachas en trozos de ½ pulgada (2 cm); debería de rendir unas 4 tazas. Ponga los trozos en una cacerola grande con el agua. Deje que rompa a hervir a fuego lento, luego tape la cacerola y cocine durante unos 15 minutos o hasta que estén suaves al introducir un cuchillo afilado.

Pase las remolachas a una licuadora (batidora), dejando el líquido de cocción en la cacerola. Agregue los ingredientes restantes a la licuadora y muélalos durante al menos 1 minuto, hasta lograr una consistencia totalmente uniforme. Regrese la mezcla de la remolacha a la cacerola y revuelva. Si lo desea, puede calentarla un poco. Por porción de 1 taza: 90 calorías, 1 g de proteínas, 20 g de carbohidratos, 1 g de grasa, 96 mg de sodio

Sopa cremosa de espárragos

Rinde unas 7 tazas

2 papas blancas medianas, picadas en cubitos
2 tazas de agua
1 manojo de espárragos medianos (unas 4 tazas picados)
2 tazas de repollo (col) picado en tiras
1 taza (no muy apretada) de perejil fresco picado
1/4 de taza de albahaca fresca picada (omítala durante la Dieta de Eliminación)
1–2 tazas de leche de arroz natural
3/4–1 cucharadita de sal

Limpie bien y pique en cubitos las papas (no es necesario pelarlas); póngalas en una olla grande con el agua. Deje que rompa a hervir a fuego lento, luego tape la olla y cocine durante unos 10 minutos o hasta que estén suaves al pincharlas con un tenedor.

Quite los extremos duros de los espárragos y pique o parta los tallos en trozos de 1 a 2 pulgadas (de 3 a 6 cm) de largo.

Cuando las papas estén blandas al pincharlas con un tenedor, agregue los espárragos junto con el repollo, el perejil y la albahaca (si la está usando). Tape la olla y deje que hierva a fuego lento durante unos 5 minutos o hasta que los espárragos estén suaves al pincharlos con un tenedor.

Muela las verduras en una licuadora (batidora) con su líquido de la cocción, en 2 ó 3 tandas. Agregue suficiente leche de arroz a cada tanda para facilitar el licuado. (Asegúrese de comenzar con la licuadora a velocidad baja). Después de moler todas las verduras, vierta la sopa en la olla. Agregue sal y luego caliéntela un poco hasta que humee. Por porción de 1 taza: 100 calorías, 3 g de proteínas, 21 g de carbohidratos, 1 g de grasa, 224 mg de sodio

Sopa de chícharo verde y coliflor

Rinde unas 8 tazas

2 papas blancas medianas, limpias y picadas en cubitos
2 tallos de apio medianos, picados en rodajas
1 coliflor mediana
1 taza de perejil fresco finamente picado
2 tazas de agua
2 1/2 tazas de leche de arroz natural
2 1/2 tazas de chícharos (guisantes, arvejas) congelados
1 cucharada de vinagre balsámico
3/4 de cucharadita de sal

Combine en una olla grande las papas y el apio. Pique o rompa la coliflor en trozos del tamaño de un bocado; agregue los pedazos a la olla, junto con el perejil y el agua. Deje que rompa a hervir a fuego lento, luego tape la olla y cocine durante unos 15 minutos o hasta que las papas estén suaves al pincharlas con un tenedor.

Pase aproximadamente la mitad de la mezcla de las verduras y del líquido de la cocción a una licuadora (batidora). Agregue los ingredientes restantes y muélalos hasta lograr una consistencia uniforme. Regrese la mezcla batida a la olla y mézclelo todo bien. Caliéntelo un poco hasta que eche humo. Por porción de 1 taza: 162 calorías, 5 g de proteínas, 33 g de carbohidratos, 1 g de grasa, 307 mg de sodio

Sopa de verduras

Rinde unas 10 tazas

2½ tazas de agua
4 dientes de ajo medianos, picados en trocitos (omítalos durante la Dieta de Eliminación)
3 zanahorias medianas, picadas en pedazos de 1 pulgada (3 cm)
2 tazas de repollo (col) picado en trozos grandes
2 papas blancas medianas, picadas en pedazos de 1 pulgada
4 tazas de rodajas de calabacín
2 tazas de coliflor picada
2 tazas de leche de arroz natural
¾ de cucharadita de sal

Caliente en una olla grande ½ taza del agua hasta que hierva a fuego lento. Agregue el ajo y cocine durante unos 30 segundos. Agregue las zanahorias, el repollo, las papas y las 2 tazas restantes de agua. Deje que el líquido hierva a fuego lento. Tape la olla y cocine durante unos 15 minutos o hasta que las verduras estén suaves al pincharlas con un cuchillo afilado.

Agregue el calabacín y la coliflor, luego tape la olla y cocine a fuego mediano durante otros 10 minutos o hasta que las verduras que ha agregado al final estén suaves.

Pase de 3 a 4 tazas de la mezcla de las verduras y el líquido de cocción a una licuadora (batidora); agregue un poco de la leche de arroz. Muela hasta lograr una consistencia completamente uniforme. Vierta la mezcla en una olla grande limpia. Muela el resto de la sopa con la leche de arroz restante; muela lo suficiente para que las verduras queden en trozos grandes. Mezcle con la primera tanda. Agregue sal, revuelva y caliente un poco hasta que eche humo. Por porción de 1 taza: 94 calorías, 2 g de proteínas, 21 g de carbohidratos, 0 g de grasa, 196 mg de sodio

Ensalada de verduras al estilo francés

Rinde 6 porciones

Esta ensalada contiene algunos ingredientes opcionales, como garbanzos, mostaza y ajo. Puede omitirlos para que la receta sea adecuada durante la Dieta de Eliminación.

1 bolsa de 16 onzas de una mezcla de verduras congeladas que contenga habichuelas verdes [ejotes], habichuelas verdes italianas, zanahorias en rodajas, coliflor, calabacines, etc.
1 lata de 15 onzas de garbanzos, escurridos [omítalos durante la Dieta de Eliminación]
¼ de taza de vinagre de manzana
¼ de taza de jugo concentrado de uva blanca o de jugo concentrado de manzana
1 cucharadita de mostaza molida por piedras [omítala durante la Dieta de Eliminación]
2 dientes de ajo medianos, machacados [omítalos durante la Dieta de Eliminación]
½ cucharadita de sal

Ponga las verduras congeladas en una rejilla de vaporera y cocínelas al vapor sobre agua hirviendo durante unos 10 minutos o hasta que estén suaves. Pase a un tazón (recipiente) grande y agregue el resto de ingredientes. Revuelva hasta mezclar bien todos los ingredientes. Sirva inmediatamente o enfríe si lo desea. Por porción: 106 calorías, 4 g de proteínas, 20 g de carbohidratos, 1 g de grasa, 305 mg de sodio

Repollo en su jugo

Rinde unas 2 tazas

El repollo (col) en su jugo es delicioso y tiene un sabor ligeramente dulce. . . una excelente adición a cualquier comida.

½ taza de agua
2–3 tazas de repollo verde picado en trozos grandes
½ cucharadita de semillas de alcaravea (omítalas durante la Dieta de Eliminación)
Sal y pimienta negra al gusto (omita la pimienta durante la Dieta de Eliminación)

Deje que el agua rompa a hervir en un sartén o cacerola mediana. Incorpore el repollo y las semillas de alcaravea, si las está usando. Tape y cocine durante unos 5 minutos o hasta que el repollo esté apenas suave al pincharlo con un tenedor. Espolvoree con sal y pimienta si la está usando. Por porción de ½ taza: 16 calorías, 0,5 g de proteínas, 4 g de carbohidratos, 0 g de grasa, 80 mg de sodio

Squash veraniego en su jugo

Rinde unas 6 tazas

¼ de taza de agua
4 squash veraniegos (como calabacín, *crookneck squash* o *scallop squash*) medianos, picados en rodajas
½ taza de albahaca fresca picada (omítala durante la Dieta de Eliminación)
Sal al gusto

Caliente el agua en una olla o sartén grande. Agregue el *squash*; tape y cocine a fuego mediano durante unos 3 minutos o hasta que apenas esté suave al pincharlo con un tenedor. Agregue la albahaca si la está usando, luego tape la olla y cocine durante otros 2 ó 3 minutos hasta que la albahaca comience a marchitarse. Espolvoree con la sal. Por porción de ½ taza: 30 calorías, 2 g de proteínas, 6 g de carbohidratos, 0 g de grasa, 142 mg de sodio

Habichuelas verdes a la albahaca

Rinde unas 6 tazas

1 libra [450 g] de habichuelas verdes [ejotes]
1 calabacín pequeño u otro tipo de *squash* veraniego [aproximadamente 1 taza en pedazos]
1 taza de hojas de albahaca fresca [omítalas durante la Dieta de Eliminación]
½ cucharadita de sal
1 diente de ajo mediano [omítalo durante la Dieta de Eliminación]
1 cucharada de aceite de oliva [omítalo durante la Dieta de Eliminación]

Corte los extremos de las habichuelas. Pártalas en trozos de 1 pulgada (3 cm). Cocínelas al vapor sobre agua hirviendo durante 7 ó 10 minutos o hasta que estén suaves al pincharlas con un tenedor.

Mientras se están cociendo las habichuelas, pique el *squash* en pedazos. Póngalo en un procesador de alimentos, junto con la albahaca (si la está usando) y la sal. Agregue el ajo y el aceite de oliva, si lo está usando. Muélalo hasta lograr una consistencia uniforme.

Pase las habichuelas a una fuente de servir (bandeja, platón) y combínelas con la mezcla de la albahaca. Por porción de 1 taza: 40 calorías, 1 g de proteínas, 6 g de carbohidratos, 1 g de grasa, 186 mg de sodio

Col rizada o berzas en su jugo

Rinde unas 4 tazas

La col rizada y las berzas (bretones, posarnos) son excelentes fuentes de calcio y betacaroteno. Su sabor es robusto y delicioso, sobre todo con ajo. Las verduras de hojas verdes jóvenes y tiernas son las que tienen el mejor sabor y textura.

1 manojo de col rizada o de berzas medianas (unas 8 tazas de la verdura picada)
½ taza de agua
¼ de cucharadita de sal
2–3 dientes de ajo medianos, picados en trocitos (omítalos durante la Dieta de Eliminación)

Enjuague las verduras y quite los tallos. Pique las hojas en trozos del tamaño de un bocado. Caliente el agua y la sal en una olla o sartén grande hasta que hierva a fuego lento. Agregue el ajo si lo está usando. Cocine durante 30 segundos y luego agregue las verduras. Mezcle bien todo, tape la olla y cocine a fuego mediano —revolviendo de vez en cuando— durante unos 5 minutos o hasta que las verduras estén suaves. Por ½ taza: 27 calorías, 2 g de proteínas, 5 g de carbohidratos, 0 g de grasa, 106 mg de sodio

Papitas "fritas" al horno

Rinde unas 6 tazas

¡Asegúrese de probar estas sabrosas papitas fritas sin grasa!

4 papas blancas medianas o grandes
1 cucharadita de ajo en polvo o en gránulos (omítalo durante la Dieta de Eliminación)
1 cucharadita de sazonador de hierbas secas tipo italiano
½ cucharadita de pimentón (paprika) o chile en polvo (omítalos durante la Dieta de Eliminación)
¼ de cucharadita de sal
¼ de cucharadita de pimienta negra (omítala durante la Dieta de Eliminación)

Precaliente el horno a 450°F.

Lave bien las papas y píquelas en tiras para darles la forma típica de papitas fritas. Colóquelas en un tazón (recipiente) grande y espolvoréelas con el ajo (si lo está usando), el sazonador tipo italiano, el pimentón (si lo está usando), la sal y la pimienta (si la está usando). Mezcle bien todos los ingredientes.

Cubra dos fuentes para hornear (refractarios) de 9 × 13 pulgadas (23 × 33 cm) con papel de cocina o papel de aluminio (si cubre las fuentes la limpieza resultará mucho más fácil). Disponga las papitas en una sola capa en las fuentes para hornear. Hornee durante unos 30 minutos o hasta que estén suaves al pincharlas con un tenedor. Por porción de 1 taza: 147 calorías, 2 g de proteínas, 34 g de carbohidratos, 0 g de grasa, 100 mg de sodio

Batatas dulces con piña

Rinde unas 8 tazas

¡Esta es sin duda una de las maneras más fáciles y deliciosas de preparar las batatas dulces!

5 batatas dulces (camotes) medianas, sin pelar
1 lata de 15 onzas de piña (ananá) en trozos, en su jugo

Limpie bien las batatas dulces. Cocínelas al vapor sobre agua hirviendo durante unos 25 minutos o hasta que estén suaves al pincharlas con un tenedor. Póngalas aparte para que se enfríen un poco.

Cuando se hayan enfriado lo suficiente como para manejarlas, haga un corte longitudinal en cada batata. Apriételas por los extremos para que se abran. Deje la pulpa en la piel y machaque un poco la pulpa con un tenedor. Meta en cada batata de 2 a 3 cucharadas de trozos de piña sin escurrir y luego mézclelo. Rellene cada uno de los huecos con la piña restante.

Variación: pele las batatas dulces cocidas cuando estén frías para manejarlas. Machaque la pulpa en un tazón (recipiente) grande, luego mézclelo todo con la piña y su jugo. Por porción de ½ taza: 97 calorías, 1 g de proteínas, 23 g de carbohidratos, 0 g de grasa, 6 mg de sodio

Batatas dulces al vapor

Rinde 4 batatas dulces

Unas cuantas batatas dulces cocidas sirven como una merienda (refrigerio, tentempié) o como guarniciones.

4 batatas dulces (camotes) medianas

Limpie bien las batatas dulces y quítele los bultos que puedan tener. Déjelas enteras o píquelas en trozos grandes. Colóquelas en una vaporera de verduras sobre agua hirviendo; tápela y cocine al vapor durante unos 25 minutos o hasta que estén blandas al pincharlas con un tendedor. Por batata dulce: 237 calorías, 2 g de proteínas, 57 g de carbohidratos, 0 g de grasa, 16 mg de sodio

Pasta de arroz con *pesto* cremoso de calabacín

Rinde unas 6 tazas

El pesto *es una salsa italiana que típicamente se hace de albahaca, piñones, ajo y otros ingredientes pero aquí se le han dado unas variaciones saludables. Vea la* *página 373* *para aprender más sobre los* squash *y la* *página 374* *para aprender más sobre el* tahini.

8 onzas de pasta de arroz (u otra pasta si no está siguiendo la Dieta de Eliminación)
2 calabacines u otro tipo de *squash* veraniego
2 tazas de albahaca fresca (omítala durante la Dieta de Eliminación)
½ cucharadita de sal
½ cucharadita de ajo en gránulos (omítalo durante la Dieta de Eliminación)
1 cucharada de *tahini* (omítalo durante la Dieta de Eliminación)

Cocine la pasta siguiendo las instrucciones del paquete hasta que esté suave. Enjuáguela y escúrrala.

Para hacer el *pesto*, pique los calabacines en trozos de 1 pulgada (3 cm) (debería tener 2 tazas aproximadamente). Cocine al vapor los trozos sobre agua hirviendo durante unos 5 minutos o hasta que estén blandos al pincharlos con un chuchillo afilado.

Ponga la albahaca (si la está usando) en un procesador de alimentos que tenga una cuchilla de metal y píquela finamente. Agregue los calabacines, la sal, el ajo (si lo está usando) y el *tahini* (si lo está usando). Muélalo en intervalos cortos pulsando y soltando el botón hasta que todo esté finamente picado. Combine con la pasta y mezcle bien todos los ingredientes. Por porción de 1 taza: 171 calorías, 7 g de proteínas, 32 g de carbohidratos, 2 g de grasa, 192 mg de sodio

Rollitos de repollo

Rinde 8 rollitos grandes

1 repollo (col) verde mediano
1 remolacha (betabel) mediana, pelada y picada en cubitos (unas 1½ tazas)
1 tallo de apio mediano, picado
1 zanahoria mediana, picada en pedazos
1 cebolla mediana, picada en trozos grandes (omítala durante la Dieta de Eliminación o si le provoca dolor)
½ cucharadita de eneldo seco
3 tazas de agua
1 taza de chucrut de lata (escoja una marca sin conservantes)
3 tazas de Arroz silvestre (página 279)
3 cucharadas de Sazonador de sésamo (página 367) (omítalo durante la Dieta de Eliminación)
¼ de taza de semillas de calabaza (pepitas) (omítalas durante la Dieta de Eliminación)
¼ de taza de pasas

Quite todas las hojas marchitas del repollo; saque el corazón con un cuchillo afilado. Cocine el repollo al vapor en una olla grande y tapada durante 20 minutos aproximadamente o hasta que esté bastante suave al pincharlo con un tenedor. Retire el repollo de la olla. Cuando esté frío para manejarlo, quite con cuidado 8 hojas grandes exteriores y ponga aparte. Pique el repollo restante hasta obtener 1 taza.

Para hacer la salsa, mezcle en una cacerola grande la remolacha, el apio, la zanahoria, la cebolla (si la está usando), el eneldo y 2 tazas del agua. Tape y deje que hierva a fuego lento durante unos 15 minutos o hasta que la remolacha y los trozos de zanahoria estén suaves al pincharlos con un cuchillo afilado. Pase las verduras y el líquido de la cocción a una licuadora (batidora) y agregue la taza restante de agua. Muela a velocidad baja hasta lograr una consistencia uniforme. Regrese la mezcla a la olla. Agregue el chucrut y revuelva.

Para hacer el relleno, mezcle el Arroz silvestre, el Sazonador de sésamo, las semillas de calabaza (si las está usando), las pasas, y el repollo picado que reservó.

Precaliente el horno a 350°F.

Extienda unas 2 tazas de la salsa de remolacha sobre una fuente para hornear (refractario) de 9 × 12 pulgadas. Coloque un octavo del relleno sobre cada hoja de repollo. Enrolle cada hoja, comenzando por el extremo del corazón y doblando las orillas. Disponga las hojas en la fuente para hornear; vierta la salsa restante de manera uniforme sobre las hojas. Hornee durante unos 25 minutos o hasta que la salsa eche burbujas. Por rollito de repollo: 158 calorías, 5 g de proteínas, 26 g de carbohidratos, 3,5 g de grasa, 521 mg de sodio

Gelatina de fruta

Rinde 4 tazas

¡Esta es una alternativa totalmente natural a Jell-O*! Se hace con* agar, *un alga que actúa como espesante, y con arrurruz en polvo, el cual es un excelente sustituto de la maicena.*

1 cuarto de galón (1 litro) de jugo de frutas natural (manzana-baya de boysen y manzana-fresa son dos elecciones deliciosas)
1½ cucharaditas de *agar* en polvo
2 cucharadas de arrurruz en polvo

Mezcle todos los ingredientes en una cacerola grande hasta lograr una consistencia totalmente uniforme. Deje que rompa a hervir a fuego lento. Deje que hierva a fuego lento, sin tapar —revolviendo constantemente— durante unos 3 minutos hasta que se espese ligeramente. Vierta en fuentes de servir (bandejas, platones) y enfríe completamente. Por porción de 1 taza: 120 calorías, 0 g de proteínas, 30 g de carbohidratos, 0 g de grasa, 10 mg de sodio

Gelatina de albaricoque y piña

Rinde unas 2½ tazas

Al igual que la Gelatina de fruta, esta es una alternativa totalmente natural a Jell-O.

2 tazas de jugo de albaricoque (chabacano, damasco) natural
½ taza de piña (ananá) en trozos
3 cucharadas de jugo concentrado de manzana
1 cucharada de arrurruz en polvo
1½ cucharaditas de agar en polvo

Mezcle todos los ingredientes en una cacerola grande hasta lograr una consistencia totalmente uniforme. Deje que rompa a hervir a fuego lento. Deje que hierva a fuego lento sin tapar —revolviendo constantemente— durante unos 3 minutos hasta que se espese ligeramente. Vierta en fuentes de servir (bandejas, platones) y deje que se enfríe completamente. Por porción de 1 taza: 112 calorías, 0 g de proteínas, 27 g de carbohidratos, 0 g de grasa, 4 mg de sodio

Batido de ciruelas secas

Rinde 1 taza aproximadamente

1 taza de Ciruelas secas cocidas (página 275); guarde el líquido de la cocción
2 cucharadas de algarroba en polvo
2 cucharadas de almíbar de arce (miel de maple)

Bata todos los ingredientes en un procesador de alimentos o una licuadora (batidora). Utilice el líquido de la cocción si lo necesita para obtener una mezcla cremosa. Por porción: 191 calorías, 1 g de proteínas, 46 g de carbohidratos, 0 g de grasa, 5 mg de sodio

Licuado de dátil

Rinde unas 1½ tazas

1 taza de leche de arroz sabor vainilla
3 dátiles deshuesados
2–3 cubitos de hielo

Ponga la leche de arroz y los dátiles en una licuadora (batidora); bata hasta lograr una consistencia uniforme. Agregue los cubitos de hielo y bata hasta picarlos finamente. Por porción de 1 taza: 140 calorías, 1 g de proteínas, 30 g de carbohidratos, 1 g de grasa, 45 mg de sodio

Pudín de tapioca

Rinde unas 2 tazas

2 tazas de leche de arroz sabor vainilla
½ taza de tapioca
¼ de taza de almíbar de arce (miel de maple)
⅛ de cucharadita de sal
1 cucharadita de extracto de vainilla

Combine en una cacerola mediana la leche de arroz, la tapioca, el almíbar y la sal. Deje reposar durante 5 minutos, luego deje que rompa a hervir a fuego mediano, revolviendo constantemente. Retire del fuego y agregue la vainilla. Vierta una cantidad igual de pudín (budín) en 4 fuentes de servir (bandejas, platones). Sirva caliente o frío. Por porción de ½ taza: 170 calorías, 0,5 g de proteínas, 28 g de carbohidratos, 1 g de grasa, 114 mg de sodio

Pudín de zanahoria

Rinde 2 porciones

Cuando le hablé a mi amiga Kerstin, una aspirante a chef, acerca de las recetas que estaba preparando para este libro, enseguida compartió esta conmigo.

3 zanahorias medianas, ralladas
1/3 de taza de pasas
1 1/2 tazas de leche de arroz natural o sabor vainilla
1/4 de cucharadita de jengibre fresco picado en trocitos
3 cucharadas de tapioca

Combine todos los ingredientes en una cacerola mediana. Cocine a fuego lento —revolviendo a menudo— durante unos 15 minutos o hasta que las zanahorias estén suaves y la mayor parte del líquido se haya evaporado.

Pase la mitad aproximadamente de la mezcla a una licuadora (batidora); muela hasta lograr una consistencia uniforme. Regrese la mezcla a la cacerola y revuelva hasta que se mezcle bien. Sirva caliente o frío. Por porción de ½ taza: 127 calorías, 1 g de proteínas, 29 g de carbohidratos, 1 g de grasa, 54 mg de sodio

Sorbete de melocotón

Rinde unas 2 tazas

Esta receta es adecuada para la Dieta de Eliminación si utiliza melocotones (duraznos) de lata. Para congelar los melocotones, simplemente escurra todo el líquido y coloque las rodajas sobre una bandeja de hornear en una sola capa. Coloque la bandeja en el congelador. Cuando los melocotones estén congelados, puede pasarlos a un recipiente de cierre hermético.

2 tazas de rodajas de melocotón congelado

1–2 cucharadas de jugo concentrado y congelado de manzana o de uva blanca

½ taza de leche de arroz sabor vainilla

Mezcle todos los ingredientes en una licuadora (batidora). Bata a velocidad alta hasta lograr una consistencia espesa y uniforme. Tendrá que detener la licuadora de vez en cuando y utilizar una cuchara o una pala de goma (hule) para poner en el centro la fruta que no se haya molido. Sirva inmediatamente. Por porción de 1 taza: 96 calorías, 1 g de proteínas, 22 g de carbohidratos, 1 g de grasa, 28 mg de sodio

Pasta de dátiles

Rinde 1 taza

Puede utilizarla como pasta para poner sobre el pan, como cubierta de algún postre o como edulcorante para los cereales.

1 taza de dátiles deshuesados

1 taza de agua

Ponga los dátiles y el agua en una cacerola mediana. Cocine a fuego mediano —revolviendo constantemente— durante unos 5 minutos o hasta que estén suaves y espesos. Por cucharada: 31 calorías, 0 g de proteínas, 7 g de carbohidratos, 0 g de grasa, 0 mg de sodio

Leche de arroz

Rinde 2 tazas

Esta leche de arroz se puede beber o utilizarse para cocinar. Cuando la leche reposa los sólidos se depositan al fondo, por ello es necesario que la agite antes de utilizarla.

1 taza de Arroz integral siempre perfecto (página 280)
2 tazas de agua
⅛ de cucharadita de sal
1 cucharada de Pasta de dátiles (página 299)

Ponga en una licuadora (batidora) el Arroz integral siempre perfecto, el agua, la sal y la Pasta de dátiles. Muela los ingredientes durante al menos 30 segundos o hasta lograr una consistencia totalmente uniforme. Por porción de ½ taza: 65 calorías, 1 g de proteínas, 14 g de carbohidratos, 0 g de grasa, 69 mg de sodio

Puré de ciruelas secas

Rinde 1½ tazas

El Puré de ciruelas secas es fácil de hacer y puede resultar útil para hornear como sustituto del huevo y de parte del aceite o de todo. Por cada huevo, agregue ¼ de taza de Puré de ciruelas secas.

2 tazas de ciruelas secas deshuesadas
2 tazas de agua

Ponga las ciruelas secas y el agua en una cacerola mediana. Tape y deje que hierva a fuego lento durante 25 minutos aproximadamente o hasta que las ciruelas estén muy blandas. Muela las ciruelas y el líquido de cocción en un procesador de alimentos o en una licuadora (batidora) hasta lograr una consistencia totalmente uniforme. Guarde en un recipiente de cierre hermético en el refrigerador. Por porción de ¼ de taza: 129 calorías, 1 g de proteínas, 30 g de carbohidratos, 0 g de grasa, 2 mg de sodio

Peras cocidas a fuego lento

Rinde 2 porciones

Para esta receta me gusta utilizar las peras tipo Bosc.

2 peras medianas y maduras
2 tazas de jugo de manzana y bayas de boysen o un jugo de fruta similar
½ cucharadita de extracto de vainilla (si desea hacer salsa)

Pele las peras, pártalas a la mitad longitudinalmente y quítele los corazones. Póngalas en una cacerola mediana con el jugo de manzana y baya de boysen y deje que rompa a hervir a fuego lento. Cuézalas, destapadas, durante unos 10 minutos o hasta que las peras estén suaves al pincharlas con un tenedor. Pase las peras a 2 platos pequeños o platos planos.

Aumente el fuego y hierva el jugo, sin tapar, hasta que se reduzca a ½ taza. Incorpore la vainilla, luego vierta la salsa sobre las peras. Sirva caliente o frío. Por pera: 107 calorías, 0 g de proteínas, 25 g de carbohidratos, 0 g de grasa, 10 mg de sodio

Manzanas cocidas a fuego lento

Rinde 2 manzanas

2 manzanas medianas
3–5 dátiles grandes, deshuesados
¼ de taza de jugo concentrado de manzana
¼ de taza de agua

Quite el corazón de las manzanas hasta llegar a ¼ de pulgada (1 cm) del fondo. Rellene cada manzana con los dátiles y luego póngalas en una cacerola mediana. Agregue el jugo concentrado de manzana y el agua. Deje que hierva a fuego lento. Tape la cacerola y cocine durante 20 ó 25 minutos o hasta que estén suaves. Sirva calientes o frías. Por manzana: 124 calorías, 0,5 g de proteínas, 29 g de carbohidratos, 0 g de grasa, 0 mg de sodio

RECETAS BAJAS EN GRASA SIN COLESTEROL NI PROTEÍNAS DE ORIGEN ANIMAL

Las siguientes recetas son bajas en grasa, no contienen colesterol ni tampoco productos de origen animal. Al igual que las de la Dieta de Eliminación, son perfectas para las personas que desean abrir sus arterias, equilibrar sus hormonas, prevenir los cálculos renales o la osteoporosis o controlar mejor la diabetes. No obstante, algunas contienen uno o más ingredientes que pueden provocar migrañas, artritis, problemas digestivos o fibromialgia en determinadas personas. Estos ingredientes están marcados con un asterisco (*). Omita estos ingredientes o las recetas si es sensible a ellos o aún no ha probado sus intolerancias.

Pudín de desayuno a lo rapidito

Rinde 3 tazas

8–10 mitades de orejones (albaricoques, chabacanos, damascos secos)
2–3 higos secos medianos (opcional)
¼ de taza de pasas
1 manzana mediana*
1 taza de copos de avena de cocción rápida*
3 tazas de leche de arroz sabor vainilla
¼ de cucharadita de canela*

Pique las mitades de orejón, los higos (si los está usando) y las pasas en un procesador de alimentos. Pique y quite el centro a la manzana, si la está usando, luego agréguela a la fruta seca que está en el procesador de alimentos. Pique todo finamente. Pase la mezcla de la fruta a una cacerola mediana y agregue los copos de avena (si los está usando), la leche de arroz y la canela (si la está usando). Deje que hierva a fuego lento —revolviendo de vez en cuando— durante unos 5 minutos o hasta que se espese. Por ½ taza: 160 calorías, 5 g de proteínas, 31 g de carbohidratos, 2 g de grasa, 47 mg de sodio

** Puede ser un alimento problemático para algunas personas.*

Avena cremosa

Rinde 3 tazas

Le encantará esta deliciosa avena cremosa. La leche de arroz sabor vainilla agrega un poco de dulzor además de cremosidad.

1 taza de copos de avena de cocción rápida*
2 tazas de leche de arroz sabor vainilla

Mezcle los copos de avena y la leche en una cacerola mediana sin tapar. Deje que hierva a fuego lento y cuézalos durante 1 minuto aproximadamente o hasta que se espesen. Tape la cacerola, retire del fuego. Antes de servir deje reposar unos 3 minutos. Por porción de ½ taza: 90 calorías, 4 g de proteínas, 16 g de carbohidratos, 2 g de grasa, 38 mg de sodio

** Contiene gluten, el cual puede ser un alimento problemático para algunas personas.*

Desayuno de cebada

Rinde unas 1½ tazas

1 taza de cebada cocida (vea la página 314)*
½ taza de leche de arroz sabor vainilla
¼ de taza de dátiles deshuesados y troceados

Combine todos los ingredientes en una cacerola mediana o plato apto para usarse en el horno de microondas. Caliéntelos en la estufa o en un horno de microondas. Por porción de ½ taza: 117 calorías, 2 g de proteínas, 26 g de carbohidratos, 0,5 g de grasa, 17 mg de sodio

** Contiene gluten, el cual puede ser un alimento problemático para algunas personas.*

Desayuno de quinua con frutas

Rinde unas 3 tazas

La quinua es un cereal muy nutritivo y constituía un alimento básico en la dieta de los antiguos incas. Tiene un sabor delicioso y una textura ligera y esponjosa. Es importante enjuagar bien el grano antes de cocinarlo. Hágalo cubriéndolo con agua en un tazón (recipiente) y frotándolo entre las palmas de las manos. Pase el agua turbia por un colador y repita el proceso, dos o tres veces, hasta que el agua en la que se enjuague quede limpia.

½ taza de quinua, enjuagada
1½ tazas de leche de arroz sabor vainilla
2 cucharadas de pasas
1 taza de albaricoques (chabacanos, damascos) picados frescos o de lata
¼ de cucharadita de extracto de vainilla

Asegúrese de que la quinua está bien limpia. Combínela con la leche de arroz en una cacerola mediana. Deje que rompa a hervir a fuego lento, luego tape la cacerola y cocine durante unos 15 minutos, hasta que la quinua esté suave. Incorpore el resto de ingredientes, luego pase aproximadamente 1½ tazas a una licuadora (batidora) y muélalo. Regrese la mezcla molida a la cacerola y revuelva para que se mezcle bien. Sirva caliente o frío. Por porción de ½ taza: 102 calorías, 3 g de proteínas, 20 g de carbohidratos, 1 g de grasa, 24 mg de sodio

Panqueques de cebada

Rinde unos 16 panqueques de 3 pulgadas (8 cm)

1 taza de harina de cebada*
$\frac{1}{2}$ cucharadita de bicarbonato de sodio
$\frac{1}{4}$ de cucharadita de sal
1 $\frac{1}{4}$ tazas de leche de arroz o de leche de soya (use leche de arroz si la soya es problemática para usted)
1 cucharada de almíbar de arce (miel de maple)
1 cucharada de vinagre
1 $\frac{1}{2}$ cucharaditas de aceite de *canola**
Aceite vegetal en aerosol, para el sartén o la plancha
Almíbar de arce o confituras de fruta, para servir

Mezcle en un tazón (recipiente) mediano la harina de cebada, el bicarbonato de sodio y la sal. En otro tazón mediano combine la leche de arroz, el almíbar, el vinagre y el aceite de *canola*. Combine las dos mezclas y revuelva hasta mezclarlo todo bien.

Caliente un sartén o plancha antiadherente. Rocíe ligeramente la superficie con aceite vegetal en aerosol. Vierta pequeñas cantidades de masa sobre la superficie caliente y fría durante 1 ó 2 minutos o hasta que las orillas estén secas y la parte superior eche burbujas. Voltee con cuidado con una pala y fría el otro lado durante 1 minuto aproximadamente o hasta que esté dorado. Sirva con almíbar de arce o confituras de fruta. Por panqueque (sin el almíbar o las confituras): 42 calorías, 1 g de proteínas, 8 g de carbohidratos, 1 g de grasa, 66 mg de sodio

** Puede ser un alimento problemático para algunas personas.*

Panqueques de alforjón

Rinde 16 panqueques de 3 pulgadas (8 cm)

1 taza de harina de alforjón (trigo sarraceno)
1 cucharadita de polvo de hornear
1/8 de cucharadita de sal
3/4 de taza de leche de arroz sabor vainilla
2 cucharadas de almíbar de arce (miel de maple)
1 cucharada de vinagre
Aceite vegetal en aerosol, para el sartén o la plancha
Almíbar de arce o confituras de fruta, para servir

Mezcle la harina de alforjón, el polvo de hornear y la sal en un tazón (recipiente) mediano. Combine en otro tazón mediano la leche de arroz, el almíbar y el vinagre. Combine las dos mezclas y revuelva para que se mezclen bien.

Caliente un sartén o plancha antiadherente. Rocíe la superficie con un poco de aceite vegetal en aerosol. Vierta pequeñas cantidades de masa sobre la superficie caliente y fría durante 1 ó 2 minutos o hasta que la parte superior eche burbujas. Voltee con cuidado con una pala y fría durante cerca de 1 minuto o hasta que el segundo lado quede dorado. Sirva inmediatamente con almíbar de arce o confituras de fruta. Por panqueque (sin las cubiertas): 33 calorías, 1 g de proteínas, 7 g de carbohidratos, 0 g de grasa, 21 mg de sodio

Waffles de cebada

Rinde 4 waffles de 6 pulgadas (15 cm)

2 tazas de harina de cebada*
1 cucharadita de bicarbonato de sodio
½ cucharadita de sal
2½ tazas de leche de arroz o leche de soya (use leche de arroz si la soya es problemática para usted)
2 cucharadas de almíbar de arce (miel de maple)
2 cucharadas de vinagre
1 cucharada de aceite de *canola**
Aceite vegetal en aerosol, para la plancha de los *waffles*
Almíbar de arce o confituras de fruta, para servir

Precaliente la plancha para *waffles*.

Mezcle la harina de cebada, el bicarbonato de sodio y la sal en un tazón (recipiente) mediano. Combine en otro tazón mediano la leche de arroz, el almíbar, el vinagre y el aceite de *canola*. Combine las dos mezclas y revuelva hasta que se mezcle todo bien.

Rocíe la plancha con un poco de aceite vegetal en aerosol, luego vierta un poco de la masa y fría durante 3 ó 5 minutos o hasta que se dore. Sirva con almíbar o confituras de fruta. Por *waffle* (sin cubierta): 166 calorías, 3 g de proteínas, 32 g de carbohidratos, 3 g de grasa, 265 mg de sodio

** Puede ser un alimento problemático para algunas personas.*

Panecillos de cebada

Rinde 6 panecillos

1/4 de taza de leche de arroz sabor vainilla
2 cucharadas de almíbar de arce (miel de maple)
1 cucharada de aceite de girasol o de *canola**
2 cucharaditas de vinagre
1 taza más 3 cucharadas de harina de cebada*
1/4 de cucharadita de bicarbonato de sodio
1 cucharadita de polvo de hornear
1/4 de cucharadita de sal
3 cucharadas de pasas
Harina de cebada adicional, para espolvorear*

Precaliente el horno a 350°F.

Mezcle en un tazón (recipiente) pequeño la leche de arroz, el almíbar, el aceite y el vinagre. Ponga aparte. En un procesador de alimentos que tenga una cuchilla de metal, combine la harina de cebada, el bicarbonato de sodio, el polvo de hornear, la sal y las pasas. Mezcle hasta que esté todo bien combinado y las pasas estén picadas.

Agregue la mezcla de la leche de arroz. Procese hasta que se forme una bola de masa. Espolvoree una superficie plana con harina de cebada. Pase la masa a la superficie espolvoreada. Aplástela formando un círculo de aproximadamente 6 pulgadas (15 cm) de diámetro y 3/4 de pulgada (2 cm) de grosor. Corte la masa en 6 pedazos con un cuchillo afilado (no los separe), luego pásela a una bandeja de hornear. Hornee durante unos 30 minutos o hasta que estén ligeramente dorados. Por panecillo: 221 calorías, 4 g de proteínas, 43 g de carbohidratos, 4 g de grasa, 354 mg de sodio

** Puede ser un alimento problemático para algunas personas.*

Muffins de dátiles

Rinde 12 muffins

1 taza de harina pastelera integral*
1 taza de harina de cebada*
1 cucharadita de bicarbonato de sodio
½ cucharadita de sal
1½ tazas de Pasta de dátiles (página 299)
1 taza de agua
2 cucharadas de vinagre de manzana (*apple cider vinegar*)
2 cucharadas de aceite de *canola* o de girasol*
Aceite vegetal en aerosol, para el molde para *muffins*

Precaliente el horno a 375°F.

Combine ambas harinas, el bicarbonato de sodio y la sal en un tazón (recipiente) grande. Agregue la Pasta de dátiles, el agua, el vinagre y el aceite. Revuelva hasta que apenas se mezcle.

Rocíe el molde para *muffins* con un poco de aceite vegetal en aerosol. Rellene las cavidades hasta arriba con la masa. Hornee durante unos 30 minutos o hasta que la parte superior de un *muffin* recupere su forma al presionarlo suavemente. Deje reposar durante 1 ó 2 minutos antes de sacar del molde. Cuando estén fríos, guárdelos en un recipiente de cierre hermético en el refrigerador. Por *muffin*: 148 calorías, 3 g de proteínas, 28 g de carbohidratos, 2 g de grasa, 159 mg de sodio

** Puede ser un alimento problemático para algunas personas.*

Muffins de batata dulce especiados

Rinde de 10 a 12 muffins

2 tazas de harina de trigo integral o de harina pastelera integral*
½ taza de azúcar*
1 cucharada de polvo de hornear
½ cucharadita de bicarbonato de sodio
½ cucharadita de sal
½ cucharadita de canela
¼ de cucharadita de nuez moscada
1½ tazas de batatas dulces (camotes) cocidas y machacadas
½ taza de agua
½ taza de pasas
Aceite vegetal en aerosol, para el molde para *muffins*

Precaliente el horno a 375°F.

Combine la harina de trigo integral, el azúcar, el polvo de hornear, el bicarbonato de sodio, la sal, la canela y la nuez moscada en un tazón (recipiente) grande. Agregue las batatas dulces, el agua y las pasas; revuelva hasta que se mezcle todo.

Rocíe un molde para *muffins* con un poco de aceite vegetal en aerosol. Rellene las cavidades hasta arriba. Hornee durante 25 ó 30 minutos o hasta que la parte superior de un *muffin* recupere su forma al presionarlo suavemente. Deje reposar durante 1 ó 2 minutos antes de sacar del molde. Cuando estén fríos, guárdelos en un contenedor de cierre hermético en el refrigerador. Por *muffin*: 137 calorías, 3 g de proteínas, 31 g de carbohidratos, 0 g de grasa, 128 mg de sodio

Muffins de frutas variadas

Rinde 12 muffins

1 taza de harina pastelera integral*
1 taza de harina de cebada*
1 cucharadita de bicarbonato de sodio
½ cucharadita de sal
2 tazas de Compota de frutas de verano, con un poco de su líquido (página 276)
1 taza de agua
3 cucharadas de vinagre de manzana
2 cucharadas de aceite de *canola* o de girasol*
Aceite vegetal en aerosol, para el molde para *muffins*

Precaliente el horno a 375°F.

Combine ambas harinas, el bicarbonato de sodio y la sal en un tazón (recipiente) grande. Muela en un procesador de alimentos o en una licuadora (batidora) la Compota de frutas de verano hasta lograr una consistencia bastante uniforme. A continuación agréguela a la mezcla de la harina junto con el agua, el vinagre y el aceite. Revuelva hasta que apenas se mezcle.

Rocíe un molde para *muffins* con un poco de aceite vegetal en aerosol. Rellene las cavidades hasta arriba con la masa. Hornee durante unos 30 minutos o hasta que la parte superior de un *muffin* recupere su forma al presionarlo suavemente. Deje reposar durante 1 ó 2 minutos antes de sacar del molde. Cuando estén fríos, guárdelos en un recipiente de cierre hermético en el refrigerador. Por *muffin*: 138 calorías, 3 g de proteínas, 26 g de carbohidratos, 2 g de grasa, 159 mg de sodio

** Puede ser un alimento problemático para algunas personas.*

Quinua

Rinde 3 tazas

No es extraño que la quinua fuera un ingrediente básico en la dieta de los antiguos incas. A nivel nutricional es impresionante, tiene un equilibrio casi perfecto de aminoácidos esenciales. Su textura ligera y esponjosa la hace excelente para guarniciones y ensaladas. Además, le encantará el hecho de que se cocine en sólo 15 minutos. Asegúrese de lavarla muy bien antes de cocinarla.

1 taza de quinua
2 tazas de agua hirviendo
¼ de cucharadita de sal

Ponga la quinua y una abundante cantidad de agua fría en un tazón (recipiente) grande. Frote los granos entre las manos hasta que el agua esté turbia, luego vierta la quinua a un colador. Repita este proceso hasta que el agua quede limpia, unos 3 enjuagues. Pase la quinua a una cacerola mediana y agregue el agua hirviendo y la sal. Deje que rompa a hervir a fuego lento, tape la cacerola y cocine durante 15 minutos o hasta que se haya absorbido todo el agua. Por ½ taza: 101 calorías, 4 g de proteínas, 18 g de carbohidratos, 1 g de grasa, 91 mg de sodio

Arroz condimentado

Rinde 2 tazas

Sirva este sabroso arroz con verduras al vapor o a la parrilla (a la barbacoa), o agréguelo a sopas para lograr una textura y un sabor adicional.

2 tazas de Arroz integral siempre perfecto (página 280) caliente o Arroz silvestre (página 279)
2 cucharadas de Sazonador de sésamo (página 367)

Combine el arroz y el Sazonador de sésamo en un tazón (recipiente) mediano. Revuelva con suavidad para mezclarlo bien. Por ½ taza: 144 calorías, 4 g de proteínas, 27 g de carbohidratos, 3 g de grasa, 119 mg de sodio

Alforjón

Rinde 2½ tazas

*A pesar de su sinónimo común, el alforjón —también conocido como trigo sarraceno— no tiene ninguna relación con el trigo. Es muy nutritivo y tiene un sabor peculiar que le será familiar si alguna vez ha comido panqueques (*pancakes, hotcakes*) de alforjón. El alforjón integral se vende crudo (como copos de alforjón) o tostado, lo cual se llama sémola o* kasha*. Los copos de alforjón tienen un tono verdoso claro y un sabor más suave que la rojiza sémola. Pruebe ambos para ver cuál prefiere usted. El alforjón integral se cocina rápidamente y puede constituir un sabroso desayuno de cereales calientes o una guarnición. Búsquelo en tiendas de productos naturales o de productos selectos.*

2 tazas de agua hirviendo
¼ de cucharadita de sal
1 taza de copos de alforjón o sémola (*kasha*)

Ponga el agua en una cacerola mediana y agregue la sal y el alforjón. Deje que rompa a hervir a fuego lento, luego tape la cacerola y cocine durante unos 10 minutos o hasta que todos los líquidos se hayan absorbido. Por ½ taza: 97 calorías, 3 g de proteínas, 22 g de carbohidratos, 0 g de grasa, 91 mg de sodio

Cebada

Rinde 3 tazas

*La cebada es fácil de cocinar y se emplea mucho como un delicioso complemento para sopas y guisos (estofados). También se puede comer como cereal de desayuno o utilizarse como base para ensaladas y guarniciones. La cebada es una excelente fuente de proteínas y fibra, y los científicos también han descubierto que ciertas sustancias que contiene, además de la fibra soluble, inhiben la producción de colesterol. La cebada sin cáscara se vende en las tiendas de productos naturales y es mucho más nutritiva que la cebada perla (*pearl barley*), que es más conocida.*

1 taza de cebada sin cáscara o perla*
3 tazas de agua
¼ de cucharadita de sal

Combine todos los ingredientes en una cacerola mediana. Tape la cacerola y deje que rompa a hervir lentamente a fuego mediano. Continúe cocinando, revolviendo de vez en cuando, durante unos 30 minutos, hasta que la cebada esté suave (aún estará un poquito espesa). Por ½ taza: 84 calorías, 3 g de proteínas, 18 g de carbohidratos, 0 g de grasa, 91 mg de sodio

* *Contiene gluten, el cual puede ser un alimento problemático para algunas personas.*

Tortillas de cebada

Rinde 6 tortillas de 5 pulgadas (13 cm)

Utilícelas para tacos, burritos y tostadas.

1 taza de harina de cebada*
2 cucharada de Sal de sésamo (página 367)
3–4 cucharadas de agua
Sal de sésamo adicional, para recubrir

Mezcle la harina de cebada y la Sal de sésamo, luego agregue sólo el agua suficiente para permitir que se forme una bola de masa. Deje reposar durante 1 minuto, luego amásela entre las manos durante unos segundos.

Divida la masa en 6 trozos iguales y enrolle a cada uno, formando una bola. Recubra una de las bolas con la Sal de sésamo y a continuación colóquela entre 2 láminas de envoltura autoadherente de plástico. Utilice un rodillo para aplanarla y formar una circunferencia de ⅛ de pulgada (3 mm) de grosor, comenzando en el centro de la masa y amasando hacia las orillas. Retire con cuidado la envoltura autoadherente de plástico.

Caliente un sartén pesado sin aceite (de hierro fundido). Cocine el rollo de masa durante 2 minutos aproximadamente de cada lado o hasta que la superficie cocinada esté seca y con pequeñas manchas marrones. Repita con el resto de las bolas. Para ablandar las tortillas, apílelas mientras aún estén calientes y tápelas con un trapo de cocina o una tapa. Deje reposar durante 5 minutos. Por tortilla: 85 calorías, 2 g de proteínas, 15 g de carbohidratos, 2 g de grasa, 45 mg de sodio

** Puede ser un alimento problemático para algunas personas.*

Panes delgados y planos de garbanzo

Rinde 6 panes de 5 pulgadas (13 cm)

Una vez que se obtenga un poco de práctica haciéndolos, se hacen rápidamente.

1 taza de harina de garbanzo
3 cucharadas de Sal de sésamo (página 367)
3–4 cucharadas de agua
Sal de sésamo adicional, para recubrir

Mezcle la harina de garbanzo y la Sal de sésamo y luego agregue solamente la cantidad suficiente de agua para poder formar una bola de masa. Deje que repose durante 1 minuto, a continuación amase la masa entre las manos durante unos cuantos segundos.

Divida la masa en 6 pedazos iguales y haga una bola con cada uno de ellos. Recubra una de las bolas con Sal de sésamo, luego colóquela entre 2 láminas de envoltura autoadherente de plástico. Utilice un rodillo para aplanarla y formar una circunferencia de ⅛ de pulgada (3 mm) de grosor, comenzando en el centro de la masa y amasando hacia las orillas. Retire con cuidado la envoltura autoadherente de plástico.

Caliente un sartén pesado sin aceite (el hierro fundido funciona bien). Cocine el rollo de masa durante 2 minutos aproximadamente de cada lado o hasta que la superficie cocinada esté seca y con pequeñas manchas marrones. Repita con el resto de las bolas. Por pan: 81 calorías, 7 g de proteínas, 6 g de carbohidratos, 3 g de grasa, 70 mg de sodio

Ensalada de frijoles

Rinde 4 porciones como comida completa

Esta ensalada lo tiene todo: arroz, frijoles (habichuelas), maíz (elote, choclo) y verduras de hojas verdes. Es rápida de preparar, sobre todo si utiliza ensalada de verduras mixtas prelavadas, y constituye una comida perfecta para un día caluroso. La jícama es un exquisito tubérculo que es deliciosamente crujiente y ligeramente dulce. Por lo general se vende en la sección de frutas y verduras de la zona no refrigerada del supermercado (colmado).

3 tazas (aproximadamente) de Arroz integral siempre perfecto (página 280)
8 tazas de ensalada de verduras mixtas prelavadas
2 zanahorias medianas, ralladas o picadas en tiras muy delgadas
1 lata de 15 onzas de frijoles negros, enjuagados y escurridos
1 taza de jícama pelada y rallada
2 tomates (jitomates) medianos, picados en cubitos o en pedazos*
1 lata de 15 onzas de maíz, escurrido (o 2 tazas de fresco o congelado)*
½ taza de hojas de cilantro, picadas en trozos grandes (opcional)
¼ de taza de salsa*
¼ de taza de vinagre de arroz condimentado
1 diente de ajo mediano, machacado o aplastado
Salsa adicional para aderezar*

Haga un lecho de Arroz integral siempre perfecto caliente en cada uno de 4 platos medianos. Cúbralos con capas de los siguientes ingredientes: ensalada mixta; tiras de zanahoria; frijoles; jícama; pedazos de tomate (si los está usando); maíz (si lo está usando) y cilantro.

Mezcle la salsa (si la está usando), el vinagre y el ajo en un tazón (recipiente) pequeño. Rocíe cada una de las ensaladas, luego agregue cucharadas generosas de salsa (si la está usando). Por porción: 302 calorías, 10 g de proteínas, 60 g de carbohidratos, 2 g de grasa, 355 mg de sodio

* *Puede ser un alimento problemático para algunas personas.*

Ensalada de tubérculos crujiente

Rinde 6 porciones

En esta receta se combinan tres tubérculos —remolachas, jícama y zanahorias— para crear una ensalada crujiente y nutritiva.

1 lata de 15 onzas de remolachas (betabeles) picadas en cubitos, escurridas
1 jícama pequeña, pelada y picada en tiras finas o en cubitos
2 zanahorias medianas, peladas y picadas en tiras finas o en cubitos
3 cucharadas de jugo de limón*
2 cucharadas de vinagre de arroz condimentado
2 cucharaditas de mostaza molida por piedras
½ cucharadita de eneldo seco

Ponga los cubitos de remolacha en una ensaladera grande, junto con la jícama y los trozos de zanahoria. Mezcle en un tazón (recipiente) pequeño el jugo de limón (si lo está usando), el vinagre, la mostaza y el eneldo; vierta sobre la ensalada. Mezcle bien. Sirva caliente o fría. Por porción: 38 calorías, 1 g de proteínas, 8 g de carbohidratos, 0 g de grasa, 151 mg de sodio

** Puede ser un alimento problemático para algunas personas.*

Ensalada mexicana de maíz

Rinde 6 porciones

1 lata de 15 onzas de maíz (elote, choclo), escurrido*
1 pepino grande, pelado y picado en cubitos
½ taza de cebolla morada picada finamente*
1 pimiento (ají, pimiento morrón) rojo mediano, picado en cubitos muy pequeños*
1 tomate (jitomate) mediano, sin semillas y picado en cubitos*
½ taza de cilantro fresco picado (opcional)
2 cucharadas de vinagre de arroz condimentado
2 cucharadas de vinagre de manzana o vinagre destilado
1 cucharada de jugo de limón o de limón verde (lima)*
1 diente de ajo, picado en trocitos
1 cucharadita de comino molido
1 cucharadita de cilantro en polvo
⅛ de cucharadita de pimienta de Cayena

Combine el maíz, el pepino, la cebolla, el pimiento, el tomate y el cilantro (si lo está usando) en una ensaladera grande. Mezcle en un tazón (recipiente) pequeño los vinagres, el jugo de limón (si lo está usando), el ajo, el comino, el cilantro y la pimienta de Cayena. Vierta sobre la ensalada y mezcle con suavidad. Por porción: 100 calorías, 2 g de proteínas, 20 g de carbohidratos, 1 g de grasa, 112 mg de sodio

** Puede ser un alimento problemático para algunas personas.*

Ensalada verde crujiente

Rinde 6 porciones

Esta refrescante y crujiente ensalada es una excelente adición a cualquier comida.

4 tazas de lechuga romana (orejona) cortada en pedazos con las manos o picada
1 taza de repollo (col) verde o colorado picado en tiras delgadas
1 taza de apio picado en rodajas finas
1 lata de 15 onzas de garbanzos, incluyendo un poco de su líquido
¼ de taza cebolla morada picada en rodajas finas*
2 cucharadas de vinagre de arroz condimentado
1 cucharada de vinagre de manzana
½ cucharadita de azúcar
¼ de cucharadita de albahaca seca
¼ de cucharadita de sazonador de hierbas mixtas tipo italiano
¼ de cucharadita de ajo en gránulos o en polvo
⅛ de cucharadita de sal
⅛ de cucharadita de pimienta negra

Combine la lechuga, el repollo y el apio en una ensaladera grande. Escurra los garbanzos, reservando el líquido, y agréguelos a la ensalada junto con la cebolla (si la está usando).

Para hacer el aliño (aderezo) de la ensalada, mezcle en un tazón (recipiente) pequeño ambos vinagres, el azúcar, la albahaca, el sazonador tipo italiano, el ajo, la sal y la pimienta. Incorpore 2 cucharadas del líquido de los garbanzos que reservó. Justo antes de servir, vierta el aliño sobre la ensalada y mezcle bien. Por porción: 106 calorías, 4 g de proteínas, 21 g de carbohidratos, 1 g de grasa, 334 mg de sodio

** Puede ser un alimento problemático para algunas personas.*

Aliño cremoso de eneldo

Rinde unas 1½ tazas

Este cremoso y suculento aliño (aderezo) no tiene aceite añadido. Se hace con tofu *sedoso (*firm silken tofu*), el cual se puede encontrar en la mayoría de supermercados (colmados). Mori-Nu es una marca muy conocida de este tipo de* tofu*. Para más información sobre el* tofu *vea la página 374.*

1 paquete de 10½ onzas de *tofu* firme sedoso*
1½ cucharaditas de ajo en polvo o en gránulos
½ cucharadita de eneldo seco
½ cucharadita de sal
2 cucharadas de agua
1½ cucharadas de jugo de limón*
1 cucharada de vinagre de arroz condimentado

Combine todos los ingredientes en un procesador de alimentos o una licuadora (batidora). Muela hasta lograr una consistencia totalmente uniforme. Guarde la cantidad de aliño que sobre en un recipiente de cierre hermético en el refrigerador. Por 1 cucharada: 23 calorías, 3 g de proteínas, 2 g de carbohidratos, 0,5 g de grasa, 115 mg de sodio

** Puede ser un alimento problemático para algunas personas.*

Ensalada de repollo colorado

Rinde 8 porciones

*Esta ensalada puede servirse caliente o fría. A mí me gusta con copos de alforjón (trigo sarraceno) o sémola (*kasha*).*

1 repollo (col) colorado pequeño
1 cebolla morada mediana*
1 diente de ajo, picado en trocitos
2 cucharaditas de aceite de sésamo (ajonjolí) tostado*
¼ de taza de vinagre balsámico
¼ de taza de vinagre de frambuesa o más vinagre balsámico
3 cucharadas de jugo concentrado de manzana
1 cucharadita de tomillo seco
½ cucharadita de sal
1 manzana mediana, rallada*
2 cucharadas de Sal de sésamo (página 367)

Parta el repollo a la mitad y luego píquelo en rodajas muy delgadas (debería tener unas 6 tazas). Pele la cebolla (si la está usando) y pártala a la mitad desde la parte superior hasta la inferior. Pique cada mitad en medias lunas delgadas. Caliente el aceite (si lo está usando) en un sartén grande. A continuación agregue la cebolla y el ajo. Fría durante 3 minutos hasta que la cebolla esté suave. Agregue el repollo picado junto con ambos vinagres, el jugo concentrado de manzana, el tomillo y la sal. Continúe friendo —revolviendo constantemente— a fuego alto durante 3 ó 5 minutos o hasta que el repollo comience a suavizarse y adquiera un color rosado brillante. Incorpore la manzana (si la está usando) y la Sal de sésamo. Sirva caliente o frío. Por porción: 76 calorías, 1 g de proteínas, 12 g de carbohidratos, 2 g de grasa, 177 mg de sodio

* *Puede ser un alimento problemático para algunas personas.*

Nota: si omite el aceite de sésamo, puede cocer la cebolla y el ajo en una pequeña cantidad de agua (½ taza aproximadamente).

Hummus

Rinde unas 2 tazas

Esta pasta del Medio Oriente puede usarse pasta untarle a los sándwiches (emparedados) o para mojar galletas, pedazos de pan árabe (pan de pita) o rodajas de verduras frescas. Se prepara fácilmente con un procesador de alimentos.

2 dientes de ajo medianos
1 cucharada de perejil fresco
1 lata de 15 onzas de garbanzos, incluyendo un poco de su líquido
2 cucharadas de jugo de limón*
¼ de cucharadita de sal
¼ de cucharadita de comino molido
¼ de cucharadita de pimentón (*paprika*)*

Pique el ajo y el perejil en un procesador de alimentos, raspando los lados del tazón (recipiente) para asegurarse de que todo se pica finamente.

Escurra los garbanzos, reservando el líquido. Agregue los garbanzos al procesador de alimentos, junto con el jugo de limón (si lo está usando), la sal, el comino y el pimentón (si lo está usando). Muela hasta lograr una consistencia uniforme, agregando ½ taza aproximadamente del líquido de los garbanzos que reservó para obtener una consistencia a modo de pasta que se pueda extender. Por porción de ¼ de taza: 70 calorías, 3 g de proteínas, 12 g de carbohidratos, 1 g de grasa, 203 mg de sodio

* *Puede ser un alimento problemático para algunas personas.*

Pasta de garbanzos

Rinde 2 tazas

Utilice esta pasta como dip *con pan árabe (pan de* pita*), totopos (tostaditas, nachos) o rodajas de verduras frescas. Vea la página 374 para más información sobre el* tahini.

1 lata de 15 onzas de garbanzos, escurridos
½ taza pimientos rojos asados*
2 cucharadas de *tahini*
3 cucharadas de jugo de limón*

Combine todos los ingredientes en un procesador de alimentos o una licuadora (batidora). Muélalos hasta lograr una consistencia uniforme. Por porción de ¼ de taza: 79 calorías, 3 g de proteínas, 11 g de carbohidratos, 2 g de grasa, 112 mg de sodio

** Puede ser un alimento problemático para algunas personas.*

Pasta de frijoles a lo rapidito

Rinde unas 2 tazas

Pruebe este dip *con totopos (tostaditas, nachos) o como relleno de burrito. Las hojuelas de frijoles instantáneos (*instant bean flakes*) se venden en las tiendas de productos naturales y en algunos supermercados (colmados). Fantastic Foods fabrica una marca que se distribuye ampliamente.*

1 taza de agua
1 taza de hojuelas de frijoles instantáneos
½–1 taza de salsa (escoja usted el grado de picante)*

Hierva el agua en una cacerola mediana. Agregue las hojuelas de frijoles y revuelva. Apague el fuego y deje reposar durante 5 minutos. Incorpore la salsa (si la está usando). Por porción de ¼ de taza: 49 calorías, 3 g de proteínas, 9 g de carbohidratos, 0 g de grasa, 150 mg de sodio

** Puede ser un alimento problemático para algunas personas.*

Pasta cremosa de pepino

Rinde 6 porciones

Sirva esta refrescante y cremosa pasta con pedazos de pan árabe (pan de pita*) u hojuelas de pan árabe y verduras frescas en rodajas. Vea la página 374 para más información sobre el* tofu.

1 pepino mediano
½ libra (228 g) de *tofu* firme*
2 cucharadas de jugo de limón*
1 diente de ajo mediano, picado en trocitos
¼ de cucharadita de sal
⅛ de cucharadita de cilantro en polvo
⅛ de cucharadita de comino molido
Una pizca de pimienta de Cayena*
¼ de taza cebolla morada picada en rodajas delgadas*

Pele, quite las semillas y ralle el pepino. Deje reposar durante 10 minutos. Combine en una licuadora (batidora) el *tofu* y el jugo de limón (si lo está usando), el ajo, la sal, el cilantro, el comino y la pimienta (si la está usando). Muela los ingredientes hasta lograr una consistencia totalmente uniforme. Escurra el exceso de líquido del pepino y póngalo en un tazón (recipiente) mediano con la cebolla (si la está usando). Incorpore la mezcla molida. Enfríe durante 2 ó 3 horas. Por porción de ¼ de taza: 32 calorías, 3 g de proteínas, 3 g de carbohidratos, 1 g de grasa, 70 mg de sodio

** Puede ser un alimento problemático para algunas personas.*

Pesto de calabacín

Rinde una 1/2 taza

El pesto *es un delicioso aderezo para verduras cocidas al vapor. Normalmente lleva albahaca, piñones ajo y otros ingredientes pero en este caso hemos modificado la receta tradicional para hacerla más saludable. Para más información sobre los* squash, *vea la página 373.*

2 calabacines pequeños u otro tipo de *squash* veraniego
1 diente de ajo mediano
2 tazas de hojas de albahaca fresca apretadas
2 cucharaditas de aceite de oliva
1/4 de cucharadita de sal

Pique el calabacín en pedazos de 1 pulgada (3 cm); debería terminar unas 2 tazas. Cueza los pedazos al vapor encima de agua hirviendo durante 5 minutos aproximadamente o hasta que apenas estén suave al pincharlos con un cuchillo afilado.

Ponga el ajo y la albahaca en un procesador de alimentos que tenga una cuchilla de metal y pique finamente. Agregue el calabacín, el aceite y la sal. Pique en intervalos cortos pulsando y soltando el botón hasta que todo esté finamente picado. Por porción de 1 cucharada: 15 calorías, 0 g de proteínas, 1 g de carbohidratos, 1 g de grasa, 70 mg of sodio

Salsa de frijoles negros

Rinde 6 porciones

Esta salsa se prepara rápidamente y es deliciosa al combinarse con bróculi, papas o pasta. Vea la página 374 para más información sobre el tahini.

- 1 lata de 15 onzas de frijoles (habichuelas) negros, con su líquido
- ½ taza de pimientos rojos asados*
- 2 cucharadas de jugo de limón*
- 2 cucharadas de *tahini*
- ½ cucharadita de chile en polvo*
- ¼ de cucharadita de comino molido
- ¼ de cucharadita de cilantro en polvo
- ¼ de taza de cilantro fresco picado

Combine todos los ingredientes en un procesador de alimentos o en una licuadora (batidora). Muélalos hasta lograr una consistencia uniforme. Por porción de ¼ de taza: 94 calorías, 5 g de proteínas, 14 g de carbohidratos, 2 g de grasa, 110 mg de sodio

** Puede ser un alimento problemático para algunas personas.*

Salsa de garbanzos

Rinde unas 2½ tazas

Sirva esta salsa con papas o para aderezar verduras verdes cocidas. Si omite la cebolla, reduzca la cantidad de agua a aproximadamente ½ taza.

1 cucharadita de aceite de sésamo (ajonjolí) tostado*
1 cebolla mediana, picada*
1¼ tazas de agua
1 lata de 15 onzas de garbanzos, sin escurrir
¼ de cucharadita de sazonador de ave
2 cucharaditas de salsa de soya* o al gusto

Caliente el aceite (si lo está usando) en un sartén mediano. Agregue la cebolla (si la está usando) y ¼ de taza del agua. Cocine a fuego alto, revolviendo con frecuencia, hasta que todo el líquido se haya evaporado. Agregue otro ¼ de taza del agua y continúe cocinando hasta que esta también se evapore y la cebolla esté ligeramente dorada. Agregue otro ¼ de taza del agua, revolviendo para quitar los trocitos de cebolla que se hayan pegado al sartén.

Pase la cebolla a una licuadora (batidora). Agregue los garbanzos con su líquido, el sazonador de ave y la ½ taza restante de agua. Muela hasta lograr una consistencia totalmente uniforme. Agregue más agua para obtener una salsa menos espesa. Regrese la mezcla al sartén y agregue la salsa de soya (si la está usando). Caliente un poco, revolviendo de vez en cuando. Por porción de ¼ de taza: 82 calorías, 4 g de proteínas, 14 g de carbohidratos, 1 g de grasa, 109 mg de sodio

** Puede ser un alimento problemático para algunas personas.*

Sopa cremosa de brócoli

Rinde unas 8 tazas

2 papas medianas, bien limpias y picadas en cubitos
2 tallos de apio medianos, picados en rodajas
6 tazas de cabezuelas de brócoli
2 tazas de agua
3 tazas de leche de arroz natural
1½ cucharaditas de albahaca seca
½ cucharadita de estragón seco
¾ de cucharadita de sal
¼ de cucharadita de pimienta negra
3–4 cucharadas de Sazonador de sésamo (página 367)

Ponga en una olla grande las papas, el apio, las cabezuelas de brócoli y el agua. Deje que rompa a hervir a fuego lento. Tape la olla y cocine a fuego mediano durante unos 10 minutos o hasta que los pedazos de papa estén suaves al pincharlos con un cuchillo afilado (no los cueza demasiado).

Pase unas 3 tazas de las verduras a una licuadora (batidora). Agregue 2 tazas de leche de arroz, la albahaca, el estragón, la sal y la pimienta. Muela durante unos 60 segundos o hasta lograr una consistencia totalmente uniforme. Vierta la mezcla en una olla limpia.

Ponga en la licuadora el resto de las verduras junto con su líquido de la cocción y la taza restante de leche de arroz. Muela hasta lograr una consistencia totalmente uniforme o dependiendo de su gusto, déjelo con trozos un poco grandes. Agréguelo a la primera tanda, luego incorpore el Sazonador de sésamo. Caliente un poco, revolviendo con frecuencia, hasta que eche humo. Por porción de 1 taza: 142 calorías, 3 g de proteínas, 27 g de carbohidratos, 2 g de grasa, 316 mg de sodio

Sopa de hongos y cebada

Rinde unas 3 tazas

Esta sopa se prepara en sólo unos minutos si previamente ha cocido la cebada.

2 tazas de leche de arroz natural
2 cucharadas de harina de cebada*
1 taza de cebada cocida (vea la página 314)*
1 lata de 4 onzas de hongos, con su líquido
¼ de cucharadita de ajo en polvo
¼ de cucharadita de sal
Una pizca de: mejorana, salvia, tomillo y eneldo secos

Ponga la leche de arroz y la harina de cebada en una licuadora (batidora). Muela a velocidad alta durante unos segundos. Agregue la cebada cocida y muela a velocidad alta durante unos 10 segundos o hasta que la cebada se pique en trozos grandes.

Agregue los hongos con su líquido. Bátalos para que queden pedazos grandes.

Pase la mezcla a una cacerola mediana y agregue todos los ingredientes restantes. Cocine a fuego mediano —revolviendo a menudo— durante 5 minutos aproximadamente o hasta que la sopa esté caliente y un poco espesa. Por porción de 1 taza: 159 calorías, 3 g de proteínas, 34 g de carbohidratos, 1 g de grasa, 299 mg de sodio

** Puede ser un alimento problemático para algunas personas.*

Guiso de verduras de verano

Rinde unas 8 tazas

2 cucharaditas de aceite de oliva*
2 cebollas medianas, picadas*
3 berenjenas japonesas medianas, picadas en rodajas de 1/4 de pulgada (1 cm) de grosor*
1 pimiento (ají, pimiento morrón) verde mediano, picado en cubitos*
5 dientes de ajo medianos, picados en trocitos
1 tarro de 12 onzas de pimientos rojos asados conservados en agua, con su líquido*
3 calabacines pequeños, picados en rodajas
2 tazas de albahaca fresca picada
1 lata de 15 onzas de frijoles (habichuelas) blancos pequeños o frijoles italianos *cannellini*, con su líquido
1/2 cucharadita de sal
1/4 de cucharadita de pimienta negra

Caliente el aceite en un sartén u olla grande. Agregue las cebollas picadas (si las está usando). Fría a fuego mediano-alto —revolviendo a menudo— durante unos 5 minutos o hasta que las cebollas estén un poco doradas. (Agregue una pequeña cantidad de agua si la cebolla comienza a pegarse). Agregue las berenjenas y el pimiento (si los está usando), así como el ajo; tape la olla y cocine —revolviendo de vez en cuando— durante unos 5 minutos o hasta que las berenjenas comiencen a suavizarse. Pique en trozos grandes los pimientos rojos (si los está usando); agréguelos, con su líquido, al sartén. Agregue el calabacín y la albahaca. Tape el sartén y cocine a fuego mediano —revolviendo de vez en cuando— durante unos 3 minutos o hasta que las verduras estén suaves. Incorpore los frijoles con su líquido, la sal y la pimienta negra. Tape y cocine durante unos 3 minutos más o hasta que el calabacín apenas esté suave. Por porción de 1 taza: 121 calorías, 4 g de proteínas, 22 g de carbohidratos, 1 g de grasa, 254 mg de sodio

** Puede ser un alimento problemático para algunas personas.*

Nota: **si omite el aceite, utilice 1/2 taza del agua o de caldo de verduras para sofreír (saltear) las verduras.**

Sémola con repollo

Rinde unas 2½ tazas

1 cucharadita de aceite de oliva*
½ taza de sémola [*kasha*] o copos de alforjón [trigo sarraceno]
2 tazas de repollo [col] picado finamente
1 taza de agua
¼ de cucharadita de sal

Caliente el aceite (si lo está usando) en una cacerola grande, inclinándola para que el aceite recubra totalmente el fondo. Agregue la sémola y el repollo. Cocine a fuego mediano-alto —revolviendo con frecuencia— durante 1 minuto aproximadamente. Agregue el agua y la sal; mezcle bien. Cuando hierva el agua, baje el fuego y deje que el líquido rompa a hervir a fuego lento. Tape la cacerola y cocine durante 10 minutos aproximadamente o hasta que se absorba el líquido. Por porción de ½ taza: 72 calorías, 1 g de proteínas, 13 g de carbohidratos, 1 g de grasa, 89 mg de sodio

** Puede ser un alimento problemático para algunas personas.*

Nota: si omite el aceite, tueste la sémola en un sartén seco durante 2 ó 3 minutos antes de agregar el resto de ingredientes.

Sabroso *squash* invernal

Rinde 4 tazas

A pesar de su nombre, los squash *invernales (*winter squashes*) se pueden conseguir durante todo el año en la mayoría del país. Si nunca ha probado el* butternut squash, kabocha squash *u otro tipo de squash invernal, aquí le espera un gustito delicioso. Para empezar, asegúrese de probar esta sencilla receta. Vea la página 373 para aprender más sobre los* squash.

1 *squash* invernal mediano (de la variedad *butternut* o *kabocha*, por ejemplo)
½ taza de agua
2 cucharaditas de salsa de soya*
2 cucharadas de almíbar de arce (miel de maple)

Parta el *squash* a la mitad, luego pélelo y quite las semillas. Pique el *squash* en cubitos de 1 pulgada (3 cm). Debería terminar con unas 4 tazas.

Ponga los cubitos en una olla grande con el agua. Agregue la salsa de soya (si la está usando) y el almíbar. Tape la olla y deje que rompa a hervir a fuego mediano durante 15 ó 20 minutos o hasta que el *squash* esté suave al pincharlo con un tenedor. Por porción de ½ taza: 52 calorías, 1 g de proteínas, 11 g de carbohidratos, 0 g de grasa, 78 mg de sodio

** Puede ser un alimento problemático para algunas personas.*

Brócoli con salsa de *tahini*

Rinde 2 porciones

Esta salsa sirve para darle buen sabor a esta verdura nutritiva. Vea la página 374 para aprender más sobre el tahini.

2 cabezas grandes de brócoli
1 cucharada de *tahini*
1 cucharada de vinagre balsámico
Una pizca de sal

Corte el tallo de las cabezas de brócoli. Pique o rompa la parte superior en cabezuelas del tamaño de un bocado. Pele el tallo con un cuchillo afilado y píquelo en rodajas circulares de ½ pulgada (2 cm) de grosor. Pase el brócoli a una vaporera para verduras. Cocínelo al vapor sobre agua hirviendo durante 5 minutos aproximadamente o hasta que el brócoli adquiera un color verde brillante y esté suave.

Mientras se cuece el brócoli, mezcle el *tahini*, el vinagre y la sal en un tazón (recipiente) pequeño. Agregue el agua necesaria para hacer una salsa espesa. Cuando el brócoli esté hecho, colóquelo en un platón hondo mediano y rocíelo con la salsa. Por porción: 86 calorías, 4 g de proteínas, 9 g de carbohidratos, 4 g de grasa, 60 mg de sodio

Verduras asadas al horno

Rinde de 8 a 10 tazas

Es una feliz coincidencia que una de las maneras más sencillas de cocinar las verduras sea también una de las más sabrosas. Sirva este platillo como una guarnición de verduras o agréguelo a la pasta, el arroz o la polenta *para obtener una comida llenadora y deliciosa. Vea la página 374 para aprender más sobre los* squash.

3 calabacines o *squash* tipo *crookneck*, medianos
1 cebolla morada grande*
1 pimiento [ají, pimiento morrón] rojo grande, sin semillas*
2 tazas de hongos pequeños y firmes
1 cucharadita de ajo en gránulos
1 cucharadita de sazonador de hierbas mixtas tipo italiano
1 cucharadita de polvo de chile*
¼ de cucharadita de sal
¼ de cucharadita de pimienta negra

Precaliente el horno a 500°F.

Pique el *squash* en pedazos de 1 pulgada (3 cm). Haga lo mismo con la cebolla y el pimiento (si los está usando). Ponga los pedazos en un tazón (recipiente) grande. Limpie los hongos y agréguelos al tazón. Espolvoréelo con el resto de ingredientes; mézclelo con suavidad.

Extienda la mezcla de verduras en una sola capa en 1 ó 2 fuentes para hornear (refractarios). Hornee durante unos 10 minutos o hasta que estén suaves al pincharlas con un tenedor. Por porción de ½ taza: 32 calorías, 1 g de proteínas, 6 g de carbohidratos, 0 g de grasa, 93 mg de sodio

** Puede ser un alimento problemático para algunas personas.*

Millo casero con Salsa de garbanzos

Rinde unas 8 tazas

Cuando le apetezca una comida que le reconforte como el puré de papas, pruebe este delicioso millo con la Salsa de garbanzos (página 328).

2 cucharaditas de aceite de sésamo [ajonjolí] tostado*
8 dientes de ajo grandes, picados en trocitos
4 tazas de agua hirviendo
1 taza de millo
½ cucharadita de sal
3 tazas de coliflor picada
1 cebolla mediana, picada*
1 lata de 15 onzas de garbanzos, con su líquido
2 cucharaditas de salsa de soya*
¼ de cucharadita de sazonador de ave

Caliente 1 cucharadita del aceite (si lo está usando) en una olla grande. A continuación agregue el ajo y ¼ de taza del agua. Cocine durante unos 30 segundos.

Agregue el millo y continúe cocinando durante aproximadamente 2 minutos. Luego incorpore 2½ tazas del agua hirviendo; agregue la sal. Deje que rompa a hervir a fuego lento, tape la olla y cocine durante 10 minutos.

Agregue la coliflor, tape la olla y cocine durante otros 15 minutos o hasta que el millo esté suave y se haya absorbido todo el agua. (Revuelva de vez en cuando durante este tiempo; agregue un poco más de agua, de ser necesario, para que no se pegue la mezcla).

Para preparar la salsa, caliente la cucharadita restante de aceite (si lo está usando) en un sartén mediano, luego agregue la cebolla (si la está usando) y ¼ de taza del agua restante. Fría a fuego alto durante unos 5 minutos, revolviendo con frecuencia, hasta que se haya evaporado todo el líquido. Agregue otro ¼ de taza del agua; continúe cocinando durante 5 minutos aproximadamente hasta que se evapore también y la cebolla esté ligeramente dorada. Agregue otro ¼ de taza del agua, revolviendo para despegar los trozos de cebolla que se hayan quedado pegados al sartén. Pase la cebolla y el líquido de cocción a una licuadora (batidora).

Agregue a la licuadora los garbanzos con su líquido, la salsa de soya (si la está usando), el sazonador de ave y la ½ taza restante del agua. Bátalo hasta lograr una consistencia totalmente uniforme. Agregue agua adicional para obtener una salsa menos espesa. Regrese la mezcla batida al sartén; caliente con cuidado, revolviendo de vez en cuando, hasta que esté caliente.

Cuando el millo esté suave, póngalo en fuentes de servir (bandejas, platones) y cúbralo con una generosa cantidad de la salsa.

Variación: la quinua también queda deliciosa preparada de esta manera. Simplemente tiene que sustituir el millo por 1 taza de quinua bien enjuagada y seguir el mismo procedimiento descrito, reduciendo el tiempo de cocción total a unos 15 minutos. Por porción de 1 taza: 249 calorías, 7 g de proteínas, 47 g de carbohidratos, 3 g de grasa, 351 mg de sodio

* *Puede ser un alimento problemático para algunas personas.*

Batatas dulces cremosas

Rinde unas 4 tazas

Vea la página 374 para aprender más sobre el tahini.

2 batatas dulces tipo *jewel* (*jewel yams*) o granates grandes
1 cucharada de *tahini*

Limpie bien las batatas dulces y píquelas en pedazos de 2 pulgadas (6 cm). Cuézalas al vapor sobre agua hirviendo durante unos 25 minutos o hasta que estén suaves al pincharlas con un tenedor. Ponga aparte hasta que estén suficientemente frías para manejarlas.

Pele las batatas, si lo desea, luego hágalas puré en un procesador de alimentos. Agregue el *tahini* y muela hasta lograr una consistencia totalmente uniforme. Pase la mezcla hecha puré a un plato apto para horno de microondas. Caliente de 2 a 3 minutos, hasta que esté caliente por todos sitios; sirva. Por porción de ½ taza: 105 calorías, 1 g de proteínas, 20 g de carbohidratos, 1 g de grasa, 8 mg de sodio

Papas rojas con col rizada

Rinde unas 8 tazas

4 papas rojas medianas*
1 col rizada mediana
1 cucharadita de aceite de sésamo (ajonjolí) tostado* o 1/2 taza de agua
1 cebolla mediana, picada en rodajas delgadas*
2 dientes de ajo medianos, picados en trocitos
1/2 cucharadita de pimienta negra
1/2 cucharadita de pimentón (paprika)*
2 cucharadas de agua
5 cucharaditas de salsa de soya*

Limpie bien las papas y pique en cubitos de ½ pulgada (2 cm). Cuézalas al vapor sobre agua hirviendo durante unos 10 minutos o hasta que apenas estén suaves al pincharlas con un tenedor. Enjuáguelas con agua fría, luego escúrralas y póngalas aparte.

Enjuague la col rizada, luego quite los tallos duros. Pique o rompa las hojas en pedazos pequeños.

Caliente el aceite o el agua en un sartén grande antiadherente. Agregue la cebolla (si la está usando) y el ajo. Sofría (saltee) durante 5 minutos o hasta que esté suave.

Agregue los cubitos de papa, la pimienta y el pimentón (si lo está usando); continúe cocinando durante unos 5 minutos o hasta que las papas comiencen a dorarse. (Use una pala para voltear la mezcla con suavidad mientras se cocina).

Extienda la col rizada sobre la mezcla de la papa. Espolvoree con las 2 cucharadas del agua y la salsa de soya (si la está usando). Tape el sartén y cocine, volteando de vez en cuando, durante unos 7 minutos o hasta que la col rizada esté suave. Por porción de 1 taza: 116 calorías, 3 g de proteínas, 25 g de carbohidratos, 1 g de grasa, 147 mg de sodio

** Puede ser un alimento problemático para algunas personas.*

Brócoli con sémola y salsa de frijoles negros

Rinde unas 8 tazas

¡En esta receta se da una excelente combinación de sabores! Vea la página 374 para más información sobre el tahini *y la página 373 para más información sobre la sémola.*

1 brócoli grande
4 tazas de agua hirviendo
2 tazas de sémola (*kasha*); puede utilizar copos de alforjón (trigo sarraceno) para lograr un sabor más suave
½ cucharadita de sal
1 lata de 15 onzas de frijoles (habichuelas) negros, escurridos
½ taza de pimientos rojos asados*
2 cucharadas de jugo de limón*
2 cucharadas de *tahini*
½ cucharadita de polvo de chile*
¼ de cucharadita de comino molido
¼ de cucharadita de cilantro en polvo
¼ de taza de cilantro fresco picado

Corte los tallos del brócoli. Pique o rompa la parte superior en cabezuelas del tamaño de un bocado. Pele el tallo con un cuchillo afilado, luego píquelo en rodajas circulares de ½ pulgada (2 cm) de grosor. Ponga aparte.

Ponga el agua en una cacerola grande y agregue la sémola y la sal. Tape la cacerola y deje que hierva a fuego lento durante 10 minutos aproximadamente o hasta que se haya absorbido todo el líquido.

Mientras se está cociendo la sémola, mezcle y muela todos los ingredientes restantes en un procesador de alimentos o una licuadora (batidora).

Justo antes de servir, cueza al vapor el brócoli sobre agua hirviendo durante unos 5 minutos o hasta que esté verde brillante y apenas suave.

Ponga una generosa cantidad de sémola en cada fuente de servir (bandeja, platón), luego cúbrala con el brócoli al vapor y la salsa de frijol negro. Por porción de 1 taza: 133 calorías, 6 g de proteínas, 21 g de carbohidratos, 2 g de grasa, 373 mg de sodio

** Puede ser un alimento problemático para algunas personas.*

Calabacín picado y frito en sartén

Rinde 8 porciones

Este suculento platillo se prepara con hamburguesas de la marca Boca Burger, *unas deliciosas hamburguesas vegetarianas y sin grasa que se venden en las tiendas de productos naturales y en algunos supermercados (colmados).*

- 8 onzas de pasta sin gluten (como quinua, arroz sin gluten, etc.)
- 1/2 taza de agua
- 1 cebolla mediana, picada*
- 2 dientes de ajo medianos, picados en trocitos
- 1 1/2 tazas de hongos picados en rodajas
- 1 tallo de apio mediano, picado en rodajas delgadas
- 2 calabacines medianos, picados en cubitos
- 3 hamburguesas de la marca *Boca Burger*, picadas*
- 1 lata de 15 onzas de garbanzos, con su líquido
- 1/2 cucharadita de sal

Cocine la pasta siguiendo las instrucciones del paquete. Enjuague y escurra, luego ponga aparte.

Caliente el agua en un sartén grande; agregue la cebolla (si la está usando) y el ajo. Cocine a fuego alto durante unos 3 minutos o hasta que la cebolla esté suave. Agregue los hongos y el apio y continúe cocinando —revolviendo con frecuencia— durante unos 5 minutos o hasta que los hongos comiencen a dorarse. Agregue una pequeña cantidad de agua si las verduras comienzan a pegarse. Agregue el calabacín y las hamburguesas *Boca Burger* picadas (si las está usando); cocine, revolviendo a menudo, durante unos 3 minutos o hasta que el calabacín apenas esté suave al pincharlo con un tenedor.

Muela los garbanzos, con su líquido, en una licuadora (batidora) o un procesador de alimentos. Agréguelos a la mezcla de las verduras, junto con la pasta cocida y la sal. Caliente con cuidado, revolviendo con frecuencia, hasta que esté caliente y eche humo. Por porción: 206 calorías, 10 g de proteínas, 39 g de carbohidratos, 1 g de grasa, 385 mg de sodio

* *Puede ser un alimento problemático para algunas personas.*

Hamburguesas de cebada y espinaca

Rinde 10 hamburguesas

Sirva estas deliciosas hamburguesas con la Salsa de garbanzos (página 328) y una ensalada de verduras de hoja verde.

2 cucharadas de semillas de girasol peladas
1 cebolla pequeña*
2 dientes de ajo medianos
1 zanahoria pequeña
2 tazas de hongos frescos
1 paquete de 10 onzas de espinaca congelada
2 tazas de cebada cocida (vea la página 314)
2 cucharadas de *tahini*
½–1 cucharadita de sal
Aceite vegetal en aerosol, para el sartén

Muela las semillas de girasol en un procesador de alimentos, luego agregue la cebolla (si la está usando), el ajo, la zanahoria y los hongos. Muélalo todo bien y a continuación agregue los ingredientes restantes y siga moliendo durante 1 minuto aproximadamente o hasta que esté todo bien mezclado.

Precaliente un sartén grande antiadherente y rocíela con un poco de aceite vegetal en aerosol. Forme hamburguesas con la mezcla de la cebada (serán bastante suaves). Fría cada lado a fuego mediano-alto durante unos 3 minutos o hasta que se doren. Por hamburguesa: 71 calorías, 3 g de proteínas, 13 g de carbohidratos, 2 g de grasa, 245 mg de sodio

** Puede ser un alimento problemático para algunas personas.*

Pan de verduras

Rinde 10 rebanadas

Esta es una versión vegetariana del plato norteamericano tradicional llamado pan de carne (salpicón, carne mechada, meatloaf*).*

½ taza de semillas de calabaza o semillas de girasol
1 cebolla mediana, dividida en cuatro pedazos*
1 zanahoria mediana, picada en pedazos de 1 pulgada (3 cm)
1 pimiento (ají, pimiento morrón) verde mediano, picado en pedazos grandes*
1 taza de hongos picados en rodajas
2 tazas de Arroz integral siempre perfecto (página 280)
1 taza de salvado de avena*
2 cucharadas de arrurruz en polvo
1 cucharadita de *agar* en polvo (opcional, sirve para ligar todos los ingredientes)
1½ cucharadas de mostaza molida por piedras (*stone-ground mustard*)
1 cucharada de levadura dietética (opcional)
¼ de cucharadita de tomillo seco
⅛ de cucharadita de salvia seca
⅛ de cucharadita de mejorana seca
⅛ de cucharadita de pimienta negra
½ cucharadita de sal
Aceite vegetal en aerosol, para el molde
Salsa para barbacoa o *catsup* (*ketchup*), para cubrir*

Precaliente el horno a 350°F. Muela las semillas de cabalaza en un procesador de alimentos, luego agregue la cebolla (si la está usando), la zanahoria, el pimiento y los hongos. Muela hasta que todo esté finamente picado.

Pase la mezcla a un tazón (recipiente) grande. Agregue el resto de los ingredientes excepto la salsa para barbacoa. Mezcle bien. Rocíe un molde de caja de 5 × 9 pulgadas con un poco de aceite vegetal en aerosol. Ponga la mezcla en el molde, dándole golpecitos para que se adapte al recipiente. Cubra con la salsa para barbacoa (si la está usando). Hornee durante 50 minutos. Deje reposar durante 10 minutos antes de servir.

Variación: Para hacer hamburguesas de verduras en lugar de Pan de verduras, forme hamburguesas individuales de unas 3 pulgadas (8 cm) de diámetro y ½ pulgada (2 cm) de grosor. Fríalas en un sartén grande antiadherente o con aceite antiadherente en aerosol durante unos 4 minutos por cada lado o hasta que se doren levemente. Por rebanada: 141 calorías, 4 g de proteínas, 20 g de carbohidratos, 5 g de grasa, 141 mg de sodio

** Puede ser un alimento problemático para algunas personas.*

Papas rellenas

Rinde 4 papas

Este plato no tiene nada que ver con la versión típica de papas rellenas que se conoce en el Caribe y en otras partes de Latinoamérica. Sin embargo, quedan deliciosas solas o cubiertas con Salsa de frijoles negros (página 327) o Salsa de garbanzos (página 328). Vea la página 374 para más información sobre el tahini.

4 papas blancas para hornear medianas*
2 brócolis medianos (1 libra/450 g aproximadamente)
1 cucharada de *tahini*
1 cucharada de jugo de limón*
½ cucharadita de ajo en polvo
¼ de cucharadita de sal
⅛ de cucharadita de pimienta negra
Salsa de frijoles negros o Salsa de garbanzos (opcional)

Limpie bien las papas, luego cuézalas al vapor sobre agua hirviendo durante 30 minutos o hasta que estén suaves al pincharlas con un tenedor.

Pique o rompa la parte superior del brócoli en cabezuelas. Pele los tallos con un cuchillo afilado y píquelo en rodajas circulares de ½ pulgada (2 cm) de grosor. Cocine las cabezuelas y las rodajas de los tallos al vapor sobre agua hirviendo durante 5 minutos aproximadamente o hasta que estén verdes brillantes y apenas suaves al pincharlas con un tenedor. Póngalas en un procesador de alimentos con una cuchilla de metal y píquelas finamente.

Cuando las papas estén lo suficientemente frías para manejarlas, pártalas a la mitad con cuidado y saque la pulpa con una cuchara, dejando una cáscara de ¼ de pulgada (1 cm) de grosor. Agregue la pulpa de la papa al procesador de alimentos junto con el *tahini*, el jugo de limón (si lo está usando), el ajo, la sal y la pimienta. Muela hasta lograr una consistencia uniforme.

Distribuya con una cuchara grande el relleno de manera uniforme entre las cáscaras. Cubra con la Salsa de frijoles negros, si la está usando. Por papa: 273 calorías, 6 g de proteínas, 57 g de carbohidratos, 2 g de grasa, 183 mg de sodio

* *Puede ser un alimento problemático para algunas personas.*

Timbal de frijoles negros

Rinde 8 porciones

¾ de taza de agua
1 cebolla mediana, picada*
2 dientes de ajo medianos, picados en trocitos
1 pimiento (ají, pimiento morrón) pequeño, picado en cubitos finos*
½ taza de tomates (jitomates) aplastados o salsa de tomate*
2 latas de 15 onzas de frijoles (habichuelas) negros, con su líquido
1 lata de 4 onzas de chiles picados en cubitos*
½ cucharadita de comino molido
½ taza de leche de soya o leche de arroz (use leche de arroz si la soya le provoca síntomas)
2 cucharaditas de vinagre
1 cucharada de aceite de oliva*
1 taza de harina de maíz (elote, choclo)*
¼ de cucharadita de sal
½ cucharadita de bicarbonato de sodio

Caliente ½ taza del agua en un sartén u olla grande. Agregue la cebolla (si la está usando), el ajo y el pimiento (si lo está usando). Cocine a fuego alto —revolviendo a menudo— durante unos 5 minutos o hasta que todo el agua se haya evaporado. Incorpore ¼ de taza restante de agua, raspando la olla para quitar los trozos de cebolla que se hayan pegado. Agregue los tomates aplastados (si los está usando), los frijoles con su líquido, los chiles (si los está usando) y el comino. Mezcle bien. Deje que hierva a fuego lento —revolviendo de vez en cuando— durante 15 minutos.

Precaliente el horno a 350°F.

Combine la leche de soya, el vinagre y el aceite (si lo está usando) en un tazón (recipiente) mediano. Mezcle la harina de maíz (si la está usando), la sal y el bicarbonato de sodio en un tazón pequeño. Agregue la mezcla de la harina de maíz a la mezcla de la leche de soya. Revuelva hasta que se mezclen totalmente todos los ingredientes (estará bastante firme y se desmoronará con facilidad).

Pase la mezcla de los frijoles a una fuente para hornear (refractario) de 9 × 9 pulgadas, luego extienda la mezcla de la harina de maíz y la leche de manera uniforme sobre la parte superior. Hornee durante unos 25 minutos o hasta que se forme la concha y la mezcla de los frijoles esté caliente y burbujeante. Por porción: 147 calorías, 6 g de proteínas, 25 g de carbohidratos, 3 g de grasa, 256 mg de sodio

** Puede ser un alimento problemático para algunas personas.*

Guiso sencillo de frijoles de caritas

Rinde 6 tazas

Este guiso (estofado) tan sencillo de preparar ofrece tanto buen sabor como buena salud.

1½ tazas de frijoles [habichuelas] de caritas
6 tazas de agua fría
2 cucharaditas de aceite de oliva*
2 cebollas medianas, picadas*
4 dientes de ajo medianos, picados en trocitos
2 tallos de apio medianos, picados en rodajas
½ taza de arroz integral de grano corto sin cocer
1 ramillete mediano de cilantro, picado
¼–½ cucharadita de pimienta roja molida*
4 tazas de agua
1 cucharadita de sal [o menos, al gusto]
Sal de sésamo, para servir [página 367]

Enjuague los frijoles. Póngalos a remojar en un tazón (recipiente) grande con las 6 tazas de agua fría durante toda la noche.

Caliente un poco el aceite (si lo está usando) en una olla grande. Agregue la cebolla (si la está usando), el ajo y el apio. Fría a fuego alto —revolviendo a menudo— durante unos 3 minutos o hasta que la cebolla esté suave. Agregue una cucharada o dos de agua si la mezcla comienza a pegarse.

Escurra los frijoles y agréguelos a la olla, junto con el arroz, el cilantro, la pimienta roja molida (si la está usando) y las 4 tazas de agua. Deje que rompa a hervir a fuego lento. Tape la olla y cocine durante unos 45 minutos o hasta que los frijoles y el arroz estén suaves. Agregue 1 cucharadita de sal.

Para servir, vierta un poco del guiso en un tazón pequeño y espolvoréelo con Sal de sésamo.

Variación: como plato único, cubra el guiso con una generosa porción de Col rizada o berzas en su jugo (página 290). Por porción de 1 taza: 192 calorías, 8 g de proteínas, 34 g de carbohidratos, 2 g de grasa, 374 mg de sodio

** Puede ser un alimento problemático para algunas personas.*

Nota: si el aceite le provoca algún síntoma, sofría (saltee) la cebolla, el ajo y el apio en ½ taza de agua durante 5 minutos.

Hamburguesas de lentejas

Rinde 8 hamburguesas de 3 pulgadas

1 cebolla pequeña, picada*
½ taza de arroz integral de grano corto
½ taza de lentejas
¾ de cucharadita de sal
2 tazas de agua
1 zanahoria pequeña
1 tallo de apio mediano
2 cucharaditas de mostaza molida por piedras (*stone-ground mustard*)
1 cucharadita de ajo en polvo
Aceite vegetal en aerosol, para el sartén

En una cacerola mediana combine la cebolla (si la está usando), el arroz, las lentejas, la sal y el agua. Deje que rompa a hervir a fuego lento, luego tape la cacerola y cocine durante unos 50 minutos o hasta que el arroz y las lentejas estén suaves y se haya absorbido todo el agua.

Pique finamente la zanahoria y el apio (con un procesador de alimentos le será más fácil). Agréguelos a la mezcla caliente de lentejas, junto con el resto de ingredientes. Mezcle todo bien y luego deje que se enfríe totalmente. (Puede hacer las hamburguesas mientras la mezcla aún está tibia, pero resulta mucho más fácil cuando se enfría).

Forme hamburguesas de 2 a 3 pulgadas (de 5 a 8 cm) con la mezcla. Rocíe un sartén grande antiadherente con un poco de aceite vegetal en aerosol. Fría las hamburguesas a fuego mediano durante unos 4 minutos por cada lado o hasta que se doren un poco. Por hamburguesa: 85 calorías, 3 g de proteínas, 17 g de carbohidratos, 0 g de grasa, 223 mg de sodio

** Puede ser un alimento problemático para algunas personas.*

Chili con frijoles negros casi instantáneo

Rinde 6 tazas

Esta receta es perfecta para preparar por adelantado, ya que este chili *con frijoles sabe aún más rico el segundo día.*

- ½ taza de agua
- 1 cebolla mediana, picada*
- 2 dientes de ajo medianos, picados en trocitos
- 1 pimiento (ají, pimiento morrón) pequeño, picado en cubitos pequeños*
- ½ taza de tomates (jitomates) aplastados o salsa de tomate*
- 2 latas de 15 onzas de frijoles (habichuelas) negros, con su líquido
- 1 lata de 4 onzas de chiles picados en cubitos*
- 1 cucharadita de comino molido

Caliente el agua en un sartén u olla grande. Agregue la cebolla (si la está usando), el ajo y el pimiento (si lo está usando). Cocine a fuego alto —revolviendo a menudo— durante unos 5 minutos o hasta que la cebolla esté translúcida. Agregue el resto de los ingredientes y deje que hierva a fuego lento —revolviendo de vez en cuando— durante unos 15 minutos o hasta que se mezclen los sabores. Por porción de 1 taza: 94 calorías, 6 g de proteínas, 17 g de carbohidratos, 0 g de grasa, 188 mg de sodio

** Puede ser un alimento problemático para algunas personas.*

Arroz y frijoles con verduras

Rinde 8 porciones

Si disfruta la comida casera y sencilla, le encantará esta combinación de frijoles (habichuelas) pintos condimentados servidos con arroz integral y col rizada cocinada al vapor.

Frijoles

1 1/2 tazas de frijoles pintos secos
6 tazas de agua fría
4 tazas de agua
4 dientes de ajo grandes, picados en trocitos
1 1/2 cucharaditas de semillas de comino (o 1 cucharadita de comino molido)
3/4 de cucharadita de sal

Enjuague los frijoles. Póngalos a remojar durante toda la noche en una olla grande con las 6 tazas de agua fría. Escurra y enjuague los frijoles, luego colóquelos en una olla grande con las 4 tazas de agua, el ajo y las semillas de comino. Deje que hierva a fuego lento durante 1 hora aproximadamente o hasta que estén suaves. Agregue sal.

Arroz

4 tazas de agua
1 taza de arroz integral
1/2 cucharadita de sal

Deje que el agua rompa a hervir en una olla grande. Agregue el arroz y la sal. Con la olla sin tapar totalmente deje que hierva a fuego lento durante unos 40 minutos o hasta que esté suave. Quite el exceso de agua.

Verduras

1 col rizada mediana o berzas (bretones, posarnos); 6–8 tazas de la verdura picada
½ taza de agua
2 cucharaditas de vinagre balsámico
¼ de cucharadita de sal
2–3 dientes de ajo medianos, picados en trocitos

Lave las verduras, quite los tallos y pique las hojas en tiras de ½ pulgada (2 cm) de ancho. Caliente el agua en una olla grande. Agregue el vinagre, la sal y el ajo. Cocine durante 1 minuto. Incorpore las verduras. Tape la olla y cocine a fuego mediano durante 3 ó 5 minutos o hasta que estén suaves.

Para servir, ponga una generosa porción del arroz en cada plato y cúbralo con algunos frijoles y su líquido. Sirva la col rizada arriba de los frijoles o a un lado. Por porción de 1½ tazas: 233 calorías, 9 g de proteínas, 46 g de carbohidratos, 1 g de grasa, 432 mg de sodio

** Puede ser un alimento problemático para algunas personas.*

Burritos de frijoles rapitidos

Rinde 4 burritos

Los burritos son una comida rápida, sabrosa y muy conveniente que se pueden comer tanto fríos como calientes. Los frijoles (habichuelas) refritos sin grasa se encuentran en la mayoría de supermercados (colmados). Cada vez son más los supermercados que también venden tortillas de harina sin grasa.

4 tortillas de harina (preferentemente sin grasa)*
1 lata de 15 onzas de frijoles refritos, calientes
1 taza de lechuga romana (orejona) picada en tiras
1 tomate (jitomate) mediano, picado en rodajas*
2 cebollas verdes medianas, picadas en rodajas*
¼ de aguacate (palta) mediano, picado en rodajas (opcional)
½ taza de salsa*

Caliente una tortilla en un sartén grande y sin aceite hasta que esté tibia y suave. Extienda ½ taza de los frijoles en el centro de la tortilla, luego cubra con la lechuga. Agregue el tomate y la cebolla (si la está usando), el aguacate y la salsa (si la está usando). Doble el extremo inferior hacia el centro y luego enrolle la tortilla alrededor del relleno. Repita con el resto de las tortillas. Por burrito: 234 calorías, 10 g de proteínas, 40 g de carbohidratos, 3 g de grasa, 280 mg de sodio

* *Puede ser un alimento problemático para algunas personas.*

Nota: si desea obtener burritos aún más saludables, agregue ½ taza de Arroz integral siempre perfecto (página 280) por burrito.

Burritos de brócoli

Rinde 6 burritos

¡El rey de las verduras recibe tratamiento regio en esta receta!

1 brócoli mediano (unas 2 tazas de brócoli picado)
1 lata de 15 onzas de garbanzos, escurridos
½ taza de pimientos rojos asados*
2 cucharadas de *tahini*
3 cucharadas de jugo de limón*
6 tortillas de harina*
6 cucharadas de salsa (más o menos, al gusto)*

Pique o parta el brócoli en cabezuelas del tamaño de un bocado. Pele los tallos y píquelos en rodajas de ½ pulgada (2 cm) de grosor. Cocine el brócoli al vapor sobre agua hirviendo durante unos 5 minutos o hasta que apenas esté suave al pincharlo con un tenedor.

Coloque los garbanzos en un procesador de alimentos con los pimientos (si los está usando), el *tahini* y el jugo de limón (si lo está usando). Muela hasta lograr una consistencia uniforme.

Precaliente un sartén grande. Extienda ¼ de taza aproximadamente de la mezcla de los garbanzos sobre una tortilla y póngala boca arriba en el sartén. Caliente la tortilla durante unos 2 minutos o hasta que esté tibia y suave.

Extienda una línea de brócoli en el centro de la tortilla y rocíelo con la salsa (si la está usando). Doble la parte inferior de la tortilla. A continuación, comenzando por un lado, enrolle la tortilla alrededor del brócoli. Repita con el resto de las tortillas. Por burrito: 244 calorías, 9 g de proteínas, 39 g de carbohidratos, 5 g de grasa, 130 mg de sodio

** Puede ser un alimento problemático para algunas personas.*

Rollitos de *nori*

Rinde 3 rollitos

El sushi *vegetariano —es decir, los rollitos de* nori*— son una comida o merienda (refrigerio, tentempié) deliciosa y portátil. Vea la página 372 para más información sobre el* nori.

- 3 tazas de agua
- 1 taza de arroz integral de grano corto
- ¼ de cucharadita de sal
- ¼ de taza de vinagre de arroz condimentado
- 4 láminas de *nori*
- 1 taza de zanahoria rallada
- 1 taza de pepino rallado
- 1 taza de *tofu* al horno rallado (opcional)*
- ¼ de aguacate (palta) mediano, picado en rodajas finas (opcional)
- ¼ de taza (aproximadamente) de jengibre en escabeche

Ponga el agua, el arroz y la sal en una cacerola mediana. Tape la cacerola y deje que rompa a hervir a fuego lento, luego cocine durante 1 hora aproximadamente o hasta que el arroz esté muy suave y se haya absorbido todo el agua. Deje enfriar.

Incorpore el vinagre. Ponga aparte.

Para armar los rollitos, ponga una lámina de *nori* sobre una esterilla de bambú para hacer *sushi*. Extienda sobre la lámina aproximadamente 1 taza del arroz en una capa fina y uniforme, dejando sin cubrir una banda de 1 pulgada (3 cm) a lo largo de la parte superior de la lámina.

Disponga ¼ de taza de la zanahoria, el pepino y el *tofu* (si lo está usando) respectivamente en el centro del arroz, de un extremo al otro del rollito. Cubra con rodajas de aguacate (si lo está usando) y jengibre en escabeche. Repita con las 3 láminas restantes de *nori*.

Para formar los rollitos, sujete los ingredientes del relleno en su sitio con las yemas de los dedos y utilice los pulgares para levantar la orilla inferior de la esterilla de manera que el extremo de la lámina de *nori* más cercana a usted se levante y alcance al extremo superior del arroz. Utilice la porción de *nori* sin cubrir como solapa para sellar el rollito. Dé forma al rollito cuidadosamente con las manos y luego déjelo que descanse sobre su juntura para que se selle.

Si desea obtener pedazos del tamaño de un bocado, pique el rollito transversalmente con un cuchillo afilado; limpie el cuchillo cada vez que realice un corte. Por rollito (con *tofu* y aguacate): 318 calorías, 13 g de proteínas, 49 g de carbohidratos, 7 g de grasa, 452 mg de sodio. Por rollito (sin *tofu* ni aguacate): 207 calorías, 4 g de proteínas, 46 g de carbohidratos, 1 g de grasa, 324 mg de sodio

* *Puede ser un alimento problemático para algunas personas.*

*Curry** de verduras a lo rapidito

Rinde 4 porciones

Puede preparar este sabroso y colorido curry *en un abrir y cerrar de ojos. Está especialmente sabroso si se sirve con arroz* basmati *integral.*

- 1/2 taza de agua
- 1 cucharada de salsa de soya**
- 1 cebolla mediana, picada**
- 3 dientes de ajo medianos, picados en trocitos
- 2 tazas de hongos picados en rodajas
- 2 zanahorias medianas, picadas en rodajas diagonales
- 2 tallos de apio medianos, picados en rodajas diagonales
- 1/2 libra (228 g) de *tofu* firme, picado en cubitos de 1/2 pulgada (2 cm)**
- 1 pimiento (ají, pimiento morrón) rojo mediano, picado en cubitos**
- 2 tazas de col rizada picada finamente
- 2 cucharaditas de *curry* en polvo
- 1 cucharada de mantequilla de maní (crema de cacahuate)**
- 1 cucharada de vinagre de arroz condimentado

Caliente el agua y la salsa de soya (si la está usando) en un sartén grande hasta que hierva lentamente. Agregue la cebolla (si la está usando) y el ajo. Cocine durante unos 5 minutos o hasta que la cebolla esté suave.

Agregue los hongos, las zanahorias y el apio; cocine durante aproximadamente 5 minutos —revolviendo de vez en cuando— o hasta que las zanahorias apenas comiencen a suavizarse.

Incorpore con cuidado el *tofu*, el pimiento y la col rizada. Agregue el *curry* en polvo. Tape el sartén y cocine —revolviendo de vez en cuando— durante unos 5 minutos o hasta que la col rizada esté suave.

En un tazón (recipiente) pequeño combine la mantequilla de maní (si la está usando) y el vinagre. Incorpore a la mezcla de las verduras. Por porción: 168 calorías, 10 g de proteínas, 22 g de carbohidratos, 4 g de grasa, 292 mg de sodio

* *El término curry se define en el glosario en la página 414.*

** *Puede ser un alimento problemático para algunas personas.*

*** *Vea la página 412 para aprender más sobre el arroz* basmati *y la página 421 para aprender más sobre el* tofu.

Hongos *portobello* a la parilla

Rinde 4 hongos

Sírvalos con Arroz silvestre (página 279) y Col rizada o berzas en su jugo (página 290).

4 hongos *portobello* grandes
2 cucharaditas de aceite de oliva*
2 cucharadas de vino tinto*
2 cucharadas de salsa de soya*
1 cucharada de vinagre balsámico
2 dientes de ajo medianos, picados en trocitos

Limpie los hongos y corte los tallos alineados con la parte inferior de los sombreretes. Mezcle el resto de los ingredientes en un sartén grande. Caliente hasta que la mezcla comience a burbujear; agregue los hongos, con los sombreretes hacia abajo. Reduzca el fuego a mediano. Tape el sartén y cocine durante 3 minutos aproximadamente o hasta que los sombreretes se doren. (Si el sartén se seca, agregue de 2 a 3 cucharadas de agua). Voltee los hongos y cocine durante unos 5 minutos más o hasta que estén suaves al pincharlos con un cuchillo afilado. Sirva calientes. Por hongo: 75 calorías, 4,5 g de proteínas, 12 g de carbohidratos, 1 g de grasa, 310 mg de sodio

** Puede ser un alimento problemático para algunas personas.*

Pastel de plátano amarillo

Rinde 9 porciones

2 tazas de harina pastelera integral*
2 cucharaditas de bicarbonato de sodio
½ cucharadita de sal
1 taza de germen de trigo*
4 plátanos amarillos (guineos, bananas) maduros medianos, aplastados (unas 2½ tazas)*
½ taza de azúcar
¾ de taza de leche de soya o de leche de arroz (use leche de arroz si la soya le provoca síntomas)
1 cucharadita de extracto de vainilla
⅓ de taza de pasas o dátiles
Aceite vegetal en aerosol, para el molde

Precaliente el horno a 350°F.

Mezcle la harina pastelera integral, el bicarbonato de sodio, la sal y el germen de trigo en un tazón (recipiente) mediano. Aplaste los plátanos amarillos en un tazón grande y mézclelos con el azúcar. Incorpore la leche de soya y vainilla. Agregue la mezcla de la harina, junto con las pasas; mezcle bien. Rocíe un molde de 9 × 9 pulgadas con un poco de aceite vegetal en aerosol; extienda la masa en el molde. Hornee durante unos 55 minutos o hasta que introduzca un palillo de dientes en el centro y salga limpio. Por porción: 220 calorías, 5 g de proteínas, 47 g de carbohidratos, 1 g de grasa, 301 mg de sodio

** Puede ser un alimento problemático para algunas personas.*

Galletitas de avena

Rinde unas 12 galletitas de 4 pulgadas (10 cm)

1/3 de taza de leche de arroz natural o con sabor a vainilla
1/3 de taza de almíbar de arce (miel de maple)
4 cucharaditas de vinagre de manzana
2 cucharaditas de extracto de vainilla
1 taza de copos de avena*
1 taza de harina de cebada*
1 cucharadita de canela
1 cucharadita de polvo de hornear
1/4 de cucharadita de bicarbonato de sodio
1/4 de cucharadita de sal
1/2 taza de pasas, picadas en trozos grandes
1/2 taza de nueces picadas*
Aceite vegetal en aerosol, para la bandeja de hornear (tartera, *cookie sheet*)

Precaliente el horno a 350°F.

Mezcle la leche de arroz, el almíbar, el vinagre y la vainilla en un tazón (recipiente) pequeño o una taza de medir.

Combine los copos de avena, la harina de cebada, la canela, el polvo de hornear, el bicarbonato de sodio y la sal en un tazón grande. Agregue la mezcla de la leche de arroz, junto con las pasas y las nueces; mezcle bien todos los ingredientes.

Rocíe una bandeja de hornear con un poco de aceite vegetal en aerosol. Vierta cucharadas de masa sobre la bandeja y aplástelas un poco con el dorso de la cuchara. Hornee durante 15 ó 20 minutos o hasta que las bases estén ligeramente doradas. Por galletita: 240 calorías, 5 g de proteínas, 47 g de carbohidratos, 4 g de grasa, 354 mg de sodio

** Puede ser un alimento problemático para algunas personas.*

Licuado de fresa

Rinde unas 2 tazas

Pruebe este licuado (batido) frío y espeso con un cereal integral o con muffins *para disfrutar un delicioso y llenador desayuno. Compre fresas congeladas o congele frescas. Para congelar los plátanos amarillos (guineos, bananas), pélelos y pártalos en pedazos, guárdelos sin apretar en un recipiente de cierre hermético y congélelos.*

1 taza de fresas congeladas
1 plátano amarillo mediano, picado en pedazos de 1 pulgada (3 cm) y congelados*
½–1 taza de leche de arroz sabor vainilla

Ponga todos los ingredientes en una licuadora (batidora). Muela a velocidad alta hasta lograr una consistencia uniforme. (Tendrá que detener la licuadora de vez en cuando para mover la fruta que no se haya molido hasta el centro con una pala para conseguir un licuado más suave). Por porción de 1 taza: 105 calorías, 1 g de proteínas, 23 g de carbohidratos, 1 g de grasa, 24 mg de sodio

* *Puede ser un alimento problemático para algunas personas.*

Tartitas de fresas frescas

Rinde 6 porciones

1 tanda de Panecillos de cebada (página 308)*
3 tazas de fresas frescas, picadas en rodajas

Corte los panecillos de cebada a la mitad. Cúbralos con las rodajas de fresas. Por porción: 244 calorías, 5 g de proteínas, 44 g de carbohidratos, 4 g de grasa, 355 mg de sodio

* *Puede ser un alimento problemático para algunas personas.*

Crema de frutas

Rinde 4 porciones

2 tazas de jugo de bayas de boysen y de manzana
$10\frac{1}{2}$ onzas de *tofu* sedoso firme o extra-firme*
$\frac{1}{4}$ de taza más 1 cucharada de almíbar de arce (miel de maple)
$1\frac{1}{2}$ cucharaditas de *agar*
1 cucharada de arrurruz en polvo
2 cucharadas de jugo de limón*
2 cucharadas de jugo concentrado de uva blanca
$1\frac{1}{2}$ cucharaditas de extracto de vainilla
$\frac{1}{4}$ de cucharadita de sal

Ponga el jugo y el *tofu* en una licuadora (batidora). Muela hasta lograr una consistencia totalmente uniforme. Pase la mezcla molida a un molde mediano y agregue el almíbar, el *agar* y el arrurruz. Deje que rompa a hervir a fuego lento, luego cocine —revolviendo con frecuencia— durante unos 5 minutos o hasta que se espese ligeramente. Retire del fuego e incorpore el resto de los ingredientes. Vierta en 4 fuentes de servir (bandejas, platones) y deje enfriar completamente. Por porción: 179 calorías, 5 g de proteínas, 35 g de carbohidratos, 2 g de grasa, 175 mg de sodio

** Puede ser un alimento problemático para algunas personas.*

Tartitas de melocotón fresco

Rinde 6 porciones

1 tanda de Panecillos de cebada (página 308)*
3 melocotones (duraznos) frescos medianos o nectarinas, picados en rodajas

Corte los panecillos de cebada a la mitad. Cúbralos con las rodajas de melocotón. Por porción: 240 calorías, 5 g de proteínas, 47 g de carbohidratos, 4 g de grasa, 354 mg de sodio

** Puede ser un alimento problemático para algunas personas.*

Pay de frutas veraniegas

Rinde 9 porciones

3 tazas de rodajas de melocotón (durazno) fresco; si lo desea, pélelo antes de picar
3 tazas de fresas frescas
¾ de taza de jugo concentrado de uva blanca o de jugo concentrado de manzana
1 cucharadita de arrurruz en polvo
¼ de taza de leche de arroz natural o sabor vainilla
2 cucharadas de almíbar de arce (miel de maple)
1 cucharada de aceite de girasol o de *canola**
2 cucharaditas de vinagre
1 taza más 3 cucharadas de harina de cebada*
¼ de cucharadita de bicarbonato de sodio
1 cucharadita de polvo de hornear
¼ de cucharadita de sal
Harina de cebada, para espolvorear*

Precaliente el horno a 350°F.

Combine los melocotones, las fresas, el jugo concentrado de uva blanca y el arrurruz en una cacerola grande. Deje que rompa a hervir a fuego lento y cocine durante unos 5 minutos o hasta que las frutas apenas se suavicen y el líquido se espese un poco. Pase la mezcla a una fuente para hornear (refractario) de 9 × 9 pulgadas.

En un tazón (recipiente) pequeño mezcle la leche de arroz, el almíbar, el aceite y el vinagre. Ponga aparte.

Combine en un tazón mediano la harina de cebada, el bicarbonato de sodio, el polvo de hornear y la sal. Agregue la mezcla de la leche de arroz; revuelva hasta que se forme una bola de masa. Pase la masa a una superficie plana que haya espolvoreado con harina de cebada. Aplaste la masa con las manos o con un rodillo hasta que adquiera un grosor de ¼ de pulgada (1 cm) aproximadamente. Cubra las frutas con la masa (resulta más fácil si pica la masa en unos cuantos pedazos). Hornee durante unos 30 minutos o hasta que la parte superior esté ligeramente dorada y firme. Por porción: 213 calorías, 4 g de proteínas, 41 g de carbohidratos, 3 g de grasa, 241 mg de sodio

** Puede ser un alimento problemático para algunas personas.*

Pudín indio

Rinde 3 tazas

½ taza de harina de maíz o masa harina*
2 tazas de agua
1 lata de 15 onzas de maíz (elote, choclo), con su líquido*
⅓ de taza de almíbar de arce (miel de maple)
¼ de cucharadita de sal
¼ de cucharadita de canela
¼ de cucharadita de jengibre

Combine la harina de maíz y el agua en una cacerola mediana. Revuelva hasta lograr una consistencia uniforme.

Muela el maíz, con su líquido, en una licuadora (batidora). Agregue el puré a la harina de maíz; revuelva. Deje que rompa a hervir a fuego lento, luego cocine —revolviendo casi constantemente— durante unos 10 minutos o hasta que se espese. Incorpore el resto de los ingredientes, luego pase el pudín (budín) a una fuente. Sirva caliente o frío. Por porción de ½ taza: 164 calorías, 3 g de proteínas, 36 g de carbohidratos, 1 g de grasa, 104 mg de sodio

** Puede ser un alimento problemático para algunas personas.*

Sal de sésamo

Rinde ½ taza

La Sal de sésamo queda deliciosa rociada sobre verduras cocidas, ensaladas, sopas y papas al horno. Las semillas de sésamo (ajonjolí) con cáscara (que a veces se llaman semillas de sésamo marrón o unhulled sesame seeds*) se venden en las tiendas de productos naturales y en las de productos selectos.*

½ taza de semillas de sésamo con la cáscara

½ cucharadita de sal

Tueste las semillas de sésamo en un sartén pequeño y seco a fuego mediano; revuelva constantemente durante aproximadamente 5 minutos o hasta que las semillas comiencen a saltar y se doren ligeramente. Pase las semillas a una licuadora (batidora), agregue la sal y muela durante unos 30 segundos hasta lograr un polvo de consistencia uniforme. Por 1 cucharada: 54 calorías, 1,5 g de proteínas, 2,5 g de carbohidratos, 4 g de grasa, 134 mg de sodio

Sazonador de sésamo

Rinde ¼ de taza

La levadura dietética le da un sabor a queso a la Sal de sésamo (vea arriba).

¼ de taza de Sal de sésamo (vea la receta anterior)

1 cucharada de levadura dietética

Combine en un recipiente pequeño la Sal de sésamo y la levadura dietética. Guarde en un contenedor de cierre hermético. Por 1 cucharada: 58 calorías, 2 g de proteínas, 3 g de carbohidratos, 4 g de grasa, 137 mg de sodio

ACERCA DEL POLVO PARA HORNEAR

La mayoría de los polvos para hornear comerciales se hacen con maicena (*cornstarch*). Unas cuantas marcas están hechas con fécula de papas (*potato starch*). A continuación le indico dos recetas: una no tiene maíz y la otra no tiene ni maíz ni papa. Ambas funcionan igual de bien.

Para ser eficaz, el polvo de hornear debe mantenerse absolutamente libre de humedad, por ello, debe guardarlo en un contenedor de cierre hermético. Si lo ha guardado durante algún tiempo, compruebe si aún está activo mezclando una cucharadita o dos con una pequeña cantidad de agua. Si el polvo de hornear todavía sirve aparecerán grandes burbujas.

Polvo de hornear sin maíz

Rinde 1 taza

½ taza de crémor tártaro
¼ de taza de bicarbonato de sodio
¼ de taza de fécula de papa o de harina de papa

Combine todos los ingredientes en un tazón (recipiente) pequeño. A continuación tamice la mezcla tres veces. Guarde en un contenedor de cierre hermético. Por 1 cucharadita: 3 calorías, 0 g de proteínas, 1 g de carbohidratos, 0 g de grasa, 205 mg de sodio

Polvo de hornear sin maíz ni papa

Rinde 1 taza aproximadamente

½ taza de crémor tártaro
¼ de taza de bicarbonato de sodio
¼ de taza de arrurruz en polvo

Combine todos los ingredientes en un tazón (recipiente) pequeño, luego tamice la mezcla tres veces. Guarde en un contenedor de cierre hermético. Por 1 cucharadita: 3 calorías, 0 g de proteínas, 1 g de carbohidratos, 0 g de grasa, 205 mg de sodio

INGREDIENTES QUE QUIZÁS LE SEAN NUEVOS

La mayoría de los ingredientes que aparecen en las recetas se pueden encontrar sin problemas en las tiendas de comestibles. Sin embargo, a continuación se describen unos cuantos que quizás le sean nuevos. Además, puede consultar el glosario general en la página 378.

Agar en polvo. Un alga que se utiliza como agente espesante y gelificante en lugar de la gelatina, la cual es un subproducto de matadero. Se puede comprar en las tiendas de productos naturales y en los supermercados asiáticos. También se le denomina *agar agar.*

Ajo en gránulos. La forma granulada del ajo en polvo. Los gránulos permanecen sueltos y no se aglomeran. En inglés: *garlic granules.*

Alforjón. Realmente no es un tipo de trigo, sino es una planta de la familia de las *Poligonaceas*, como de un metro de altura, con tallos nudosos, hojas grandes y acorazonadas, flores blancas sonrosadas, en racimo, y fruto negruzco y triangular, del que se hacen productos panificados, entre ellos el pan común, panqueques y ciertos postres. Normalmente se consigue en los supermercados (colmados) en forma natural en granos o en harina en la sección de los cereales. Sinónimo: trigo sarraceno. En inglés: *buckwheat.*

Arroz _basmati_. Es un arroz de grano largo especialmente sabroso, que queda delicioso solo o en platos estilo *pilaf* (vea la página 379). Busque arroz *basmati* integral en las tiendas de productos naturales. En inglés: *basmati rice.*

Arroz integral. Es un arroz con más sabor y más nutritivo que el blanco. Las variedades de grano largo suelen tener una textura más ligera que las variedades de grano corto. En inglés: *brown rice.*

Arrurruz en polvo. Es un espesante natural que luce como la maicena y puede sustituirla en muchas recetas. Se vende en las tiendas de productos naturales. En inglés: *arrowroot powder.*

Chiles verdes picados en cubitos. Son chiles de Anaheim poco picantes que se pican en cubitos. Están disponibles enlatados (Ortega es una marca común) o frescos. Si utiliza chiles frescos, quíteles la piel tostándolos debajo del asador (*broiler*) del horno y restregándola.

Confituras de fruta natural. Confituras, mermeladas (con trozos de fruta) y mermeladas hechas únicamente con fruta y jugo de fruta, no con azúcar granulada. En inglés: *natural fruit preserves.*

Copos de alforjón. Granos sin tostar de alforjón (trigo sarraceno) que se cocinan rápidamente y tienen un sabor algo dulce. Puede tomarlos como cereal para desayunar o como guarnición. Puesto que en realidad el alforjón no es trigo; no contiene gluten. En inglés: *buckwheat groats*.

Copos de frijoles instantáneos. Son frijoles (habichuelas) negros o pintos precocidos. Se pueden reconstruir rápidamente con agua hirviendo y utilizarse como guarnición, dip, salsa o relleno para burrito. *Fantastic Foods* y *Taste Adventure* son dos de las marcas que se pueden encontrar en las tiendas de productos naturales y en algunos supermercados (colmados). En inglés: *instant bean flakes*.

Frijoles. Una de las variedades de plantas con frutos en vaina del género *Phaselous*. Vienen en muchos colores: rojos, negros, blancos, etcétera. Sinónimos: alubia, arvejas, caraotas, fasoles, fríjoles, habas, habichuelas, judías, porotos, trijoles. En inglés: *beans*.

Frijoles *cannellini*. Frijoles de origen italiano de color blanco que típicamente se utilizan en ensaladas y en sopas. Se consiguen en la mayoría de los supermercados y en las tiendas de productos *gourmet*.

Hamburguesas Boca. Hamburguesas vegetarianas sin grasa con un sabor y textura similar a la carne que se pueden encontrar en las tiendas de productos naturales, normalmente en el congelador.

Harina de algarroba. Tiene un aspecto similar al cacao y a menudo es un sustituto del chocolate, pero su sabor, delicioso por derecho propio, es muy diferente. La algarroba no tiene el amargor del chocolate y por lo tanto, precisa menos edulcorante. En inglés: *carob powder* o *carob flour*.

Harina de cebada. Es una harina de textura ligera que se puede utilizar en lugar del trigo en muchos productos panificados. Contiene gluten. En inglés: *barley flour*.

Harina de garbanzo. Tiene un sabor agradable y ligeramente dulce, es excelente para hacer pan delgado y plano sin levadura (*flatbread*) o las tortillas. Se vende en las tiendas de productos naturales. En inglés: *garbanzo flour*.

Harina pastelera integral. Se elabora con trigo marzal blando molido. Contiene salvado y germen de trigo y produce unos productos panificados de textura más ligera que la harina de trigo integral normal. Se puede conseguir en las tiendas de productos naturales. En inglés: *whole wheat pastry flour*.

Jícama. La jícama es un delicioso tubérculo que constituye un complemento crujiente y ligeramente dulce para las ensaladas. Normalmente se vende en la zona no refrigerada de la sección de las frutas y las verduras del supermercado (colmado).

Jugo concentrado de manzana. El jugo concentrado de manzana congelado funciona muy bien como edulcorante en muchos platillos. Descongélelo un poco para medir lo que vaya a usar y el resto lo puede volver a congelar. En inglés: *apple juice concentrate.*

Jugo concentrado de uva blanca. Es un jugo concentrado y congelado de uva blanca. Se puede usar como edulcorante en muchos platillos. Descongélelo un poco para medirlo y vuelva a congelarlo. En inglés: *grape juice concentrate.*

Leche de arroz. Es una bebida hecha de arroz parcialmente fermentado. Puede sustituir a la leche de vaca en los cereales de desayuno y en la mayoría de las recetas. Viene en muchos sabores, como natural (también se le llama original), vainilla y chocolate. Algunas marcas están enriquecidas con calcio y vitamina D. Se puede comprar en las tiendas de productos naturales y en algunos supermercados (colmados). Una marca muy popular es *Rice Dream.* En inglés: *rice milk.*

Leche de soya. Está hecha de frijoles de soya. Puede usarse como bebida, con los cereales para desayunar o como sustituto de la leche de vaca y de la crema en la mayoría de las recetas. Está disponible en varias formas. natural, baja en grasa, sin grasa y enriquecida con calcio. Se vende en las tiendas de productos naturales y en muchos supermercados (colmados). En inglés: *soy milk.*

Levadura dietética. Es una levadura producida específicamente para proporcionar nutrientes, como proteínas y algunas vitaminas del complejo B. Ciertas marcas son una fuente de vitamina B_{12}. Se vende en las tiendas de productos naturales. No confundir con levadura o polvo para hornear. En inglés: *nutritional yeast.*

Masa harina. Es una harina de maíz procesada con limón verde (lima) y con agua para realzar su sabor y su contenido de calcio. Se emplea normalmente para hacer tortillas de maíz. Se vende en la mayoría de supermercados (colmados).

Mezcla de verduras para ensalada. Es una mezcla de lechuga, espinaca y otros ingredientes para ensalada. Todos los ingredientes se han lavado y secado. Se conservan bien y facilitan muchísimo la preparación de una ensalada. Se pueden encontrar diferentes mezclas en la sección de las frutas y verduras de la mayoría de las tiendas de comestibles. La mezcla de brotes tiernos para ensalada (*spring mix*) es especialmente sabrosa. En inglés: *salad mix.*

Miso. Una pasta que se prepara al moler arroz al vapor (o cebada), frijoles de soya cocidos y sal. Se fermenta la mezcla molida en salmuera. *Miso* es de origen asiático y se usa para preparar sopas y otros alimentos. Se consigue en la sección de productos asiáticos en el supermercado (colmado) y en tiendas que venden alimentos asiáticos.

Mochi. Es un pastel (bizcocho, torta, *cake*) denso de arroz integral dulce que se vende en las tiendas de productos naturales.

Natto. Un alimento japonés tradicional que se hace de frijoles de soya fermentados. Tiene un olor fuerte que recuerda el amoníaco, por lo que a algunos no les gusta. Sin embargo, a pesar de su olor, su sabor es salado y parecido al de los frutos secos. Se consigue en las tiendas de productos asiáticos y en algunas tiendas de productos naturales.

Nori. Es un alga utilizada para envolver el *sushi*. Se vende en las tiendas de productos naturales y en los supermercados asiáticos.

Okara. Una pulpa de color amarillento o blanco que consta de las partes insolubles de los frijoles de soya que quedan cuando estos se filtran para producir leche de soya. Es bajo en grasa, alto en fibra y también contiene proteínas, calcio, hierro y riboflavina. Se consigue en las tiendas de productos asiáticos y en algunas tiendas de productos naturales.

Pan de arroz. Es un pan hecho con levadura y con harina de arroz. Se vende en las tiendas de productos naturales. Lea la etiqueta para ver qué otros ingredientes contiene. En inglés: *rice bread*.

Pasta sin gluten. Es una pasta hecha de arroz, maíz, alforjón, tupinambos u otros cereales sin gluten. Normalmente se encuentra en las tiendas de productos naturales. En inglés: *gluten-free pasta*.

Pesto. Una salsa italiana hecha de albahaca machacada, ajo, piñones y queso parmesano en aceite de oliva. Hay una receta para *pesto* saludable en la página 293.

Pimienta roja molida. Son chiles secos y aplastados. En el supermercado (colmado) se puede encontrar en la sección de las especias o en la de los alimentos mexicanos.

Pimiento. Fruto de las plantas *Capsicum*. Hay muchísimas variedades de esta hortaliza. Los que son picantes se conocen en México como chiles picantes, y en otros países como pimientos o ajíes picantes. Por lo general, en este libro nos referimos a los chiles picantes o a los pimientos rojos o verdes que tienen forma de campana, los cuales no son nada picantes. En muchas partes de México, estos se llaman pimientos morrones. En el Caribe, se conocen como ajíes rojos o verdes. En inglés, estos se llaman *bell peppers*.

Pimientos rojos asados. Son pimientos (ajíes, pimientos morrones) rojos asados. Agregan un excelente sabor y color. Puede asar unos cuantos o comprarlos ya asados y conservados en agua. Se encuentran en la mayoría de las tiendas de comestibles, normalmente cerca de los pepinos encurtidos.

Polenta. Un plato oriundo del norte de Italia que consiste en harina de maíz hervida combinada con diferentes ingredientes, entre ellos mantequilla, varios tipos de queso, pescado, hongos y verduras.

Polvo de hornear. Puede contener maicena o fécula de papa. Revise la etiqueta. Para hacer levadura sin maíz y sin papa, vea la receta de la página 368.

Preparado comercial de la marca *Ener-G Rice*. Es un preparado comercial sin trigo y sin gluten para elaborar productos panificados hecho de arroz. Resulta útil para preparar panqueques (*pancakes*, *hotcakes*), *muffins* y otros productos panificados sin gluten. Se puede comprar en tiendas de productos naturales o también lo puede conseguir en alguno de los recursos de la lista de las páginas 416–419.

Puré de ciruela seca. Se utiliza en lugar de la grasa (huevos y una parte o todo el aceite) en los productos panificados. Algunas marcas comerciales son *WonderSlim* y *Lekvar*. También se puede utilizar comida para bebés de ciruela o puré de ciruelas cocidas. Otro nombre para el mismo es mantequilla de ciruela.

Quinua. Luce y se cocina como un cereal, pero en realidad es miembro de la familia de la remolacha. Su textura ligera y esponjosa funciona muy bien en guarniciones y ensaladas. En inglés: *quinoa*.

Salsa de soya de sodio reducido. Véase Salsa de soya.

Salsa de soya. Se hace con frijoles de soya, sal, agua y algunas veces trigo. Aporta un sabor salado y cierto sabor a los alimentos. El *tamari,* una variedad fermentada de manera natural que se vende en las tiendas de productos naturales, normalmente se elabora sin trigo, pero asegúrese de leer la etiqueta si tiene que evitar el trigo. Las variedades comerciales que se venden en los supermercados (colmados) a menudo contienen colorantes color caramelo, derivados del maíz, además también pueden contener sirope de maíz. La salsa de soya *lite* se hace con una cantidad de sodio inferior a la normal. Compare etiquetas para encontrar la marca con la cantidad más reducida. También se llama salsa de soya de sodio reducido.

Sazonador de ave. Una mezcla comercial de mejorana, salvia y tomillo. Se vende en los supermercados (colmados). En inglés: *poultry seasoning.*

Sazonador de hierbas tipo italiano. Es una mezcla comercial de hierbas italianas que se utilizan habitualmente. En inglés: *Italian seasoning.*

Sémola. Copos de alforjón (trigo sarraceno) que se han tostado para obtener todo el sabor de este cereal. En inglés: *kasha*.

Squash. Nombre genérico de varios tipos de calabaza oriundos de América. Los *squash* se dividen en dos categorías. el veraniego (llamado *summer squash* en inglés) y el invernal (*winter squash*). Los veraniegos tienen cáscaras finas y comestibles, una pulpa blanda, un sabor suave y requieren poca cocción. Entre los ejemplos de estos están el calabacín (calabacita, zambo, *zucchini*), el *scallop squash* y el *crookneck squash*. Los invernales tienen cáscaras dulces y gruesas, su pulpa es de color entre amarillo y naranja y más dura que la de los veraniegos. Por lo tanto, requieren más tiempo de cocción. Entre las variedades comunes de los *squash* invernales están el cidrayote, el *acorn squash*, el *spaghetti squash* y el *butternut squash*. Aunque la mayoría de los *squash* se consiguen todo el año en los EE.UU., los invernales comprados en el otoño y en el invierno tienen mejor sabor. Los *squash* se preparan al picarlos, quitarles las semillas y hervirlos. También se pueden picar a la mitad y hornearse o bien cocinarse al vapor.

Tahini. Una mantequilla hecha de semillas de sésamo (ajonjolí) que se emplea con frecuencia en la cocina del Medio Oriente. Se puede conseguir crudo o tostado; las variedades tostadas tienen un ligero sabor a fruto seco.

Tamari. Es una salsa de soya fermentada de manera natural y normalmente hecha sin trigo. Lea la etiqueta para asegurarse de que el producto en concreto no contenga trigo.

Tofu. Un alimento un poco parecido al queso que se hace de la leche de soya cuajada. Es insípido, pero cuando se cocina junto con otros alimentos adquiere el sabor de estos.

***Tofu* sedoso.** Un tipo de *tofu* suave y delicado que resulta ideal para salsas, sopas cremosas y *dips*. A menudo tiene un empaque especial para guardarlo en la despensa (alacena, gabinete) hasta por un año. Mantenga en el refrigerador después de abrirlo. Una marca popular es *Mori-Nu*. Pida la versión "*lite*" de grasa reducida. En inglés: *silken tofu*.

Vinagre balsámico. Es un vinagre de vino de sabor dulce que resulta delicioso en aliños (aderezos) y adobos (escabeches, marinados). Se puede comprar en la mayoría de las tiendas de productos naturales. En inglés: *balsamic vinegar*.

Vinagre de arroz condimentado. Es un vinagre suave condimentado con azúcar y sal. Es excelente para aliños (aderezos) y sobre verduras cocidas. Se puede conseguir en la mayoría de las tiendas de comestibles, con otros vinagres, o en la sección de alimentos asiáticos. En inglés: *seasoned rice vinegar*.

TABLAS DE CONVERSIÓN

Equivalencia de medidas imperiales y métricas

Los cocineros estadounidenses utilizan recipientes estándar, la taza de 8 onzas y una cuchara que con 16 medidas exactamente llena esa taza. Al medir con una taza resulta muy difícil dar su equivalente en peso, ya que una taza de mantequilla muy compacta pesará bastante más que una taza de harina. Por lo tanto, la manera más sencilla de manejar las medidas por tazas en las recetas es tomar la cantidad fijándonos en el volumen en vez de en el peso. Por consiguiente, la ecuación es la siguiente:

1 taza = 240 ml = 8 onzas líquidas
½ taza = 120 ml = 4 onzas líquidas

Es posible comprar un juego de tazas de medir estadounidenses en las principales tiendas de todo el mundo.

En los Estados Unidos, normalmente la mantequilla se mide en barritas. Una barrita es el equivalente a 8 cucharadas. Por lo tanto, una cucharada de mantequilla es el equivalente a ½ oz ó 15 g.

Medidas de capacidad para líquidos

Onzas líquidas	EE. UU.	Imperial	Mililitros
1 cucharadita	1 cucharadita	5	
¼	2 cucharaditas	1 cucharadita postre	10
½	1 cucharada	1 cucharada	14
1	2 cucharada	2 cucharada	28
2	¼ taza	4 cucharada	56
4	½ taza		110
5		¼ pinta	140
6	¾ taza		170
8	1 taza		225
9			250, ¼ litro
10	1¼ tazas	½ pinta	280
12	1½ tazas		340

Onzas líquidas	EE. UU.	Imperial	Mililitros
15		¾ pinta	420
16	2 tazas		450
18	2¼ tazas		500, ½ litro
20	2½ tazas	1 pinta	560
24	3 tazas o 1½ pintas	675	
25		1¼ pintas	700
27	3½ tazas		750, ¾ litro
30	3¾ tazas	1½ pintas	840
32	4 tazas ó 2 pintas	o 1 cuarto de galón	900
35		1¾ pintas	980
36	4½ tazas		1000, 1 litro
40	5 tazas	2 pintas o 1 cuarto de galón	
1120			

Medidas de peso

EE. UU. e Imperial		Métrico	
Onzas	Libras	Gramos	Kilos
1		28	
2		56	
3	⅕		100
4	¼	112	
5		140	
6		168	
8	½	225	
9		250	¼
12	¾	340	
16	1	450	

Temperaturas del horno equivalentes

F	*C*	*Marca de Gas*	*Descripción*
225	110	¼	Frío
250	130	½	
275	140	1	Muy bajo

300	150	2	
325	170	3	Bajo
350	180	4	Moderado
375	190	5	
400	200	6	Moderadamente bajo
425	220	7	Ligeramente caliente
450	230	8	Caliente
475	240	9	Muy caliente
500	250	10	Extremadamente caliente

Puede utilizar la parrilla (*grill*) del horno para preparar recetas que se asan al horno, pero tenga cuidado con las altas temperaturas de las parrillas.

Equivalentes para ingredientes

harina multiuso: harina sencilla
arúgula: *rocket*
remolacha: betabel
sal gruesa: sal común
maicena: harina de maíz
berenjena: *aubergine*
Habas (*fava beans*): habas (*broad beans*)
Azúcar granulada (*granulated sugar*): azúcar blanca de granulado muy fino (*caster sugar*)
habas blancas (*lima beans*): habas (*broad beans*)
cebollín (cebolla de cambray): cebolleta (*spring onion*)
manteca vegetal: grasa blanca
comelotodo (arveja china): chícharos mollares
squash: calabacín o *marrow squash*
harina sin blanquear: harina blanca y fuerte
peladura: cáscara

Equivalentes para materiales y equipamiento

Bandeja de hornear: bandeja para el horno
Envoltura autoadherente de plástico: film transparente para envolver alimentos

GLOSARIO

Algunos de los términos usados en este libro no son muy comunes o se conocen bajo distintos nombres en diferentes países de América Latina. Por lo tanto, hemos preparado este glosario para ayudarle. Para algunos términos, una definición no es necesaria, así que sólo incluimos los términos que usamos en este libro, sus sinónimos y sus nombres en inglés. Esperamos que le sea útil. *Nota:* también puede consultar el glosario adicional en la página 369.

AAL. Siglas de una sustancia llamada aceite alfa-linolénico que se encuentra en ciertos alimentos, entre ellos nueces, productos a base de soya, germen de trigo y aceite de *canola*. Se emplea para combatir el dolor y la inflamación en las articulaciones. En inglés: *ALA* o *alpha-linolenic acid*.

Aceite de alazor. Sinónimo: aceite de cártamo. En inglés: *safflower oil*.

Aceite de borraja. Un tipo de aceite rico en ácido gama-linolénico (AGL), una sustancia que parece ayudar con afecciones inflamatorias como la artritis. Se consigue en las tiendas de productos naturales. En inglés: *borrage oil*.

Aceite de cacahuate. Sinónimo: aceite de maní. En inglés: *Peanut oil*.

Aceite de *canola*. Este aceite se extrae de la semilla de la colza, la cual es baja en grasa saturada. Sinónimo: aceite de colza.

Aceite de grosella negra. Un tipo de aceite rico en ácidos grasos como el ácido gama-linolénico (AGL), una sustancia que parece ayudar con afecciones inflamatorias como la artritis. Se consigue en las tiendas de productos naturales. En inglés: *black currant seed oil*.

Aceite de prímula nocturna. Un aceite derivado de una planta que también se conoce como primavera nocturna. Es rico en ácidos grasos como el ácido gama-linolénico (AGL), una sustancia que parece ayudar con afecciones inflamatorias como la artritis. Se consigue en las tiendas de productos naturales. En inglés: *evening primrose oil*.

AGL. Siglas de una sustancia llamada ácido gama-linolénico, el cual ayuda a reducir la inflamación en las articulaciones. Se encuentra en ciertos tipos de aceites, entre ellos aceite de borraja (*borage oil*), aceite de prímula nocturna (*evening primrose oil*) y aceite de grosella negra (*black currant seed oil*), todos los cuales se venden en tiendas de productos naturales. En inglés, se conoce como *gamma-linolenic acid* o *GLA* y es probable que aparezca su nombre o siglas inglesas en las etiquetas de los productos que la contienen.

Albaricoque. Sus sinónimos son chabacano y damasco. En inglés: *apricot.*

Alimentos chatarra. Una gama de alimentos populares con poco valor nutritivo. Entre los ejemplos comunes de comida chatarra están las papitas, las frituras de maíz, los totopos preempaquetados, las tabletas de chocolate, el helado, las gaseosas, la mayoría de las galletas y las galletitas, los pasteles (bizcochos, tortas, *cakes*), la comida rápida, etc. Casi toda la comida chatarra se prepara con harina refinada y es alta en calorías y grasa, por lo que no es recomendable que forme una parte significativa de nuestra alimentación.

Almíbar de arce. Sinónimo: miel de maple. En inglés: *maple syrup.*

Anón. Un tipo de pescado que se encuentra en las aguas del Mar Atlántico. Su carne es firme y blanca. El anón es una fuente excelente de proteínas dietéticas. Sinónimos: abadejo, eglefino. En inglés: *haddock.*

Arándano agrio. Una baya roja de sabor agrio usada para elaborar postres y bebidas. Su jugo puede ayudar con infecciones urinarias. Sinónimo: arándano rojo. En inglés: *cranberry.*

Arándano azul. Una baya azul pariente del arándano agrio con un sabor dulce, no agrio. En inglés: *blueberry.*

Arroz al estilo *pilaf*. Un plato que se prepara al dorar arroz en aceite o en mantequilla. Después se cocina en caldo y se le agrega una variedad de ingredientes, entre ellos verduras cocidas, carne y mariscos.

Arroz *basmati*. Un tipo de arroz de grano largo oriundo de la India. Es muy aromático, con una textura seca pero esponjosa. En inglés: *basmati rice.*

Arrurruz. Una planta que se usa como ingrediente para crear panecillos, pudines, salsas y pasteles (bizcochos, tortas, *cakes*). La harina hecha del arrurruz es baja en gluten, por lo que se usa para sustituir la harina de trigo. Se pueden conseguir en polvo en ciertas tiendas de productos naturales y se recomienda para varias de las recetas de este libro. En inglés: *arrowroot.* En inglés el polvo se llama *arrowroot powder.*

Barbasco. Una hierba medicinal que se utiliza para males menopáusicos. Se consiguen extractos de esta hierba en las tiendas de productos naturales. En inglés: *wild yam.*

Batatas dulces. Tubérculos cuyas cáscaras y pulpas tienen el mismo color amarillo-naranja. No se deben confundir con las batatas de Puerto Rico (llamadas "boniatos" en Cuba), que son tubérculos redondeados con una cáscara rosada y una pulpa blanca. Sinónimos de batata dulce: boniato, camote, moniato. En inglés: *sweet potatoes.*

Berza. Un tipo de repollo que no tiene forma de cabeza, con hojas largas y rectas. Sinonimos: bretón, posarno. En inglés: *collard greens.*

Bistec de lomo. Un corte de carne de res que viene del lomo corto del animal. Se conoce por ser muy tierno y bajo en grasa. Quedan mejor cocinados rápidamente y por lo general no requieren un adobo. En inglés: *tenderloin steak.*

Butternut squash. *Véase Squash.*

Cacahuate. Sus sinónimos son cacahuete y maní. En inglés: *peanut.*

Cacerola. Una comida horneada en un recipiente hondo tipo cacerola. Sinónimo: guiso. En inglés: *casserole.* También puede ser un recipiente metálico de forma cilíndrica que se usa para cocinar. Por lo general, no es muy hondo y tiene mango o asas. Sinónimos: cazuela, cazo. En inglés: *saucepan.*

Calabacín. Un tipo de calabaza con forma de cilindro un poco curvo y que es un poco más chico en la parte de abajo que en la parte de arriba. Su color varía entre un verde claro y un verde oscuro, y a veces tiene marcas amarillas. Su pulpa es color hueso y su sabor es ligero y delicado. Sinónimos: calabacita, hoco, zambo, zapallo italiano. En inglés: *zucchini.*

Carnes tipo fiambre. Carnes cocinadas y a veces curadas que se comen frías, por lo general en sándwiches a la hora de almuerzo. Entre los ejemplos de las carnes tipo fiambre están el jamón, la salchicha de boloña, el *salami* y el rosbif. En inglés: *lunchmeats.*

Cebollín. Una variante de la familia de las cebollas. Tiene una base blanca que todavía no se ha convertido en bulbo y hojas verdes que son largas y rectas. Ambas partes son comestibles. Son parecidos a los chalotes, y la diferencia está en que los chalotes tienen el bulbo ya formado y son más maduros. Sinónimos: escalonia, cebolla de cambray. En inglés: *scallion.*

Cebollino. Una hierba que es pariente de la cebolla cuyas hojas altas y finas dan un ligero sabor a cebolla a los alimentos. Uno de sus usos comunes es como ingrediente de salsas cremosas. También se agrega a las papas horneadas. Debido a las variaciones regionales entre los hispanohablantes, a veces se confunde al cebollino con el cebollín. Vea las definiciones de estos en este glosario para evitar equivocaciones. Sinónimo: cebolleta. En inglés: *chives.*

Chalote. Una hierba que es pariente de la cebolla y de los puerros (poros). Sus bulbos están agrupados y sus tallos son huecos y de un color verde vívido. De sabor suave, se recomienda agregarlo al final del proceso de cocción. Es muy utilizado en la cocina francesa. En inglés: *shallots.*

Chícharos. Semillas verdes de una planta leguminosa euroasiática. Sinónimos: alverjas, arvejas, guisantes, *petit pois*. En inglés: *peas*.

Chile. *Véase* **Pimiento.**

Chili. Un tipo de guiso (estofado) oriundo del suroeste de los Estados Unidos que consiste en carne de res molida, chiles picantes, frijoles (habichuelas) y otros condimentos.

Colesterol. Una sustancia cerosa que se encuentra en el torrente sanguíneo. Se utiliza para producir membranas (paredes) de células, así como algunas hormonas, y también ayuda en otras funciones corporales. El cuerpo fabrica cierta cantidad de colesterol y el resto lo obtiene de los alimentos. Tener demasiado colesterol en el torrente sanguíneo puede ser dañino, ya que impide la circulación y puede conducir a enfermedades cardíacas o a un derrame cerebral. El colesterol como tal es transportado por el torrente sanguíneo por dos sustancias: las lipoproteínas de baja densidad y las lipoproteínas de alta densidad. Comúnmente se conocen las lipoproteínas de baja densidad por el nombre de colesterol LBD; también se le dice "colesterol malo", porque puede obstruir las arterias e incrementar el riesgo de sufrir un ataque al corazón. Por su parte, las lipoproteínas de alta densidad o colesterol LAD se conocen como "colesterol bueno", porque niveles elevados de estos se relacionan con menores posibilidades de sufrir un ataque al corazón o un derrame cerebral. En inglés, el colesterol LBD se llama *"LDL cholesterol"* y el colesterol LAD se llama *"HDL cholesterol"*.

Comelotodo. Un tipo de legumbre con una vaina delgada de color verde brillante que contiene semillas pequeñas que son tiernas y dulces. Sinónimo: arveja china. En inglés: *snow peas*.

Cream of Wheat. Una marca comercial norteamericana de cereal hecho de trigo molido. Se prepara al echar agua o leche hirviendo al trigo molido y revolverlo.

Cúrcuma. Una especia hindú de color amarillo fuerte. Sinónimo: azafrán de las indias. En inglés: *turmeric*.

Curries. *Véase* ***Curry.***

Curry. Un condimento muy picante utilizado para sazonar varios platos típicos de la India. *Curry* también puede referirse a un plato preparado con este condimento.

Cuscús. Un tipo de cereal preparado con sémola en grano. Se hacen bolitas de la sémola y se recubren con harina de trigo bien molida, después se cocina al vapor. Es una comida típica magrebí. Se consigue en la mayoría de los supermercados (colmados) estadounidense ya preparado. En inglés: *couscous*.

Dieta vegana. Una dieta vegetariana estricta que no permite ningún producto de origen animal.

Dip. Una salsa o mezcla blanda (como el guacamole, por ejemplo), en que se mojan los alimentos para picar, como por ejemplo frituras de maíz, papitas fritas, totopos (tostaditas, nachos), zanahorias o apio.

Donut. Un pastelito con forma de rosca que se prepara con levadura o polvo de hornear. Se puede hornear pero normalmente se fríe.

Ejotes. *Véase* **habichuelas verdes.**

Eye of round. Un corte de carne de res que viene de una sección del animal que abarca desde el trasero hasta el tobillo. Hay varios cortes de carne que vienen de esta sección, pero el más tierno es el *eye of round*. También es bastante magro (bajo en grasa). Se consigue en casi todos los supermercados (colmados). Véase ***Round.***

Filete de cerdo. Un corte de cerdo que viene de la parte de abajo del lomo. Es el corte más blando y más bajo en grasa del cerdo. En inglés: *pork tenderloin filet.*

Frijoles. Una de las variedades de plantas con frutos en vaina del género *Phaselous*. Vienen en muchos colores: rojos, negros, blancos, etcétera. Sinónimos: alubia, arvejas, caraotas, fasoles, fríjoles, habas, habichuelas, judías, porotos, trijoles. En inglés: *beans.*

Frijoles *cannellini.* Frijoles de origen italiano de color blanco que típicamente se utilizan en ensaladas y en sopas. Se consiguen en la mayoría de los supermercados y en las tiendas de productos *gourmet.*

Frosted Flakes. Una marca comercial norteamericana de cereal de caja que consiste en hojuelas de maíz azucaradas.

Frutos secos. Alimentos comunes que consisten en una semilla comestible encerrada en una cáscara. Entre los ejemplos más comunes de este alimento están las almendras, las avellanas, los cacahuates (maníes), los pistachos y las nueces. Aunque muchas personas utilizan el término "nueces" para referirse a los frutos secos en general, en realidad "nuez" significa un tipo común de fruto seco en particular.

Galletas y galletitas. Tanto "galletas" como "galletitas" se usan en Latinoamérica para referirse a dos tipos de comidas. El primer tipo es un barquillo delgado no dulce (en muchos casos es salado) hecho de trigo que se come como merienda (refrigerio, tentempié) o que acompaña una sopa. El segundo es un tipo de pastel (véase la página 386) plano y dulce que normalmente se come como postre o merienda. En este libro, usamos "galleta" para describir los barquillos salados y "galletita" para los pastelitos pequeños y dulces. En inglés, una galleta se llama "*cracker*" y una galletita se llama "*cookie*".

Germen de trigo. El embrión del meollo de trigo que se separa antes de moler. Es una especie de cereal muy valorado por ser rico en nutrientes. Se consigue en las tiendas de productos naturales. En inglés: *wheat germ*.

Granola. Una mezcla de copos de avena y otros ingredientes como azúcar morena, pasas, cocos y frutos secos. Se prepara al horno y se sirve en pedazos o en barras.

Guiso. Un plato que generalmente consiste en carne y verduras (o a veces tubérculos) que se cocina en una olla a una temperatura baja con poco líquido. Sinónimo: estofado. En inglés: *stew*.

Habas. Frijoles (véase la página anterior) planos de color oscuro y de origen mediterráneo que se consiguen en las tiendas de productos naturales. En inglés: *fava beans*.

Habas blancas. Frijoles planos de color verde pálido, originalmente cultivados en la ciudad de Lima, en Perú. Sinónimos: alubias, ejotes verdes chinos, frijoles de Lima, judías blancas, porotos blancos. En inglés: *lima beans*.

Habichuelas amarillas. Unos parientes amarillos de las habichuelas verdes (vea abajo) con una forma y sabor muy parecidos. En inglés: *wax beans* o *butter beans*.

Habichuelas verdes. Frijoles verdes, largos y delgados. Sinónimos: habichuelas tiernas, ejotes. En inglés: *green beans* o *string beans*.

Harina pastelera integral. Un tipo de harina utilizada para la repostería pero integral (vea la página siguiente), lo cual significa que está hecha de trigo integral, no el trigo blanco bien molido que normalmente se usa para hacer la harina pastelera común. Se consigue en algunos supermercados y en las tiendas de productos naturales. En inglés: *whole wheat pastry flour*.

Hongo. Una planta talofita que no tiene clorofila. Su tamaño es muy variado y su reproducción es preferentemente asexual. Existe una gran variedad de hongos, desde los pequeños blancos (conocidos como champiñones o setas) hasta los grandes como los *portobello*.

Hummus. Una pasta hecha de garbanzos aplastados mezclados con jugo de limón, aceite de oliva, ajo y aceite de sésamo (ajonjolí). Es muy común en la cocina del Medio Oriente, donde se come con pan árabe (véase la página 386). En este libro hay una receta para una versión más saludable de esta pasta en la pagina 323.

Índice glucémico. Un sistema de calificación para alimentos que contienen carbohidratos, el cual asigna valores bajos, medianos y altos a cientos de comidas diferentes. El valor de un alimento en el índice glucémico indica la rápidez con la que éste eleva el azúcar en sangre de una persona después de comerlo. Según ciertas investigaciones, las elevaciones bruscas en la glucosa no son saludables, particularmente cuando uno padece diabetes del tipo II. En cambio, comer alimentos con valores bajos en el índice glucémico —como por ejemplo verduras, frijoles (habichuelas) y pan integral— mantiene estables a los niveles de glucosa y a su vez eso parece ayudar a controlar la diabetes, prevenir ciertas enfermedades y promover el adelgazamiento. Para más información sobre el índice glucémico y cómo aprovecharlo para cuidarse mejor la salud, consulte los libros *Adelgace con azúcar* y *Gánele a la glucosa.*

Integral. Este término se refiere a la preparación de los cereales (granos) como arroz, maíz, avena, pan, etcétera. En su estado natural, los cereales tienen una capa exterior muy nutritiva que aporta fibra dietética, carbohidratos complejos, vitaminas del complejo B, vitamina E, hierro, zinc y otros minerales. No obstante, para que tengan una presentación más atractiva, muchos fabricantes les quitan las capas exteriores a los cereales. La mayoría de los nutriólogos y médicos recomiendan que comamos los cereales integrales (excepto en el caso del alforjón o trigo sarraceno) para aprovechar los nutrientes que nos aportan. Estos productos se consiguen en algunos supermercados y en las tiendas de productos naturales. Entre los productos integrales más comunes están el arroz integral (*brown rice*), pan integral (*whole-wheat bread* o *whole-grain bread*), cebada integral (*whole-grain barley*) y avena integral (*whole oats*).

Kohlrabi. Una variedad de repollo (col) especialmente cultivada que tiene un tallo sumamente grande que a su vez tiene una forma parecida a la del nabo. Se consigue en la mayoría de los supermercados (colmados)

LAD. *Véase* **Colesterol.**

LBD. *Véase* **Colesterol.**

Leche de arroz natural. Un tipo de leche hecha de arroz integral que por lo general no contiene edulcorantes artificiales. Dado que no contiene lactosa, puede ser una alternativa para las personas que son alérgicas a los productos lácteos y la soya. Se consigue en las tiendas de productos naturales. En inglés: *natural rice milk.*

Lechuga mantecada. Un tipo de lechuga con la cabeza redonda y hojas con una textura suave que recuerda la de la mantequilla; de ahí su nombre. Las dos variedades más conocidas de lechuga mantecada son *Bibb lettuce* y *Boston lettuce.* Se consigue en los supermercados (colmados) bajo el nombre general "*butter lettuce*" o en forma de una de sus variedades más conocidas —*Boston* o *Bibb*— que ya señalamos.

Lechuga repollada. Cualquiera de los diversos tipos de lechugas que tienen cabezas compactas de hojas grandes y crujientes que se enroscan. En inglés: *iceberg lettuce.*

Lechuga romana. Una variedad de lechuga con un largo y grueso tallo central y hojas verdes y estrechas. Sinónimo: lechuga orejona. En inglés: *romaine lettuce.*

Lomo de cerdo. Un corte del lomo del animal. En inglés: *pork tenderloin.*

Mahi mahi. Un pescado de origen hawaiano de carne firme y sabrosa que muchas veces se venden en forma de bistec o filete. Se consigue en la mayoría de los supermercados (colmados) bajo su nombre hawaiano.

Mantequilla de maní. Sinónimo: crema de cacahuate. En inglés: *peanut butter.*

Matricaria. Una hierba medicinal que se recomienda para los dolores de cabeza y para prevenir migrañas. Se consigue en forma de cápsulas o tabletas en las tiendas de productos naturales. Sinónimo: margaza. En inglés: *feverfew.*

Melocotón. Fruta originaria de la china que tiene un color amarillo rojizo y cuya piel es velluda. Sinónimo: durazno. En inglés: *peach.*

Menta. Una hierba conocida por su refrescante sabor y ciertas propiedades medicinales. En inglés: *peppermint.* No se debe confundir con la menta verde, la cual se llama *spearmint* en inglés.

Merienda. En este libro, es una comida entre las comidas principales del día, sin importar ni lo que se come ni a la hora en que se come. Sinónimos: bocadillo, bocadito, botana, refrigerio, tentempié. En inglés: *snack.*

Miel de *maple*. Sinónimo: almíbar de arce. En inglés: *maple syrup.*

Miso. Una pasta que se prepara al moler arroz al vapor (o cebada), frijoles de soya cocidos y sal. Se fermenta la mezcla molida en salmuera. *Miso* es de origen asiático y se usa para preparar sopas y otros alimentos. Se consigue en la sección de productos asiáticos en el supermercado (colmado) y en tiendas que venden alimentos asiáticos.

Mostaza *Dijon*. Un tipo de mostaza francesa con una base de vino blanco. En inglés: *Dijon mustard.*

Muffin. Un tipo de panecillo que se puede preparar con una variedad de harinas y que muchas veces contiene frutas y frutos secos. La mayoría de los *muffins* norteamericanos se hacen con polvo de hornear en vez de levadura. El *muffin* es una comida de desayuno muy común en los EE. UU.

Naranja. Su sinónimo es china. En inglés: *orange.*

Nuez. *Véase* **Frutos secos.**

Palomitas de maíz. Granos de maíz cocinados en aceite o a presión hasta que forman palomitas blancas. Sinónimos: rositas de maíz, rosetas de maíz, copos de maíz, cotufa, canguil. En inglés: *popcorn.*

Pan árabe. Pan plano originario del Medio Oriente que se prepara sin levadura. Sinónimo: pan de *pita*. En inglés: *pita bread*.

Panqueque. Un tipo de pastel (vea abajo) plano generalmente hecho de alforjón (trigo sarraceno) que se dora por ambos lados en una plancha o en un sartén engrasado.

Pasta e fagioli. Un plato italiano que consiste en un tipo de pasta (como coditos) con frijoles *cannellini* (vea la página 382) cocidos en una especie de sofrito de aceite de oliva, ajo, cebolla y pasta de tomate.

Pastel. El significado de esta palabra varía según el país. En Puerto Rico, un pastel es un tipo de empanada que se sirve durante las fiestas navideñas. En otros países, un pastel es una masa de hojaldre horneada rellena de frutas en conserva. En este libro, por lo general usamos "pastel" para referirnos a un postre horneado generalmente preparado con harina, mantequilla, edulcorante y huevos. Sinónimos: bizcocho, torta, *cake*. En inglés: *cake*. Ahora bien, hay dos o tres recetas que llevan carne u otros ingredientes que también les llamamos pastel debido a su forma de preparación.

Pay. Una masa de hojaldre horneada que está rellena de frutas en conserva. Sinónimos: pie, pastel, tarta. En inglés: *pie*.

Perrito caliente. Un sándwich (emparedado) que lleva una salchicha de Frankfurt o vienesa (hervida o frita) en un pan alargado que suele acompañarse con algún aderezo como catsup, mostaza o chucrut. Sinónimos: pancho, panso. En inglés: *hot dog*.

Pesto. Una salsa italiana hecha de albahaca machacada, ajo, piñones y queso parmesano en aceite de oliva. Se puede preparar en casa o bien conseguirse ya preparado en la mayoría de los supermercados (colmados). En este libro hay una receta para una versión más saludable de *pesto*; vea la página 293.

Pimiento. Fruto de las plantas *Capsicum*. Hay muchísimas variedades de esta hortaliza. Los que son picantes se conocen en México como chiles picantes, y en otros países como pimientos o ajíes picantes. Por lo general, en este libro nos referimos a los chiles picantes o a los pimientos rojos o verdes que tienen forma de campana, los cuales no son nada picantes. En muchas partes de México, estos se llaman pimientos morrones. En el Caribe, se conocen como ajíes rojos o verdes. En inglés, estos se llaman *bell peppers*.

Plátano. Fruta cuya cáscara es amarilla y que tiene un sabor dulce. Sinónimos: banana, banano, cambur y guineo. No lo confunda con el plátano verde, que si bien es su pariente, es una fruta distinta.

Polenta. Un plato oriundo del norte de Italia que consiste en harina de maíz hervida combinada con diferentes ingredientes, entre ellos mantequilla, varios tipos de queso, pescado, hongos y verduras.

Rábano picante. Una hierba de origen europeo cuyas raíces se utilizan para condimentar los alimentos. Se vende fresco o bien embotellado en un conservante como vinagre o jugo de remolacha (betabel). Sinónimo: raíz fuerte. En inglés: *horseradish*.

Repollo. Planta verde cuyas hojas se agrupan en forma compacta y que varía en cuanto a su color. Puede ser casi blanco, verde o rojo. Sinónimo: col. En inglés: *cabbage*.

Round. Corte de carne de res estadounidense que abarca desde el trasero del animal hasta el tobillo. Es menos tierno que otros cortes, ya que la pierna del animal ha sido fortalecida por el ejercicio. El *top round* es un corte del round que se encuentra en el interior de la pierna y es el más tierno de todos los cortes de esta sección del animal. A los cortes gruesos del *top round* frecuentemente se les dice *London Broil* y a los cortes finos de esta zona se les dice *top round steak*. El *eye round* es el corte menos tierno de esta sección pero tiene un sabor excelente. Todos estos cortes requieren cocción lenta con calor húmedo.

Semillas de lino. Durante años sus usos eran más bien industriales. Se extraía aceite de estas semillas para elaborar pintura y tintes. Sin embargo, hoy en día se reconoce que cuentan con mucho valor nutritivo. Las semillas de lino son una fuente de minerales como calcio, hierro y vitamina E, así como de ácidos grasos omega-3, los cuales promueven la salud cardíaca. Se consiguen en las tiendas de productos naturales. Sinónimo: linazas. En inglés: *flaxseed*.

Sémola. Trigo sarraceno (alforjón) molido de manera gruesa. Se consigue en algunos supermercados (colmados) y en las tiendas de productos mediorientales. En inglés: *kasha*.

Sirope de maíz. Un edulcorante común que se agrega a muchos de los alimentos preempaquetados vendidos en los EE. UU. Se recomienda evitarlo debido a su impacto posible en la salud. En inglés: *corn syrup*.

Squash. Nombre genérico de varios tipos de calabaza oriundos de américa. Los *squash* se dividen en dos categorías: el veraniego (llamado *summer squash* en inglés y el invernal (*winter squash*). Los veraniegos tienen cáscaras finas y comestibles, una pulpa blanda, un sabor suave y requieren poca cocción. Entre los ejemplos de estos está el calabacín (calabacita, zambo). Los invernales tienen cáscaras dulces y gruesas, su pulpa es de color entre amarillo y naranja y más dura que la de los veraniegos. por lo tanto, requieren más tiempo de cocción. Entre las variedades comunes de los *squash* invernales están el cidrayote, el *acorn squash*, el *spaghetti squash* y el *butternut squash*. Aunque la mayoría de los *squash* se consiguen todo el año en los EE.UU., los invernales comprados en el otoño y en el invierno tienen mejor sabor. Los *squash* se preparan al picarlos, quitarles las semillas y hervirlos. También se pueden picar a la mitad y hornearse o bien cocinarse al vapor.

Taro. Una planta cuyas raíces comestibles son populares en las cocinas tradicionales de Hawai, ciertos países de Asia y de algunas islas del Pacífico. Es parecida a la malanga (conocida como yautía en Puerto Rico) pero es de una familia diferente. El nombre científico del *taro* es *Colocasia esculenta* mientras que el de la malanga es *Xantyosoma sagittifikium*. El *taro* se consigue en muchos supermercados (colmados) y en algunas tiendas *gourmet*.

Tempeh. Un alimento parecido a un pastel (vea la definición de este en la página 386) hecho de frijoles de soya. Tiene un sabor que recuerda tanto los frutos como la levadura. Es muy común en las dietas asiáticas y vegetarianas. Se consigue en las tiendas de productos naturales y en algunos supermercados en la sección de los alimentos asiáticos.

Tirabeque. Una variedad de chícharos (véase la definición de estos en la página 381) en vaina que se come completo, es decir, tanto la vaina como las semillas (los chícharos). Es parecido al comelotodo (véase la página 381), pero su vaina es más gorda que la del comelotodo y su sabor es más dulce. Sinonimo: arveja mollar. En inglés: *sugar snap peas*.

Tofu. Un alimento un poco parecido al queso que se hace de la leche de soya cuajada. Es insípido, pero cuando se cocina junto con otros alimentos adquiere el sabor de estos.

Top round. *Véase* ***Round***.

Toronja. Esta fruta tropical es de color amarillo y muy popular en los EE.UU. como una comida en el desayuno. Sinónimos: pamplemusa, pomelo. En inglés: *grapefruit*.

Tortitas de arroz. Meriendas (refrigerio, tentempié) hechas de arroz con una forma redonda parecida a la de una torta (pastel, bizcocho, *cake*). Se consiguen en la sección de productos dietéticos del supermercado. En inglés: *rice cakes*.

Trigo *bulgur*. Un tipo de trigo del medio oriente cuyos granos han sido cocidos a vapor, secados y molidos. Tiene una textura correosa. Se consigue en las tiendas de productos naturales. En inglés: *bulgur wheat*.

Trigo sarraceno. Realmente no es un tipo de trigo, sino es una planta de la familia de las *Poligonaceas*, como de un metro de altura, con tallos nudosos, hojas grandes y acorazonadas, flores blancas sonrosadas, en racimo, y fruto negruzco y triangular, del que se hacen productos panificados, entre ellos el pan común, panqueques y ciertos postres, así cómo los fideos *soba* y la sémola (vea la página 387). Normalmente se consigue en los supermercados (colmados) en forma natural en granos o en harina en la sección de los cereales. Sinónimo: alforjón. En inglés: *buck-wheat.*

Vieiras. Unos mariscos pequeños caracterizado por una doble cáscara con forma de abanico. Las que se cosechan en las bahías son pequeñas pero muy valoradas por su carne dulce y de hecho son más caras que las que se cosechan en el mar. Sinónimo: escalopes. En inglés: *scallops.*

Waffle. Una especie de pastel hecho de una masa líquida horneada en una plancha especial cuyo interior tiene la forma de un panal. Se hornea en la plancha y se sirve con almíbar. Sinónimos: wafle, gofre.

Zanahorias cambray. Zanahorias pequeñas, delgadas y tiernas que son más o menos 1½ pulgadas (4 cm) de largo. En inglés: *baby carrots.*

NOTAS

PREFACIO

1. Wipf JE, Deyo RA. Low back pain. *Med Clin N Am* 1995;79:231–46.
2. Long DM, BenDebba M, Torgerson WS, et al. Persistent back pain and sciatica in the United States: patient characteristics. *J Spinal Disorders* 1996; 9:40–58.

1. DERROTE EL DOLOR DE ESPALDA

1. Long DM, BenDebba M, Torgerson WS, et al. Persistent back pain and sciatica in the United States: patient characteristics. *J Spinal Disorders* 1996;9:40–58.
2. Borenstein D. Epidemiology, etiology, diagnostic evaluation, and treatment of low back pain. *Curr Op Rheumatol* 1995;7:141–46.
3. Indahl A, Velund L, Reikeraas O. Good prognosis for low back pain when left untampered: a randomized clinical trial. *Spine* 1995;20:473–77.
4. Kirkaldy-Willis WH, Wedge JH, Yong-Hing K, Reilly J. Pathology and pathogenesis of lumbar spondylosis and stenosis. Spine 1978;3:319–28.
5. Garfin SR. A 50-year-old woman with disabling spinal stenosis. *JAMA* 1995;274:1949–54.
6. Freemont AJ, Peacock TE, Goupille P, Hoyland JA, O'Brien J, Jayson MIV. Nerve ingrowth into diseased intervertebral disc in chronic back pain. *Lancet* 1997;350:178–81.
7. Hollingworth P. Back pain in children. *Br J Rheumatol* 1996;35:1022–28.
8. Silman AJ, Ferry S, Papageorgiou AC, Jayson MIV, Croft PR. Number of children as a risk factor for low back pain in men and women. *Arth Rheum* 1995;38:1232–35.
9. Finkelstein MM. Back pain and parenthood. *Occup Environ Med* 1995;52:51–53.
10. Wipf JE, Deyo RA. Low back pain. *Med Clin N Am* 1995;79:231–46.
11. Dreisinger TE, Nelson B. Management of back pain in athletes. *Sports Med* 1996;21:313–20.
12. Wilkinson MJB. Does 48 hours' bed rest influence the outcome of acute low back pain? *Br J Gen Pract* 1995;45:481–84.
13. Kauppila LI. Can low-back pain be due to lumbar-artery disease? *Lancet* 1995;346:888–89.
14. Vihert AM. Atherosclerosis of the aorta in five towns. Chapter 2. *Bull Wld Health Org* 1976;53:501–8.
15. Kauppila LI, Penttilä A, Karhunen PJ, Lalu K, Hannikainen P. Lumbar disc degeneration and atherosclerosis of the abdominal aorta. *Spine* 1994; 19:923–29.
16. Svensson HO, Vedin A, Wilhelmsson C, Andersson GBJ. Low-back pain in relation to other diseases and cardiovascular risk factors. *Spine* 1983; 8:277–85.

17. Deyo RA, Bass JE. Lifestyle and low-back pain: the influence of smoking and obesity. *Spine* 1989;14:501–6.
18. Ernst E. Smoking, a cause of back trouble? *Br J Rheumatol* 1993;32:239–42.
19. Huang C, Ross PD, Wasnich RD. Vertebral fractures and other predictors of back pain among older women. *J Bone Miner Res* 1996;11:1026–32.
20. Kelsey JL, Githens PB, O'Connor T, et al. Acute prolapsed lumbar intervertebral disc: an epidemiologic study with special reference to driving automobiles and cigarette smoking. *Spine* 1984;9:608–13.
21. Zimmermann M, Bartoszyk GD, Bonke D, Jurna I, Wild A. Antinociceptive properties of pyridoxine: neurophysiological and behavioral findings. *Ann MY Acad Sci* 1990;585:219–30.
22. Schwieger G, Karl H, Schonhaber E. Relapse prevention of painful vertebral syndromes in follow-up treatment with a combination of vitamins B_1, B_6, and B_{12}. *Ann NY Acad Sci* 1990;585:540–42.
23. Sternbach RA, Janowsky DS, Huey LY, Segal DS. Effects of altering brain serotonin activity on human chronic pain. *Adv in Pain Res Ther* 1996;1:601–6.
24. Seltzer S, Stoch R, Marcus R, Jackson E. Alteration of human pain thresholds by nutritional manipulation and L-tryptophan supplementation. *Pain* 1982;13:35–93.
25. Srivastava KC, Mustafa T. Ginger *(Zingiber officinale)* in rheumatism and musculoskeletal disorders. *Med Hypoth* 1992;39:342–48.
26. Remer T, Manz F. Estimation of the renal net acid excretion by adults consuming diets containing variable amounts of protein. *Am Clin Nutr* 1994;59:1356–61.
27. Nordin BEC, Need AG, Morris HA, Horowitz M. The nature and significance of the relationship between urinary sodium and urinary calcium in women. *J Nutr* 1993;123:1615–22.
28. Massey LK, Whiting SJ. Caffeine, urinary calcium, calcium metabolism and bone. *J Nutr* 1993;123:1611–14.
29. Hopper JL, Seeman E. The bone density of female twins discordant for tobacco use. *N Engl J Med* 1994;330:387–92.
30. Curhan GC, Willett WC, Speizer FE, Spiegelman D, Stampfer MJ. Comparison of dietary calcium with supplemental calcium and other nutrients as factors affecting the risk for kidney stones in women. *Ann Int Med* 1997; 126:497–504.
31. Feskanich D, Willett WC, Stampfer MJ, Colditz GA. Milk, dietary calcium, and bone fractures in women: a 12-year prospective study. *Am J Publ Health* 1997;87:992–97.
32. Colditz GA, Stampfer MJ, Willett WC, et al. Type of postmenopausal hormone use and risk of breast cancer: 12-year follow-up from the Nurses' Health Study. *Cancer Causes and Control* 1992;3:433–39.
33. Lee JR. Osteoporosis reversal; the role of progesterone. *Int Clin Nutr Rev* 1990;10:384–91.
34. Peris P, Guanabens N, Monegal A, et al. Aetiology and presenting symptoms in male osteoporosis. *Br J Rheumatol* 1995;34:936–41.

35. Shekelle PG, Adams AH, Chassin MR, Hurwitz EL, Brook RH. Spinal manipulation for low-back pain. *Ann Int Med* 1992;117:590–98.
36. Meade TW, Dyer S, Browne W, Frank AO. Randomized comparison of chiropractic and hospital outpatient management for low back pain: results from extended follow up. *BMJ* 1995;311:349–51.

2. PROBLEMAS CARDÍACOS

1. Roach GW, Kanchuger M, Mora Mangano C, et al. Adverse cerebral outcomes after coronary bypass surgery. *N Engl J Med* 1996;335:1857–63.
2. Ornish D, Brown SE, Scherwitz LW, et al. Can lifestyle changes reverse coronary heart disease? *Lancet* 1990;336:129–33.
3. Gould KL, Ornish D, Scherwitz L, et al. Changes in myocardial perfusion abnormalities by positron emission tomography after long-term intense risk factor modification. *JAMA* 1995;274:894–901.
4. Barnard ND, Scherwitz LW, Ornish D. Adherence and acceptability of a low-fat, vegetarian diet among patients with cardiac disease. *J Cardiopulmary Rehabil* 1992;12:423–31.
5. Lichtenstein AH, Ausman LM, Carrasco W, Jenner JL, Ordovas JM, Schaefer EJ. Hypercholesterolemic effect of dietary cholesterol in diets enriched in polyunsaturated and saturated fat. *Arterioscler Thromb* 1994;14:168–75.
6. Vuoristo M, Miettinen TA. Absorption, metabolism, and serum concentrations of cholesterol in vegetarians: effects of cholesterol feeding. *Am J Clin Nutr* 1994;59:1325–31.
7. Shekelle RB, Stamler J. Dietary cholesterol and ischemic heart disease. *Lancet* 1989;1:1177–79.
8. Hunninghake DB, Stein EA, Dujovne Ca. The efficacy of intensive dietary therapy alone or combined with lovastatin in outpatients with hypercholesterolemia. *N Engl J Med* 1993;328:1213–19.
9. Anderson JW, Gustafson NJ, Spencer DB, Tietyen J, Bryant CA. Serum lipid response of hypercholesterolemic men to single and divided doses of canned beans. *Am J Clin Nutr* 1990;51:1013–19.
10. Messina M, Messina V. *The simple soybean and your health.* Garden City Park, New York, Avery Publishing Group, 1994.
11. Bordia A. Effect of garlic on blood lipids in patients with coronary heart disease. *Am J Clin Nutr* 1981;34:2100–2103.
12. Sabate J, Fraser GE, Burke K, Knutsen SF, Bennett H, Lindsted KD. Effects of walnuts on serum lipid levels and blood pressure in normal men. *N Engl J Med* 1993;328:603–7.
13. Belcher JD, Balla J, Balla G, et al. Vitamin E, LDL, and endothelium. Brief oral vitamin supplementation prevents oxidized LDL-mediated vascular injury in vitro. *Arterioscler Thromb* 1993;13:1779–89.
14. Salonen JT, Salonen R, Nyyssonen K, Korpela H. Iron sufficiency is associated with hypertension and excess risk of myocardial infarction: the Kuopio Ischaemic Heart Disease Risk Factor Study (KIHD). *Circulation* 1992; 85:864.

15. Ascherio A, Willett WC, Rimm EB, Giovannucci EL, Stampfer MJ. Dietary iron intake and risk of coronary disease among men. *Circulation* 1994;89:969–74.
16. Stampfer MJ, Malinow MR, Willett WC, et al. A prospective study of plasma homocyst[e]ine and risk of myocardial infarction in U.S. physicians. *JAMA* 1992;268:877–81.
17. Selhub J, Jacques PF, Wilson PWF, Rush D, Rosenberg IH. Vitamin status and intake as primary determinants of homocysteinemia in an elderly population. *JAMA* 1993;270:2693–98.
18. Trout DL. Vitamin C and cardiovascular risk factors. *Am J Clin Nutr* 1991;53:322S–25S.
19. Wood PD, Stefanick ML, Dreon DM, et al. Changes in plasma lipids and lipoproteins in overweight men during weight loss through dieting as compared with exercise. *N Engl J Med* 1988;319:1173–79.
20. Castelli WP. Epidemiology of coronary heart disease. *Am J Medicine* 1984;76:4–12.
21. Hunninghake DB. Drug treatment of dyslipoprotenemia. *Endocrin Metab Clin N Am* 1990;19:345–60.
22. Stone NJ. Lipid management: current diet and drug treatment options. *Am J Med* 1996;101(suppl 4A):40S–49S.
23. Rouse IL, Beilin LJ. Editorial review: vegetarian diet and blood pressure. *J Hypertension* 1984;2:231–40.
24. Lindahl O, Lindwall L, Spangberg A, Stenram A, Ockerman PA. A vegan regimen with reduced medication in the treatment of hypertension. *Br J Nutr* 1984;52:11–20.
25. Ernst E, Pietsch L, Matrai A, Eisenberg J. Blood rheology in vegetarians. *Br J Nutr* 1986;56:555–60.

3. MEDIDAS PARA VENCER LAS MIGRAÑAS

1. Diener HC. A review of current treatments for migraine. *Eur Neurol* 1994;34(suppl 2):18–25.
2. Trotsky MB. Neurogenic vascular headaches, food and chemical triggers. *ENT Journal* 1994;73:228–36.
3. Hanington E. *Migraine*. London, Priory Press, 1974, pp. 10–11.
4. Egger J, Carter CM, Wilson J, Turner MW. Is migraine food allergy? A double-blind controlled trial of oligoantigenic diet treatment. *Lancet* 1983; 2:865–69.
5. Mansfield LE, Vaughan TR, Waller SF, Haverly RW, Ting S. Food allergy and adult migraine: double-blind and mediator confirmation of an allergic etiology. *Ann Allergy* 1985;55:126–29.
6. Vaughan TR. The role of food in the pathogenesis of migraine headache. *Clin Rev Allergy* 1994;12:167–80.
7. Vaughan TR, Mansfield LE, Haverly RW, Chamberlin WM, Waller SF. The value of cutaneous testing for food allergy in the diagnostic evaluation of migraine headache. *Ann Allergy* 1983;50:363.

8. Solomon S. Migraine diagnosis and clinical symptomatology. *Headache* 1994;34:S8–S12.
9. Littlewood JT, Gibb C, Glover V, Sandler M, Davies PTG, Rose FC. Red wine as a cause of migraine. *Lancet* 1988;1:558–59.
10. Wantke F, Gotz M, Jarisch R. The red wine provocation test: intolerance to histamine as a model for food intolerance. *Allergy Proc* 1994;15:27–32.
11. Chaytor JP, Crathorne B, Saxby MJ. The identification and significance of 2-phenylethylamine in foods. *J Sci Fd Agric* 1975;26:593–98.
12. Heatley RV, Denburg JA, Bayer N, Bienenstock J. Increased plasma histamine levels in migraine patients. *Clin Allergy* 1982;12:145–49.
13. McGee H. *On food and cooking: the science and lore of the kitchen.* New York, Macmillan, 1984, pp. 400–404.
14. Mansfield LE. The role of food allergy in migraine: a review. *Ann Allergy* 1987;58:313–17.
15. Steinberg M, Page R, Wolfson S, Friday G, Fireman P. Food induced late phase headache. *J Allergy Clin Immunol* 1988;81:185.
16. Hampl KF, Schneider MC, Ruttimann U, Ummenhofer W, Drewe J. Perioperative administration of caffeine tablets for prevention of postoperative headaches. *Can J Anaesth* 1995;42:789–92.
17. Silverman K, Evans SM, Strain EC, Griffiths RR. Withdrawal syndrome after the double-blind cessation of caffeine consumption. *N Engl J Med* 1992; 327:1109–14.
18. Sawynok J. Pharmacological rationale for the clinical use of caffeine. *Drugs* 1995;49:37–50.
19. Johnson ES, Kadam NP, Hylands DM, Hylands PJ. Efficacy of feverfew as prophylactic treatment of migraine. *Br Med J* 1985;291:569–73.
20. Murphy JJ, Heptinstall S, Mitchell JRA. Randomised double-blind placebo-controlled trial of feverfew in migraine prevention. *Lancet* 1988;2:189–92.
21. Groenewegen WA, Knight DW, Heptinstall S. Progress in the medicinal chemistry of the herb feverfew. *Prog Med Chem* 1992;29:217–38.
22. Mowrey DB, Clayson DE. Motion sickness, ginger, and psychophysics. *Lancet* 1982;1:655–57.
23. Grontved A, Brask T, Kambskard J, Hentzer E. Ginger root against seasickness. *Acta Otolaryngol* (Stockh) 1988;105:45–49.
24. Mustafa T, Srivastava KC. Ginger *(Zingiber officinale)* in migraine headache. *J Ethnopharmacol* 1990;29:267–73.
25. Swanson DR. Migraine and magnesium: eleven neglected connections. *Perspect Biol Med* 1988;31:526–57.
26. Weaver K. Migraine and magnesium (letter). *Perspect Biol Med* 1989; 33:150–51.
27. Seelig MS. The requirement of magnesium by the normal adult. *Am J Clin Nutr* 1964;14:342–90.
28. Abraham GE, Hargrove JT. Effect of vitamin B_6 on premenstrual symptomatology in women with premenstrual tension syndromes: a double-blind cross-over study. *Infertility* 1980;3:155–65.

29. Brush MG. Vitamin B_6 treatment of premenstrual syndrome. In Leklum JE, Reynolds RD, eds. *Clinical and physiological applications of vitamin B_6. Current topics in nutrition and disease,* vol. 19. New York, Alan R. Liss, 1988, pp. 363–79.

30. Somerville BW. The role of estradiol withdrawal in the etiology of menstrual migraine. *Neurology* 1972;22:355–65.

31. Dalton K. Migraine and oral contraceptives. *Headache* 1976;15:247–51.

32. Scheife RT, Hills JR. Migraine headache: signs and symptoms, biochemistry, and current therapy. *Am J Hosp Pharm* 1980;37:365–74.

33. Chen TC, Leviton A. Headache recurrence in pregnant women with migraine. *Headache* 1994;34:107–10.

34. Stewart WF, Lipton RB, Celentano DD, Reed ML. Prevalence of migraine headache in the United States. *JAMA* 1992;267:64–69.

35. Cheng XM, Ziegler DK, Li SC, Dai QS, Chandra V, Schoenberg BS. A prevalence survey of "incapacitating headache" in the People's Republic of China. *Neurology* 1986;36:831–34.

36. Wong TW, Wong KS, Yu TS, Kay R. Prevalence of migraine and other headaches in Hong Kong. *Neuroepidemiol* 1995;14:82–91.

37. Sachs H, Sevilla F, Barberis P, Bolis L, Schoenberg B, Cruz M. Headache in the rural village of Quiroga, Ecuador. *Headache* 1985;25:190–93.

38. Mitsikostas DD, Thomas A, Gatzonis S, Ilias A, Papageorgiou C. An epidemiological study of headache among the monks of Athos. *Headache* 1994; 34:539–41.

39. Singh I, Singh I, Singh D. Progesterone in the treatment of migraine. *Lancet* 1947;1:745–47.

40. Green R, Dalton K. The premenstrual syndrome. *Brit Med J* 1953; 1:1007–14.

41. Lundberg PO. Prophylactic treatment of migraine with flumedroxone. *Acta Neurol Scandinav* 1969;45:309–26.

42. Bradley WG, Hudgson P, Foster JB, Newell DJ. Double-blind controlled trial of a micronized preparation of flumedroxone (Demigran) in the prophylaxis of migraine. *Brit Med J* 1968;3:531–33.

43. Blau JN, Diamond S. Dietary factors in migraine precipitation: the physicians' view. *Headache* 1985;25:184–87.

44. Thys-Jacobs S. Vitamin D and calcium in menstrual migraine. *Headache* 1994;34:544–46.

45. Thys-Jacobs S. Alleviation of migraines with therapeutic vitamin D and calcium. *Headache* 1994;34:590–92.

46. McGrady A, Wauquier A, McNeil A, Gerard G. Effect of biofeedback-assisted relaxation on migraine headache and changes in cerebral blood flow velocity in the middle cerebral artery. *Headache* 1994;34:424–28.

47. Wilkinson M. Migraine treatment: the British perspective. *Headache* 1994;34: S13–S16.

48. Edmeads J. The diagnosis and treatment of migraine: a clinician's view. *Eur Neurol* 1994;34(suppl 2):2–5.

49. Pilgrim AJ. The clinical profile of sumatriptan: efficacy in migraine. *Eur Neurol* 1994;34(suppl 2):26–34.

50. Wilkinson M, Pfaffenrath V, Schoenen J, Diener HC, Steiner TJ. Migraine and cluster headache—their management with sumatriptan: a critical review of the current clinical experience. *Cephalalgia* 1995;15:337–57.

51. Maizels M, Scott B, Cohen W, Chen W. Intranasal lidocaine for treatment of migraine. *JAMA* 1996;276:319–21.

52. Silberstein SD. Headaches and women: treatment of the pregnant and lactating migraineur. *Headache* 1993;33:533–40.

53. Bernstein AL. Vitamin B_6 in clinical neurology. *Ann NY Acad Sci* 1990; 585:250–60.

54. Silberstein SD. Tension-type headache. *Headache* 1994;34:S2–S7.

4. OTROS TIPOS DE DOLORES DE CABEZA

1. Raskin NH. Chemical headaches. *Ann Rev Med* 1981;32:63–71.

2. Cerrato PS. Headaches? Change your diet. *RN* 1993;May:69–72.

3. Anonymous. Nitrates and nitrites in food. *Medical Letter* 1974;16(18): 75–76.

4. Wantke F, Gotz M, Jarisch R. The red wine provocation test: intolerance to histamine as a model for food intolerance. *Allergy Proc* 1994;15:27–32.

5. Martin RW, Becker C. Headaches from chemical exposures. *Headache* 1993;33:555–59.

6. Connors MJ. Cluster headache: a review. *J Amer Osteopathic Assoc* 1995; 95:533–39.

7. Marks DR, Rapoport AM. Cluster headache syndrome. *Postgraduate Med* 1992;91:96–104.

8. Hardebo JE. How cluster headache is explained as an intracavernous inflammatory process lesioning sympathetic fibers. *Headache* 1994;34: 125–31.

9. Peatfield RC. Relationships between food, wine, and beer-precipitated migrainous headaches. *Headache* 1995;35:355–57.

10. Heatley RV, Denburg JA, Bayer N, Bienenstock J. Increased plasma histamine levels in migraine patients. *Clin Allergy* 1982;12:145–49.

11. Goadsby PJ. The clinical profile of sumatriptan: cluster headache. *Eur Neurol* 1994;34(suppl 2):35–39.

12. Sicuteri F, Fusco BM, Marabini S, et al. Beneficial effect of capsaicin application to the nasal mucosa in cluster headache. *Clin J Pain* 1989;5:49–53.

13. Mansfield LE. Food allergy and headache: whom to evaluate and how to treat. *Postgraduate Med* 1988;83:46–55.

14. Silberstein SD. Tension-type headache. *Headache* 1994;34:S2–S7.

15. Castillo J, Martinez F, Leira R, Lema M, Noya M. Plasma monoamines in tension-type headache. *Headache* 1994;34:531–35.

5. ALIVIO PARA LAS ARTICULACIONES

1. Williams R. Rheumatoid arthritis and food: a case study. *BMJ* 1981;283:563.
2. Kjeldsen-Kragh J, Haugen M, Borchgrevink CF, et al. Controlled trial of fasting and one-year vegetarian diet in rheumatoid arthritis. *Lancet* 1991; 338:899–902.
3. Hicklin JA, McEwen LM, Morgan JE. The effect of diet in rheumatoid arthritis. *Clin Allergy* 1980;10:463.
4. Panush RS, Carter RL, Katz P, Kowsari B, Longley S, Finnie S. Diet therapy for rheumatoid arthritis. *Arth Rheum* 1983;26:462–71.
5. Skoldstam L. Fasting and vegan diet in rheumatoid arthritis. *Scand J Rheumatol* 1986;15:219–23.
6. Kjeldsen-Kragh J, Haugen M, Borchgrevink CF, Forre O. Vegetarian diet for patients with rheumatoid arthritis—status: two years after introduction of the diet. *Clin Rheum* 1994;13:475–82.
7. Ratner D, Eshel E, Vigder K. Juvenile rheumatoid arthritis and milk allergy. *J Royal Soc Med* 1985;78:410–13.
8. Leventhal LJ, Boyce EG, Zurier RB. Treatment of rheumatoid arthritis with gamma-linolenic acid. *Ann Int Med* 1993;119:867–73.
9. Pullman-Moor S, Laposata M, Lem D, et al. Alteration of the cellular fatty acid profile and the production of eicosanoids in human monocytes by gamma linolenic acid. *Arthritis Rheum* 1990;33:1526–33.
10. Belch JJF, Ansell D, Madho KAR, O'Dowd A, Sturrock RD. Effects of altering dietary essential fatty acids on requirements for non-steroidal anti-inflammatory drugs in patients with rheumatoid arthritis: a double blind placebo controlled study. *Ann Rheum Dis* 1988;47:96–104.
11. Watson J, Madhok R, Wijelath E, et al. Mechanism of action of polyunsaturated fatty acids in rheumatoid arthritis. *Biochem Soc Trans* 1990;18:284–85.
12. Hunter JE. n-3 Fatty acids from vegetable oils. *Am J Clin Nutr* 1990; 51:809–14.
13. Mantzioris E, James MJ, Gibson RA, Cleland LG. Dietary substitution with an alpha-linolenic acid-rich vegetable oil increases eicosapentaenoic acid concentrations in tissues. *Am J Clin Nutr* 1994;59:1304–9.
14. Phinney SD, Odin RS, Johnson SB, Holman RT. Reduced arachidonate in serum phospholipids and cholesteryl esters associated with vegetarian diets in humans. *Am J Clin Nutr* 1990;51:385–92.
15. Siguel EN, Maclure M. Relative activity of unsaturated fatty acid metabolic pathways in humans. *Metabolism* 1987;36:664–69.
16. Okuyama H. Minimum requirements of n-3 and n-6 essential fatty acids for the function of the central nervous system and for the prevention of chronic disease. *Proc Exp Biol Med* 1992;200:174–76.
17. Chan JK, McDonald BE, Gerrard JM, Bruce VM, Weaver BJ, Holub BJ. Effect of dietary alpha-linolenic acid and its ratio to linoleic acid on platelet and plasma fatty acids and thrombogenesis. *Lipids* 1993;28:811–17.
18. Field CJ, Clandinin MT. Modulation of adipose tissue fat composition by diet: a review. *Nutr Research* 1984;4:743–55.

19. Dayton S, Hashimoto S, Dixon W, Pearce ML. Composition of lipids in human serum and adipose tissue during prolonged feeding of a diet high in unsaturated fat. *J Lipid Res* 1966;76:103–11.

20. Holman RT, Johnson SB, Hatch TF. A case of human linolenic acid deficiency involving neurological abnormalities. *Am J Clin Nutr* 1982;35:617–23.

21. Crary EJ, McCarthy MF. Potential clinical applications for high-dose nutritional antioxidants. *Med Hypotheses* 1984;13:77–98.

22. Woodruff I, Blake DR, Freeman J, Andrews FJ, Salt P, Lunec J. Is chronic synovitis an example of reperfusion injury? *Ann Rheum Dis* 1986;45:608–11.

23. Srivastava KC, Mustafa T. Ginger *(Zingiber officinale)* in rheumatism and musculoskeletal disorders. *Med Hypoth* 1992;39:342–48.

24. Srivastava KC. Effect of onion and ginger consumption on platelet thromboxane production in humans. *Prostaglandins Leukot Essent Fatty Acids* 1989;35:183–85.

25. Srivastava KC. Antiplatelet principles from a food spice clove *(Syzygium aromaticum L). Prostaglandins Leukot Essent Fatty Acids* 1993;48: 363–72.

26. Henning B, Chow CK. Lipid peroxidation and endothelial cell injury: implications in atherosclerosis. *Free Radic Biol Med* 1988;4:99–106.

27. Srivastava KC, Tyagi OD. Effects of a garlic-derived principle (ajoene) on aggregation and arachidonic acid metabolism in human blood platelets. *Prostaglandins Leukot Essent Fatty Acids* 1993;49:587–95.

28. Lipsky PE, Tao XL. A potential new treatment for rheumatoid arthritis: thunder god vine. *Semin Arth Rheum* 1997;26:713–23.

29. Xue-Lian T, Ying S, Yi D, et al. A prospective, controlled, double-blind, crossover study of tripterygium wilfodii hook F in the treatment of rheumatoid arthritis. *Chin Med J* 1989;102:327–32.

30. Merry P, Grootveld M, Lunec J, Blake DR. Oxidative damage to lipids within the inflamed human joint provides evidence of radical-medicated hypoxic-reperfusion injury. *Am J Clin Nutr* 1991;53:362S–69S.

31. Inman RD. Antigens, the gastrointestinal tract, and arthritis. *Rheum Dis Clin N Am* 1991;17:309–21.

32. Aoki S, Yoshikawa K, Yokoyama T, et al. Role of enteric bacteria in the pathogenesis of rheumatoid arthritis: evidence for antibodies to enterobacterial common antigens in rheumatoid sera and synovial fluids. *Ann Rheum Dis* 1996;55:363–69.

33. Hochberg MC. Epidemiologic considerations in the primary prevention of osteoarthritis. *J Rheumatol* 1991;18:1438–40.

34. Peyron JG. Is osteoarthritis a preventable disease? *J Rheumatol* 1991;18 (suppl 27):2–3.

35. Felson DT, Hannan MT, Naimark A, et al. Occupational physical demands, knee bending, and knee osteoarthritis, results from the Framingham study. *J Rheumatol* 1991;18:1587–92.

36. Cooper C, McAlindon T, Coggon D, Egger P, Dieppe P. Occupational activity and osteoarthritis of the knee. *Ann Rheum Dis* 1994;53:90–93.

37. Lane NE, Michel B, Bjorkengren A, et al. The risk of osteoarthritis with running and aging: a 5-year longitudinal study. *J Rheumatol* 1993;20:461–68.
38. Hart DJ, Spector TD. The relationship of obesity, fat distribution and osteoarthritis in women in the general population: the Chingford Study. *J Rheumatol* 1993;20:331–35.
39. Carman WJ, Sowers MF, Hawthorne VM, Weissfeld LA. Obesity as a risk factor for osteoarthritis of the hand and wrist: a prospective study. *Am J Epidemiol* 1994;139:119–29.
40. Cauley JA, Kwoh CK, Egeland G, et al. Serum sex hormones and severity of osteoarthritis of the hand. *J Rheumatol* 1993;20:1170–75.
41. Spector TD, Hart DJ, Brown P, et al. Frequency of osteoarthritis in hysterectomized women. *J Rheumatol* 1991;18:1877–83.
42. Packer L. Interactions among antioxidants in health and disease: vitamin E and its redox cycle. *Proc Soc Exp Biol Med* 1992;200:271–76.
43. Watson CPN, Evans RJ, Watt VR. Post-herpetic neuralgia and topical capsaicin. *Pain* 1988;33:333–40.
44. Schnitzer TJ, Posner M, Lawrence ID. High strength capsaicin cream for osteoarthritis pain: rapid onset of action and improved efficacy with twice daily dosing. *J Clin Rheumatol* 1995;268–73.
45. Gibson T, Rodgers AV, Simmonds HA, Court-Brown F, Todd E, Meilton V. A controlled study of diet in patients with gout. *Ann Rheum Dis* 1983;42:123–27.
46. Cleland LG, Hill CL, James MJ. Diet and arthritis. *Ballière's Clinical Rheumatology* 1995;9:771–85.
47. Stack BC Jr, Stack BC Sr. Temporomandibular joint disorder. *Am Fam Phys* 1992;46:143–50.
48. Bernstein AL. Vitamin B_6 in clinical neurology. *Ann NY Acad Sci* 1990; 585:250–60.
49. Milam SB, Schmitz JP. Molecular biology of temporomandibular joint disorders: proposed mechanisms of disease. *J Oral Maxillofac Surg* 1995;53:1448–54.

6. DOLOR DE ESTÓMAGO Y PROBLEMAS DIGESTIVOS

1. Marshall BJ, Warren JR. Unidentified curved bacilli in the stomach of patients with gastritis and peptic ulceration. *Lancet* 1984;1:1311–15.
2. Mégraud F. Epidemiology of *Helicobacter pylori* infection. *Gastroenterol Clin N Am* 1993;22:73–88.
3. Goodwin CS, Mendall MM, Northfield TC. *Helicobacter pylori* infection. *Lancet* 1997;349:265–69.
4. Marshall BJ. Treatment strategies for *Helicobacter pylori* infection. *Gastroenterol Clin N Am* 1993;22:183–98.
5. Wotherspoon AC, Doglioni C, Diss TC, et al. Regression of primary low-grade B-cell gastric lymphoma of mucosa-associated lymphoid tissue type after eradication of *Helicobacter pylori*. *Lancet* 1993;342:575–77.

6. Friedman G. Diet and the irritable bowel syndrome. *Gastroenterol Clin N Am* 1991;20:313–24.
7. Chin D, Milhorn HT, Robbins JG. Irritable bowel syndrome. *J Fam Prac* 1985;20:125–38.
8. Levinson S, Bhasker M, Gibson TR, Morin R, Snape WJ Jr. Comparison of intraluminal and intravenous mediators of colonic response to eating. *Dig Dis Sci* 1985;30:33–39.
9. Olesen M, Gudmand-Hoyer E. Maldigestion and colonic fermentation of wheat bread in humans and the influence of dietary fat. *Am J Clin Nutr* 1997;66:62–66.
10. Alun Jones V, McLaughlan P, Shorthouse M, Workman E, Hunter JO. Food intolerance: a major factor in the pathogenesis of irritable bowel syndrome. *Lancet* 1982;2:1115–18.
11. Petitpierre M, Gumowski P, Girard JP. Irritable bowel syndrome and hypersensitivity to food. *Ann Allergy* 1985;54:538–40.
12. Cuatrecasas P, Lockwood DH, Caldwell JR. Lactase deficiency in the adult: a common occurrence. *Lancet* 1965;1:14–18.
13. Bayless TM, Rosensweig NS. A racial difference in incidence of lactase deficiency: a survey of milk intolerance and lactase deficiency in healthy adult males. *JAMA* 1966;197:968–72.
14. Hertzler SR, Huynh BCL, Savaiano DA. How much lactose is low lactose? *J Am Dietetic Asso* 1996;96:243–46.
15. Mishkin S. Dairy sensitivity, lactose malabsorption, and elimination diets in inflammatory bowel disease. *Am J Clin Nutr* 1997;65:564–67.
16. Scrimshaw NS, Murray EB. The acceptability of milk and milk products in populations with a high prevalence of lactose intolerance. *Am J Clin Nutr* 1988;48:1083–85.
17. Outwater JL, Nicholson A, Barnard N. Dairy products and breast cancer: the IGF-1, estrogen, and bGH hypothesis. *Med Hypoth* 1997;48:453–61.
18. McGee H. *On food and cooking: the science and lore of the kitchen*. New York, Macmillan, 1984.
19. Rees WDW, Evans BK, Rhodes J. Treating irritable bowel syndrome with peppermint oil. *Brit Med J* 1979;2:835–36.
20. Leicester RJ, Hunt RH. Peppermint oil to reduce colonic spasm during endoscopy. *Lancet* 1982;2:989.
21. Somerville KW, Richmond CR, Bell GD. Delayed release peppermint oil capsules (Colpermin) for the spastic colon syndrome: a pharmacokinetic study. *Br J Clin Pharmac* 1984;18:638–40.
22. Grontved A, Brask T, Kambskard J, Hentzer E. Ginger root against seasickness: a controlled trial on the open sea. *Acta Otolaryngol* (Stockh) 1988; 105:45–49.
23. Mowrey DB, Clayson DE. Motion sickness, ginger, and psychophysics. *Lancet* 1982;1:655–57.
24. Srivastava KC, Mustafa T. Ginger *(Zingiber officinale)* in rheumatism and musculoskeletal disorders. *Med Hypoth* 1992;39:342–48.

25. Narducci F, Snape WJ Jr, Battle WM, London RL, Cohen S. Increased colonic motility during exposure to a stressful situation. *Dig Dis Sci* 1985; 30:40–44.

26. Clyne PS, Kulczycki A. Human breast milk contains bovine IgG. Relationship to infant colic? *Pediatrics* 1991;87:439–44.

27. Lust KD, Brown JE, Thomas W. Maternal intake of cruciferous vegetables and other foods and colic symptoms in exclusively breast-fed infants. *J Am Dietetic Asso* 1996;96:46–48.

28. Sartor RB. Current concepts of the etiology and pathogenesis of ulcerative colitis and Crohn's disease. *Gastroenterol Clin N Am* 1995;24:475–507.

29. Yang VW. Eicosanoids and inflammatory bowel disease. *Gastroenterol Clin N Am* 1995;25:317–32.

30. Sanderson JD, Moss MT, Tizard MLV, Hermon-Taylor J. *Mycobacterium paratuberculosis* DNA in Crohn's disease tissue. *Gut* 1992;33:890–96.

31. Lashner BA. Epidemiology of inflammatory bowel disease. *Gastroenterol Clin N Am* 1995;24:467–74.

32. Thornton JR, Emmett PM, Heaton KW. Diet and Crohn's disease: characteristics of the pre-illness diet. *Br Med J* 1979;2:762–64.

33. Heaton KW, Thornton JR, Emmett PM. Treatment of Crohn's disease with an unrefined-carbohydrate, fibre-rich diet. *Br Med J* 1979;2:764–66.

34. Alun Jones V. Comparison of total parenteral nutrition and elemental diet in induction of remission of Crohn's disease: long-term maintenance of remission by personalized food exclusion diets. *Dig Dis Sci* 1987;32 (suppl):100S–107S.

35. Pearson M, Teahon K, Jonathan Levi A, Bjarnason I. Food intolerance and Crohn's disease. *Gut* 1993;34:783–87.

36. Gudmand-Hoyer E, Jarnum S. Incidence and clinical significance of lactose malabsorption in ulcerative colitis and Crohn's disease. *Gut* 1970;11: 338–43.

37. Kelly DG, Fleming CR. Nutritional considerations in inflammatory bowel diseases. *Gastroenterol Clin N Am* 1995;24:597–611.

38. Biancone L, Paganelli R, Fais S, Squarcia O, D'Offizi G, Pallone F. Peripheral and intestinal lymphocyte activation after in vitro exposure to cow's milk antigens in normal subjects and in patients with Crohn's disease. *Clin Immunol Immunopathol* 1987;45:491–98.

39. Alun Jones V, Dickinson RJ, Workman E, Wilson AJ, Freeman AH, Hunter JO. Crohn's disease: maintenance of remission by diet. *Lancet* 1985;2:177–80.

40. Aslan A, Triadafilopoulos G. Fish oil fatty acid supplementation in active ulcerative colitis: a double-blind, placebo-controlled, crossover study. *Am J Gastroenterol* 1992;87:432–37.

41. Hawthorne AB, Daneshmend TK, Hawkey CJ, et al. Treatment of ulcerative colitis with fish oil supplementation: a prospective 12 month randomised controlled trial. *Gut* 1992;33:922–28.

42. Stenson WF, Cort D, Rodgers J, et al. Dietary supplementation with fish oil in ulcerative colitis. *Ann Intern Med* 1992;116:609–14.

7. FIBROMIALGIA

1. Wolfe F, Smythe HA, Yunus MB, et al. The American College of Rheumatology 1990 criteria for the classification of fibromyalgia. Report of the Multicenter Criteria Committee. *Arthritis Rheum* 1990;33:160–72.
2. Wolfe F, Ross K, Anderson J, Russell IJ, Hebert L. The prevalence and characteristics of fibromyalgia in the general population. *Arthritis Rheum* 1995; 38:19–28.
3. Buskila D, Press J, Gedalia A, et al. Assessment of nonarticular tenderness and prevalence of fibromyalgia in children. *J Rheumatol* 1993;20:368–70.
4. Clauw DJ. The pathogenesis of chronic pain and fatigue syndromes, with special reference to fibromyalgia. *Med Hypoth* 1995;44:369–78.
5. Behan PO, Haniffah BAG, Doogan DP, Loudon M. A pilot study of sertraline for the treatment of chronic fatigue syndrome. *Clin Inf Dis* 1994; 18(suppl):S111.
6. Wiebe E. N of 1 trials. Managing patients with chronic fatigue syndrome: two case reports. *Can Fam Phys* 1996;42:2214–17.
7. Granges G, Littlejohn GO. A comparative study of clinical signs in fibromyalgia/fibrositis syndrome, healthy and exercising subjects. *J Rheumatol* 1993; 20:344–51.
8. McCain GA, Bell DA, Mai FM, Halliday PD. A controlled study of the effects of a supervised cardiovascular fitness training program on the manifestations of primary fibromyalgia. *Arthritis Rheum* 1988;31:1135–41.
9. Moldofsky H, Scarisbrick P, England R, Smythe H. Musculoskeletal symptoms and non-REM sleep disturbance in patients with "fibrositis syndrome" and healthy subjects. *Psychosom Med* 1975;37:341–51.
10. Klug GA, McAuley E, Clark S. Factors influencing the development and maintenance of aerobic fitness: lessons applicable to the fibrositis syndrome. *J Rheumatol* 1989;16:30–39.
11. Martin L, Nutting A, Macintosh BR, Edworthy SM, Butterwick D, Cook J. An exercise program in the treatment of fibromyalgia. *J Rheumatol* 1996; 23:1050–53.
12. McCully KK, Sisto SA, Natelson BH. Use of exercise for treatment of chronic fatigue syndrome. *Sports Med* 1996;21:35–48.
13. Fulcher KY, White PD. Randomised controlled trial of graded exercise in patients with the chronic fatigue syndrome. *BMJ* 1997;314:1647–52.
14. Russell IJ, Michalek JE, Flechas JD, Abraham GE. Treatment of fibromyalgia syndrome with Super Malic: a randomized, double blind, placebo controlled, crossover study. *J Rheumatol* 1995;22:953–58.
15. Cox IM, Campbell MJ, Dowson D. Red blood cell magnesium and chronic fatigue syndrome. *Lancet* 1991;337:757–60.
16. Jaffe RM, Deuster PA. A novel treatment for fibromyalgia improves clinical outcomes in a community-based study. Presented to the Annual Conference of the Clinical Immunology Society, New Orleans, May 31–June 3, 1996.
17. Jennum P, Drewes AM, Andreasen A, Nielsen KD. Sleep and other symptoms in primary fibromyalgia and in healthy controls. *J Rheumatol* 1993; 20:1756–59.

18. Seltzer S, Stoch R, Marcus R, Jackson E. Alteration of human pain thresholds by nutritional manipulation and L-tryptophan supplementation. *Pain* 1982;13:35–93.
19. Rowe PC, Bou-Holaigah I, Kan JS, Calkins H. Is neurally mediated hypotension an unrecognised cause of chronic fatigue? *Lancet* 1995;345:623–24.
20. Kennedy M, Felson DT. A prospective long-term study of fibromyalgia syndrome. *Arthritis Rheum* 1996;39:682–85.

8. DOLORES MENSTRUALES

1. Chan WY. Prostaglandins and nonsteroidal anti-inflammatory drugs in dysmenorrhea. *Ann Rev Pharmacol Toxicol* 1983;23:131–49.
2. Ylikorkala O, Dawood MY. New concepts in dysmenorrhea. *Am J Obstet Gynecol* 1978;130:833–47.
3. Prentice R, Thompson D, Clifford C, Gorbach S, Goldin B, Byar D. Dietary fat reduction and plasma estradiol concentration in healthy postmenopausal women. *J Natl Cancer Inst* 1990;82:129–34.
4. Thys-Jacobs S, Ceccarelli S, Bierman A, Weisman H, Cohen M, Alvir A. Calcium supplementation in premenstrual syndrome. *J Gen Intern Med* 1989; 4:183–89.
5. Penland JG, Johnson PE. Dietary calcium and manganese effects on menstrual cycle symptoms. *Am J Obstet Gynecol* 1993;168:1417–23.
6. Remer T, Manz F. Estimation of the renal net acid excretion by adults consuming diets containing variable amounts of protein. *Am J Clin Nutr* 1994; 59:1356–61.
7. Bernstein AL. Vitamin B_6 in clinical neurology. *Ann NY Acad Sci* 1990; 585:250–60.
8. Biskin MS. Nutritional deficiency in the etiology of menorrhagia, metrorrhagia, cystic mastitis and premenstrual tension: treatment with vitamin B complex. *J Clin Endocr Metab* 1943;3:227.
9. Abraham GE, Rumley RE. The role of nutrition in managing the premenstrual tension syndromes. *J Reprod Med* 1987;32:405–22.
10. Kleijnen J, Ter Riet G, Knipschild P. Vitamin B_6 in the treatment of premenstrual syndrome—a review. *Br J Obstet Gynaecol* 1990;97:847–52.
11. Abraham GE, Hargrove JT. Effect of vitamin B_6 on premenstrual symptomatology in women with premenstrual tension syndromes: a double-blind crossover study. *Infertility* 1980;3:155–65.
12. Brush MG. Vitamin B_6 treatment of premenstrual syndrome. *Curr Topics in Nutr Dis* 1988;19:363–79.
13. Deutch B. Menstrual pain in Danish women correlated with low n-3 polyunsaturated fatty acid intake. *Eur J Clin Nutr* 1995;49:508–16.
14. Ahlborg UG, Lipworth L, Titus-Ernstoff L, et al. Organochlorine compounds in relation to breast cancer, endometrial cancer, and endometriosis: an assessment of the biological and epidemiological evidence. *Crit Rev Toxicol* 1995;25:463–531.

15. Moen MH, Magnus P. The familial risk of endometriosis. *Acta Obstet Gynecol Scand* 1993;72:560–64.
16. Mangtani P, Booth M. Epidemiology of endometriosis. *J Epidem Comm Health* 1993;47:84–88.
17. Dmowski WP. Immunological aspects of endometriosis. *Int J Gynecol Obstet* 1995;50(suppl 1):S3–S10.
18. Balasch J, Creus M, Fabregues F, et al. Visible and nonvisible endometriosis at laparoscopy in fertile and infertile women and in patients with chronic pelvic pain: a prospective study. *Human Repro* 1996;11:387–91.
19. Grodstein F, Goldman MB, Ryan L, Cramer DW. Relation of female infertility to consumption of caffeinated beverages. *Am J Epidemiol* 1993; 37:1353–60.
20. Holloway M. An epidemic ignored: endometriosis linked to dioxin and immunologic dysfunction. *Sci Am* 1994;270:24–26.
21. Koninckx PK, Braet P, Kennedy SH, Barlow DH. Dioxin pollution and endometriosis in Belgium. *Human Reproduction* 1994;9:1001–2.
22. Hergenrather J, Hlady G, Wallace B, Savage E. Pollutants in breast milk of vegetarians. *N Engl J Med* 1981;304:792.
23. Dawood MY. Considerations in selecting appropriate medical therapy for endometriosis. *Int J Gynecol Obstet* 1993;40(suppl):S29–S42.
24. Revelli A, Modotti M, Ansaldi C, Massobrio M. Recurrent endometriosis: a review of biological and clinical aspects. *Obstet Gynecol Survey* 1995; 50:747–54.
25. Barone J, Hebert JR, Reddy MM. Dietary fat and natural-killer-cell activity. *Am J Clin Nutr* 1989;50:861–67.
26. Cuthbert JA, Lipsky PE. Immunoregulation by low density lipoproteins in man. *J Clin Invest* 1984;73:992–1003.
27. Pepe MG, Curtiss LK. Apolipoprotein E is a biologically active constituent of the normal immunoregulatory lipoprotein, LDL-In. *J Immunol* 1986; 136:3716–23.
28. Traill KN, Huber LA, Wick G, Jurgens G. Lipoprotein interactions with T cells: an update. *Immunol Today* 1990;11:411–17.
29. Malter M, Schriever G, Eilber U. Natural killer cells, vitamins, and other blood components of vegetarian and omnivorous men. *Nutr Cancer* 1989;12:271–78.
30. Yamamoto T, Noguchi T, Tamura T, Kitawaki J, Okada H. Evidence of estrogen synthesis in adenomyotic tissues. *Am J Obstet Gynecol* 1993;169:734–38.
31. Srivastava KC. Antiplatelet principles from a food spice clove *(Syzygium aromaticum L). Prostglandins Leukot Essent Fatty Acids* 1993;48:363–72.

9. DOLOR EN LOS SENOS

1. Sitruk-Ware R, Sterkers N, Mauvais-Jarvis P. Benign breast disease I: hormonal investigation. *Obstet Gynecol* 1979;53:457–60.

2. Watt-Boolsen S, Eskildsen PC, Blaehr H. Release of prolactin, thyrotropin, and growth hormone in women with cyclical mastalgia and fibrocystic disease of the breast. *Cancer* 1985;56:500–502.
3. Rose DP, Boyar AP, Cohen C, Strong LE. Effect of a low-fat diet on hormone levels in women with cystic breast disease. I. Serum steroids and gonadotropins. *J Natl Cancer Inst* 1987;78:623–26.
4. Rose DP, Cohen LA, Berke B, Boyar AP. Effect of a low-fat diet on hormone levels in women with cystic breast disease. II. Serum radioimmunoassayable prolactin and growth hormone and bioactive lactogenic hormones. *J Natl Cancer Inst* 1987;78:627–31.
5. Minton JP, Foecking MK, Webster DJT, Matthews RH. Caffeine, cyclic nucleotides, and breast disease. *Surgery* 1979;86:105–9.
6. Ferrini RL, Barrett-Connor E. Caffeine intake and endogenous sex steroid levels in postmenopausal women. *Am J Epidemiol* 1996;144:642–44.
7. Pye JK, Mansel RE, Hughes LE. Clinical experience of drug treatments for mastalgia. *Lancet* 1985;2:373–76.
8. Brush MG. Vitamin B_6 treatment of premenstrual syndrome. *Curr Topics in Nutr Dis* 1988;19:363–79.

10. DOLOR DEBIDO AL CÁNCER

1. Armstrong B, Doll R. Environmental factors and cancer incidence and mortality in different countries, with special reference to dietary practices. *Int J Cancer* 1975;15:617–31.
2. Howell MA. Factor analysis of international cancer mortality data and per capita food consumption. *Br J Cancer* 1974;29:328–36.
3. Blair A, Fraumeni JF Jr. Geographic patterns of prostate cancer in the United States. *J Natl Cancer Inst* 1978;61:1379–84.
4. Kolonel LN, Hankin JH, Lee J, Chu SY, Nomura AMY, Hinds MW. Nutrient intakes in relation to cancer incidence in Hawaii. *Br J Cancer* 1981;44:332–39.
5. Rotkin ID. Studies in the epidemiology of prostatic cancer: expanded sampling. *Cancer Treat Rep* 1977;61:173–80.
6. Schuman LM, Mandel JS, Radke A, Seal U, Halberg F. Some selected features of the epidemiology of prostatic cancer: Minneapolis–St. Paul, Minnesota, case control study, 1976–1979. In Magnus K, ed. *Trends in cancer incidence: causes and practical implications.* Washington, D.C., Hemisphere Publishing Corp., 1982.
7. Graham S, et al. Diet in the epidemiology of carcinoma of the prostate gland. *J Natl Cancer Inst* 1983;70:687–92.
8. Ross RK, Shimizu H, Paganini-Hill A, Honda G, Henderson BE. Case-control studies of prostate cancer in blacks and whites in Southern California. *J Natl Cancer Inst* 1987;78:869–74.
9. Severson RK, Nomura AM, Grove JS, Stemmermann GN. A prospective study of demographics, diet, and prostate cancer among men of Japanese ancestry in Hawaii. *Cancer Research* 1989;49:1857–60.

10. Oishi K, Okada K, Yoshida O, et al. A case-control study of prostatic cancer with reference to dietary habits. *Prostate* 1988;12:179–90.
11. Mettlin C, Selenskas S, Natarajan N, Huben R. Beta-carotene and animal fats and their relationship to prostate cancer risk: a case-control study. *Cancer* 1989;64:605–12.
12. National Research Council. *Diet, nutrition, and cancer.* Washington, D.C., National Academy Press, 1982.
13. Hirayama T. Changing patterns of cancer in Japan with special reference to the decrease in stomach cancer mortality. In Hiatt HH, Watson JD, Winsten JA, eds. *Origins of human cancer. Book A, incidence of cancer in humans.* Cold Spring Harbor, N.Y., Cold Spring Harbor Laboratory, 1977, pp. 55–75.
14. Hirayama T. Epidemiology of prostate cancer with special reference to the role of diet. *Natl Cancer Inst Monogr* 1979;53:149–54.
15. Phillips RL. Role of life-style and dietary habits in risk of cancer among Seventh-Day Adventists. *Cancer Research* 1975;35:3513–22.
16. Mills P, Beeson WL, Phillips RL, Fraser GE. Cohort study of diet, lifestyle, and prostate cancer in Adventist men. *Cancer* 1989;64:598–604.
17. Gray A, Jackson DN, McKinlay JB. The relation between dominance, anger, and hormones in normally aging men: results from the Massachusetts Male Aging Study. *Psychosom Med* 1991;53:375–85.
18. Giovannucci E, Ascherio A, Rimm EB, Stampfer MJ, Colditz GA, Willett WA. Intake of carotenoids and retinol in relation to risk of prostate cancer. *J Natl Cancer Inst* 1995;87:1767–76.
19. Wynder EL, Fujita Y, Harris RE, Hirayama T, Hiyama T. Comparative epidemiology of cancer between the United States and Japan. *Cancer* 1991;67:746–63.
20. Hirayama T. Epidemiology of breast cancer with special reference to the role of diet. *Prev Med* 1978;7:173–95.
21. Rose DP, Boyar AP, Cohen C, Strong LE. Effect of a low-fat diet on hormone levels in women with cystic breast disease. 1. Serum steroids and gonadotropins. *J Natl Cancer Inst* 1987;78:6223–26.
22. Ingram DM, Bennett FC, Willcox D, de Klerk N. Effect of low-fat diet on female sex hormone levels. *J Natl Cancer Inst* 1987;79:1225–29.
23. Goldin BR, Gorbach SL. Effect of diet on the plasma levels, metabolism and excretion of estrogens. *Am J Clin Nutr* 1988;48:787–90.
24. Toniolo P, Riboli E, Protta F, Charrel M, Cappa AP. Calorie-providing nutrients and risk of breast cancer. *J Natl Cancer Inst* 1989;81:278.
25. Messina MJ, Barnes S. The role of soy products in reducing risk of cancer. *J Natl Cancer Inst* 1991;83:541–46.
26. Outwater JL, Nicholson A, Barnard ND. Dairy products and breast cancer: the IGF-1, estrogen, and bGH hypothesis. *Med Hypoth* 1997;48:453–61.
27. Willett WC, Stampfer MJ, Colditz FA, et al. Moderate alcohol consumption and the risk of breast cancer. *N Engl J Med* 1987;316:1174–80.
28. Miller DR, Rosenberg L, Kaufman DW, et al. Breast cancer before age 45 and oral contraceptive use: new findings. *Am J Epidemiol* 1989;129:269.

29. Bergkvist L, Adami AO, Persson I., et al. The risk of breast cancer after estrogen and estrogen-progestin replacement. *New Engl J Med* 1989; 321:293.

30. Lubin F, Ruder AM, Wax Y, Modan B. Overweight and changes in weight throughout adult life in breast cancer etiology. *Am J Epidemiol* 1985; 122:579–88.

31. Miller FA, Hempelmann LH, Dutton AM, Pifer JW, Toyooka ET, Ames WR. Breast neoplasms in women treated with X rays for acute postpartum mastitis. A pilot study. *J Natl Cancer Inst* 1969;43:803–11.

32. Lynch HT, Albano WA, Heieck JJ, et al. Genetics, biomarkers, and control of breast cancer: a review. *Cancer, Genetics, and Cytogenetics* 1984; 13:43–92.

33. Goldman BA. *The truth about where you live.* New York, Random House, 1991.

34. Wynder EL, Kajitani T, Kuno J, Lucas JC Jr, DePalo A, Farrow J. A comparison of survival rates between American and Japanese patients with breast cancer. *Surg Gynec Obstet* 1963;117:196–200.

35. Gregorio DI, Emrich LJ, Graham S, Marshall JR, Nemoto T. Dietary fat consumption and survival among women with breast cancer. *J Natl Cancer Inst* 1985;75:37–41.

36. Verreault R, Brisson J, Deschenes L, Naud F, Meyer F, Belanger L. Dietary fat in relation to prognostic indicators in breast cancer. *J Natl Cancer Inst* 1988;80:819–25.

37. Zhang S, Folsom AR, Sellers TA, Kushi LH, Potter JD. Better breast cancer survival for postmenopausal women who are less overweight and eat less fat. *Cancer* 1995;76:275–83.

38. Newman SC, Miller AB, Howe GR. A study of the effect of weight and dietary fat on breast cancer survival time. *Am J Epidemiol* 1986;123:767–74.

39. Holm LE, Callmer E, Hjalmar ML, Lidbrink E, Nilsson B, Skoog L. Dietary habits and prognostic factors in breast cancer. *J Natl Cancer Inst* 1989; 81:1218–23.

40. Donegan WL, Hartz AJ, Rimm AA. The association of body weight with recurrent cancer of the breast. *Cancer* 1978;41:1590–94.

41. Schapira DV, Kumar NB, Lyman GH, Cox CE. Obesity and body fat distribution and breast cancer prognosis. *Cancer* 1991;67:523–28.

42. Watson CPN. Topical capsaicin as an adjuvant analgesic. *J Pain Symptom Management* 1994;9:425–33.

43. Lingeman CH. Etiology of cancer of the human ovary: a review. *J Natl Cancer Inst* 1974;53:1603–18.

44. Helzlsouer KJ, Alberg AJ, Norkus EP, Morris JS, Hoffman SC, Comstock GW. Prospective study of serum micronutrients and ovarian cancer. *J Natl Cancer Inst* 1996;88:32–37.

45. Wynder EL, Escher GC, Mantel N. An epidemiological investigation of cancer of the endometrium. *Cancer* 1966;19:489–520.

46. Elwood JM, Cole P, Rothman KJ, Kaplan SD. Epidemiology of endometrial cancer. *J Natl Cancer Inst* 1977;59:1055–60.

47. Cramer DW, Willett WC, Bell DA, et al. Galactose consumption and metabolism in relation to the risk of ovarian cancer. *Lancet* 1989;2:66–71.

48. Sinha R, Rothman N, Brown ED, et al. High concentrations of the carcinogen 2-amino-1-methyl-6-phenylimidazo-[4,5]pyridine (PhIP) occur in chicken but are dependent on the cooking method. *Cancer Research* 1995;55:4516–19.

49. Knekt P, Steineck G, Jarvinen R, Hakulinen T, Aromaa A. Intake of fried meat and risk of cancer: a follow-up study in Finland. *Int J Cancer* 1994; 59:756–60.

50. Willett WC, Stampfer MJ, Colditz GA, Rosner BA, Speizer FE. Relation of meat, fat, and fiber intake to the risk of colon cancer in a prospective study among women. *N Engl J Med* 1990;323:1664–72.

51. Giovannucci E, Rimm EB, Stampfer MJ, Colditz GA, Ascherio A, Willett WC. Intake of fat, meat, and fiber in relation to risk of colon cancer in men. *Cancer Res* 1994;54:2390–97.

52. Gerhardsson de Verdier M, Hagman U, Peters RK, Steineck G, Overvik E. Meat, cooking methods and colorectal cancer: a case-referrent study in Stockholm. *Int J Cancer* 1991;49:520–25.

53. DeCosse JJ, Miller HH, Lesser ML. Effect of wheat fiber and vitamins C and E on rectal polyps in patients with familial adenomatous polyposis. *J Natl Cancer Inst* 1989;81:1290–97.

54. Block F. Epidemiologic evidence regarding vitamin C and cancer. *Am J Clin Nutr* 1991;54:1310S–14S.

55. Kromhout D. Essential micronutrients in relation to carcinogenesis. *Am J Clin Nutr* 1987;45:1361–67.

56. Barone J, Hebert JR, Reddy MM. Dietary fat and natural-killer-cell activity. *Am J Clin Nutr* 1989;50:861–67.

57. Nordenstrom J, Jarstrand C, Wiernik A. Decreased chemotactic and random migration of leukocytes during intralipid infusion. *Am J Clin Nutr* 1979;32:2416–22.

58. Hawley HP, Gordon GB. The effects of long chain free fatty acids on human neutrophil function and structure. *Lab Invest* 1976;34:216–22.

59. Beisel WR. Single nutrients and immunity. *Am J Clin Nutr* 1982;35(February suppl):417–68.

60. Watson RR. Immunological enhancement by fat-soluble vitamins, minerals, and trace metals: a factor in cancer prevention. *Cancer and Prevention* 1986; 9:67–77.

61. Chandra S, Chandra RK. Nutrition, immune response, and outcome. *Progress in Food and Nutrition Science* 1986;10:1–65.

62. Watson RR, Prabhala RH, Plezia PM, Alberts DS. Effect of beta-carotene on lymphocyte subpopulations in elderly humans: evidence for a dose-response relationship. *Am J Clin Nutr* 1991;53:90–94.

63. Malter M, Schriever G, Eilber U. Natural killer cells, vitamins, and other blood components of vegetarian and omnivorous men. *Nutr Cancer* 1989;12:271–78.

11. SÍNDROME DEL TÚNEL CARPIANO

1. Kerwin G, Williams CS, Seiler JG. The pathophysiology of carpal tunnel syndrome. *Hand Clinics* 1996;12:243–51.
2. Osorio AM, Ames RG, Jones J, et al. Carpal tunnel syndrome among grocery store workers. *Am J Industrial Med* 1994;25:229–45.
3. Putnam JJ. A series of cases of paresthesiae, mainly of the hands, of periodic occurrence and possibly of vasomotor origin. *Arch Med* 1880;4:147–51.
4. Bernstein AL. Vitamin B_6 in clinical neurology. *Ann NY Acad Sci* 1990; 585:250–60.
5. Copeland DA, Stoukides CA. Pyridoxine in carpal tunnel syndrome. *Ann Pharmacother* 1994;28:1042–44.
6. Jacobsen MD, Plancher KD, Kleinman WB. Vitamin B_6 (pyridoxine) therapy for carpal tunnel syndrome. *Hand Clinics* 1996;12:253–57.
7. Spooner GR, Desai HB, Angel JF, Reeder BA, Donat JR. Using pyridoxine to treat carpal tunnel syndrome. *Can Fam Phys* 1993;39:2122–27.
8. Ellis JM, Folkers K, Levy M, et al. Therapy with vitamin B_6 with and without surgery for treatment of patients having the idiopathic carpal tunnel syndrome. *Res Commun Chem Pathol Pharmacol* 1981;33:331–44.
9. Ellis JM, Folkers K, Levy M, et al. Response of vitamin B_6 deficiency and the carpal tunnel syndrome to pyridoxine. *Proc Natl Acad Sci* 1982;79:7494–98.
10. Hamfelt A. Carpal tunnel syndrome and vitamin B_6 deficiency. *Clin Chem* 1982;28:721.
11. Kasdan ML, Janes C. Carpal tunnel syndrome and vitamin B_6. *Plast Reconstr Surg* 1987;79:456–62.
12. Fuhr JE, Farrow A, Nelson HS Jr. Vitamin B_6 levels in patients with carpal tunnel syndrome. *Arch Surg* 1989;124:1329–30.
13. Laso Guzman FJ, Gonzalez-Buitrago JM, de Arriba F, Mateos F, Moyano JC, Lopez-Alburquerque T. Carpal tunnel syndrome and vitamin B_6. *Klin Wochenschr* 1989;67:38–41.
14. Lewis PJ. Pyridoxine supplements may help patients with carpal tunnel syndrome. *BMJ* 1995;310:1534.
15. Ellis JM, Kishi T, Azuma J, et al. Vitamin B_6 deficiency in patients with a clinical syndrome including the carpal tunnel defect. Biochemical and clinical response to therapy with pyridoxine. *Res Commun Chem Pathol Pharmacol* 1976;13:743–57.
16. Ellis JM, Azuma J, Watanabe T, et al. Survey and new data on treatment with pyridoxine of patients having a clinical syndrome including carpal tunnel and other defects. *Res Commun Chem Pathol Pharmacol* 1977;17:165–77.
17. Zimmermann M, Bartoszyk GD, Bonke D, Jurna I, Wild A. Antinociceptive properties of pyridoxine: neurophysiological and behavioral findings. *Ann NY Acad Sci* 1990;585:219–30.
18. Dakshinamurti K, Paulose CS, Viswanathan M, Siow YL, Sharma SK. Neurobiology of pyridoxine. *Ann NY Acad Sci* 1990;585:128–44.

19. Stransky M, Rubin A, Lava NS, Lazoro RP. Treatment of carpal tunnel syndrome with vitamin B_6: a double-blind study. *South Med J* 1989;82:841–42.
20. Ellis JM. Treatment of carpal tunnel syndrome with vitamin B_6. *South Med J* 1987;80:882–84.
21. Nathan PA, Keniston RC, Lockwood RS, Meadows KD. Tobacco, caffeine, alcohol, and carpal tunnel syndrome in American industry. *J Occup Environ Med* 1996;38:593–601.
22. Stahl S, Blumenfeld Z, Yarnitsky D. Carpal tunnel syndrome in pregnancy: indications for early surgery. *J Neuro Sci* 1996;136:182–84.
23. Wand JS. Carpal tunnel syndrome in pregnancy and lactation. *J Hand Surg* (British volume 1990)15-B:93–95.
24. Sabour MS, Fadel HE. The carpal tunnel syndrome—a new complication ascribed to the "pill." *Am J Obstet Gynecol* 1970;107:1265–67.
25. Danforth DN. *Obstetrics and gynecology,* 3rd ed. New York, Harper and Row, 1977, p. 224.
26. Linder MC. *Nutritional biochemistry and metabolism with clinical applications,* 2nd ed. New York, Elsevier Science Publishing, 1991, pp. 127–37.
27. Courts RB. Splinting for symptoms of carpal tunnel syndrome during pregnancy. *J Hand Ther* 1995;8:31–34.

12. DIABETES

1. Max MB, Lynch SA, Muir J, Shoaf SE, Smoller B, Dubner R. Effects of desipramine, amitriptyline, and fluoxetine on pain in diabetic neuropathy. *N Eng J Med* 1992;326:1250–56.
2. Crane MG, Sample C. Regression of diabetic neuropathy with total vegetarian (vegan) diet. *J Nutr Med* 1994;4:431–39.
3. Barnard RJ, Lattimore L, Holly RA, Cherny S, Pritikin N. Response of non-insulin-dependent diabetic patients to an intensive program of diet and exercise. *Diabetes Care* 1982;5:370–74.
4. Barnard RJ, Massey MR, Cherny S, O'Brien LT, Pritikin N. Long-term use of a high-complex-carbohydrate, high-fiber, low-fat diet and exercise in the treatment of NIDDM patients. *Diabetes Care* 1983;6:268–73.
5. Anderson JW. Plant fiber and blood pressure. *Ann Intern Med* 1983;98 (pt 2):842.
6. Dodson PM, Pacey PJ, Bal P, Kubicki AJ, Fletcher RF, Taylor KG. A controlled trial of a high-fiber, low fat, and low sodium diet for mild hypertension in type 2 (non-insulin-dependent) diabetic patients. *Diabetologia* 1984;27:522.
7. Roy MS, Stables G, Collier B, Roy A, Bou E. Nutritional factors in diabetics with and without retinopathy. *Am J Clin Nutr* 1989;50:728–30.
8. Morley GK, Mooradian AD, Levine AS, Morley JE. Mechanism of pain in diabetic peripheral neuropathy. *Am J Med* 1984;77:79–82.

9. Nicholson AS, Sklar M, Gore S, Sullivan R, Browning S. The very-low-fat, high-fiber diet in treatment of NIDDM: a randomized, controlled, intervention study. 1997, in press.
10. Bernstein AL. Vitamin B_6 in clinical neurology. *Ann NY Acad Sci* 1990;585:250–60.
11. Capsaicin Study Group. Effect of treatment with capsaicin on daily activities of patients with painful diabetic neuropathy. *Diabetes Care* 1992;15: 159–65.
12. Karjalainen J, Martin JM, Knop M, et al. A bovine albumin peptide as a possible trigger of insulin-dependent diabetes mellitus. *N Engl J Med* 1992;327:302–7.
13. American Academy of Pediatrics Work Group on Cow's Milk Protein and Diabetes Mellitus. Infant feeding practices and their possible relationship to the etiology of diabetes mellitus. *Pediatrics* 1994;94:752–54.
14. Cavallo MG, Fava D, Monetini L, Barone F, Pozzilli P. Cell-mediated immune response to beta-casein in recent-onset insulin-dependent diabetes: implications for disease pathogenesis. *Lancet* 1996;348:926–28.

13. HERPES Y HERPES ZÓSTER

1. Tankersley RW. Amino acid requirements of herpes simplex virus in human cells. *J Bacteriology* 1964;87:609–13.
2. Griffith RS, DeLong DC, Nelson JD. Relation of arginine-lysine antagonism to herpes simplex growth in tissue culture. *Chemotherapy* 1981;27:209–13.
3. Griffith RS, Walsh DE, Myrmel KH, Thompson RW, Behforooz A. Success of L-lysine therapy in frequently recurrent herpes simplex infection. *Dermatologica* 1987;175:183–90.
4. Milman N, Scheibel J, Jessen O. Lysine prophylaxis in recurrent herpes simplex labialis: a double-blind, controlled crossover study. *Acta Dermato Venereologica* 1980;60:85–87.
5. DiGiovanna JJ, Blank H. Failure of lysine in frequently recurrent herpes simplex infection. *Arch Dermatol* 1984;102:48–51.
6. Griffith RS, Norins AL, Kagan C. A multicentered study of lysine therapy in herpes simplex infection. *Dermatologica* 1978;156:257–67.
7. Flodin NW. The metabolic roles, pharmacology, and toxicology of lysine. *J Am Coll Nutr* 1997;16:7–21.
8. Walsh DE, Griffith RS, Behforooz A. Subjective response to lysine in the therapy of herpes simplex. *J Antimicrobial Chemother* 1983;12:489–96.
9. Wright EF. Clinical effectiveness of lysine in treating recurrent aphthous ulcers and herpes labialis. *Gen Dent* 1994;42:40–42.
10. Bowsher D. Pathophysiology of postherpetic neuralgia. *Neurology* 1995;45(suppl 8):S56–S57.
11. Nikkels AF, Pierard GE. Recognition and treatment of shingles. *Drugs* 1994;48:529–48.

12. Straus SE. Shingles: sorrows, salves, and solutions. *JAMA* 1993; 269:1836–39.
13. Watson CPN, Tyler KL, Bickers DR, Millikan LE, Smith S, Coleman E. A randomized vehicle-controlled trial of topical capsaicin in the treatment of postherpetic neuralgia. *Clin Therapeutics* 1993;15:510–26.
14. Oxman MN. Immunization to reduce the frequency and severity of herpes zoster and its complications. *Neurology* 1995;45(suppl 8):S41–S46.
15. Bogden JD, Oleske JM, Lavenhar MA, et al. Effects of one year of supplementation with zinc and other micronutrients on cellular immunity in the elderly. *J Am Coll Nutr* 1990;9:214–215.

14. ANEMIA FALCIFORME

1. Nagel RL, Fleming AF. Genetic epidemiology of the ßs gene. *Baillière's Clinical Haematology* 1992;5:331–65.
2. Burdick E. Sickle cell disease: still a management challenge. *Postgrad Med* 1994;107–15.
3. Reed JD, Redding-Lallinger R, Orringer EP. Nutrition and sickle cell disease. *Am J Hematol* 1987;24:441–55.
4. Enwonwu CO. Nutritional support in sickle cell anemia: theoretical considerations. *J Nat Med Asso* 1988;80:139–44.
5. Gillette PN, Peterson CM, Lu YS, Cerami A. Sodium cyanate as a potential treatment for sickle-cell disease. *N Engl J Med* 1974;290:654–60.
6. Harkness DR, Roth S. Clinical evaluation of cyanate in sickle cell anemia. *Progr Hematol* 1975;9:157–84.
7. Houston RG. Sickle cell anemia and dietary precursors of cyanate. *Am J Clin Nutr* 1973;26:1261–64.
8. Sergeant GR. Observations on the epidemiology of sickle cell disease. *Trans Roy Soc Trop Med Hygiene* 1981;75:228–33.
9. Lambotte C. Sickle cell anemia and dietary precursors of cyanate. *Am J Clin Nutr* 1974;27:765–73.
10. Kark JA, Ward FT. Exercise and hemoglobin S. *Seminars in Hematology* 1994;31:181–225.

15. CÁLCULOS RENALES E INFECCIONES URINARIAS

1. Curhan GC, Willett WC, Rimm EB, Stamper MJ. A prospective study of dietary calcium and other nutrients and the risk of symptomatic kidney stones. *N Engl J Med* 1993;328:833–38.
2. Curhan GC, Willett WC, Rimm EB, Spiegelman D, Stampfer MJ. Prospective study of beverage use and the risk of kidney stones. *Am J Epidemiol* 1996;143:240–47.
3. Curhan GC, Willett WC, Speizer FE, Spiegelman D, Stampfer MJ. Comparison of dietary calcium with supplemental calcium and other nutrients as factors affecting the risk for kidney stones in women. *Ann Int Med* 1997;126:497–504.

4. Soucie JM, Thun MJ, Coates RJ, McClellan W, Austin H. Demographic and geographic variability of kidney stones in the United States. *Kidney Int* 1994;46:893–99.
5. Nordin BEC, Need AG, Morris HA, Horowitz M. The nature and significance of the relationship between urinary sodium and urinary calcium in women. *J Nutr* 1993;123:1615–22.
6. Lemann J. Composition of the diet and calcium kidney stones. *N Engl J Med* 1993;328:880–82.
7. Remer T, Manz F. Estimation of the renal net acid excretion by adults consuming diets containing variable amounts of protein. *Am J Clin Nutr* 1994;59:1356–61.
8. Breslau NA, Brinkley L, Hill KD, Pak CYC. Relationship of animal protein-rich diet to kidney stone formation and calcium metabolism. *J Clin Endo-crinol* 1988;66:140–46.
9. Robertson WG, Peacock M, Hodgkinson A. Dietary changes and the incidence of urinary calculi in the U.K. between 1958 and 1976. *J Chron Dis* 1979;32:469–76.
10. Lemann J Jr, Adams ND, Gray RW. Urinary calcium excretion in human beings. *N Engl J Med* 1979;301:535–41.
11. Soucie JM, Coates RJ, McClellan W, Austin H, Thun MJ. Relation between geographic variability in kidney stones prevalence and risk factors for stones. *Am J Epidemiol* 1996;143:487–95.
12. Avorn J, Monane M, Gurwitz JH, Glynn RJ, Choodnovskiy I, Lipsitz LA. Reduction of bacteriuria and pyuria after ingestion of cranberry juice. *JAMA* 1994;271:751–54.
13. Haverkorn MJ, Mandigers J. Reduction of bacteriuria and pyuria after using cranberry juice. *JAMA* 1994;272:590.
14. Smith SD, Wheeler MA, Foster HE Jr., Weiss RM. Improvement in interstitial cystitis symptom scores during treatment with oral L-arginine. *J Urol* 1997;158:703–8.

16. EL EJERCICIO Y LAS ENDORFINAS

1. Granges G, Littlejohn GO. A comparative study of clinical signs in fibromyalgia/fibrositis syndrome, healthy and exercising subjects. *J Rheumatol* 1993;20:344–51.
2. Janal MN, Colt EWD, Clark WC, Glusman M. Pain sensitivity, mood and plasma endocrine levels in man following long-distance running: effects of naloxone. *Pain* 1984;19:13–25.

17. DESCANSO Y SUEÑO

1. Moldofsky H, Scarisbrick P. Induction of neurasthenic musculoskeletal pain syndrome by selective sleep stage deprivation. *Psychosomatic Med* 1976;38:35–44.

2. McCain GA, Bell DA, Mai FM, Halliday PD. A controlled study of the effects of a supervised cardiovascular fitness training program on the manifestations of primary fibromyalgia. *Arthritis Rheum* 1988;31:1135–41.
3. von Wartburg JP, Buhler R. Alcoholism and aldehydism. *New Biomedical Concepts* 1984;50:5–15.

18. EL CUERPO CONTRA LAS COMIDAS

1. Alun Jones V. Comparison of total parenteral nutrition and elemental diet in induction of remission of Crohn's disease: long-term maintenance of remission by personalized food exclusion diets. *Dig Dis Sci* 1987;32(suppl):100S–107S.
2. Blau JN, Diamond S. Dietary factors in migraine precipitation: the physicians' view. *Headache* 1985;25:184–87.
3. Curtis-Brown R. A protein poison theory: its application to the treatment of headache and especially migraine. *Br Med J* 1925;1:155–56.
4. Darlington LG, Ramsey NW. Review of dietary therapy for rheumatoid arthritis. *Br J Rheum* 1993;32:507–14.
5. Egger J, Carter CM, Wilson J, Turner MW. Is migraine food allergy? A double-blind controlled trial of oligoantigenic diet treatment. *Lancet* 1983; 2:865–69.
6. Eyermann CH. Allergic headache. *J Allergy* 1930;2:106–12.
7. McClure CW, Huntsinger ME. Observations on migraine. *Boston Med Surg J* 1927;196:270–73.
8. Glover V, Littlewood J, Sandler M, Peatfield R, Petty R, Rose FC. Biochemical predisposition to dietary migraine: the role of phenolsulphotransferase. *Headache* 1983;23:53–58.
9. Guariso G, Bertoli S, Cernetti R, Battistella PA, Setari M, Zacchello F. Emicrania e intolleranza alimentare: studio controllato in età evolutiva. *Ped Med Chir* 1993;15:57–61.
10. Hicklin JA, McEwen LM, Morgan JE. The effect of diet in rheumatoid arthritis. *Clin Allergy* 1980;10:463.
11. Jaffe RM, Deuster PA. A novel treatment for fibromyalgia improves clinical outcomes in a community-based study. Presented to the Annual Conference of the Clinical Immunology Society, New Orleans, May 31–June 3, 1996.
12. Mansfield LE, Vaughan TR, Waller SF, Haverly RW, Ting S. Food allergy and adult migraine: double-blind and mediator confirmation of an allergic etiology. *Ann Allergy* 1985;55:126–29.
13. McClure CW, Huntsinger ME. Observations on migraine. *Boston Med Surg J* 1927;196:270–73.
14. Panush RS, Carter RL, Katz P, Kowsari B, Longley S, Finnie S. Diet therapy for rheumatoid arthritis. *Arth Rheum* 1983;26:462–71.
15. Parke AC, Hughes GRV. Rheumatoid arthritis and food. A case study. *BMJ* 1981;282:2027–29.
16. Pearson M, Teahon K, Jonathan Levi A, Bjarnason I. Food intolerance and Crohn's disease. *Gut* 1993;34:783–87.

17. Peatfield RC. Relationships between food, wine, and beer-precipitated migrainous headaches. *Headache* 1995;35:355–57.
18. Solomon S. Migraine diagnosis and clinical symptomatology. *Headache* 1994;34:S8–S12.
19. van de Laar MAFJ, van der Korst JK. Food intolerance in rheumatoid arthritis. I. A double blind, controlled trial of the clinical effects of elimination of milk allergens and azo dyes. *Ann Rheum Dis* 1992;51:298–302.
20. van de Laar MAFJ, Aalbers M, Bruins FG, van Dinther-Janssen ACHM, van der Korst JK, Meijer CJLM. Food intolerance in rheumatoid arthritis. I. Clinical and histological aspects. *Ann Rheum Dis* 1992;51:303–6.
21. Williams R. Rheumatoid arthritis and food: a case study. *BMJ* 1981;283:563.
22. Leakey R. *The origin of humankind*. New York, Basic Books, 1994, p. 21.
23. McGee H. *On food and cooking: the science and lore of the kitchen*. New York, Macmillan, 1984, p. 3.
24. Cramer DW, Xu H, Sahi T. Adult hypolactasia, milk consumption, and age-specific fertility. *Am J Epidemiol* 1994;139:282–89.
25. Outwater JL, Nicholson A, Barnard ND. Dairy products and breast cancer: the IGF-1, estrogen, and bGH hypothesis. *Med Hypoth* 1997;48:453–61.
26. Trager J. *The food chronology*. New York, Henry Holt, 1995, p. 8.
27. McGee, op cit., 220.
28. Barnard ND. *The power of your plate*. Summertown, Tenn., Book Publishing, 1995, p. 172–73.

RECURSOS

INFORMACIÓN Y SERVICIOS SOBRE NUTRICIÓN

American Dietetic Association
120 South Riverside Plaza, Suite 2000
Chicago, IL 60606-6995
(800) 877-1600
www.eatright.org

La Asociación Dietética de los Estados Unidos (o ADA por sus siglas en inglés) proporciona derivaciones a dietistas. Pregunte por un dietista que sea miembro del Grupo de Dietética y Nutrición Vegetariana de la ADA.

American Holistic Medical Association
One Eagle Valley Ct., Suite 201
Broadview Heights, OH 44147
(440) 838-1010
HolisticMedicine.org

La Asociación de Medicina Holística de los Estados Unidos (o AHMA por sus siglas en inglés) dispone de una red de derivaciones a médicos holísticos.

GlycemicIndex.com
Universidad de Sidney, Australia

Una página *web* fácil de usar con detalles sobre el índice glucémico.

The Kushi Institute
P.O. Box 7
Becket, MA 01223
(800) 975-8744

Información fidedigna sobre dietas macrobióticas.

The McDougall Wellness Center
PO Box 14039
Santa Rosa, CA 95402
(707) 538-8609 or (800) 941-7111
www.drmcdougall.com.

Educación y programas de puertas adentro sobre nutrición que son dirigidos por el Dr. John McDougall.

Physicians Committee for Responsible Medicine
5100 Wisconsin Ave., Suite 400
Washington, DC 20016
(202) 686-2210
www.pcrm.org

El Comité de Médicos para una Medicina Responsable proporciona información detallada sobre salud y nutrición.

Preventive Medicine Research Institute
900 Bridgeway
Sausalito, CA 94965
(415) 332-2525
www.pmri.org.

Dirigido por el Dr. Dean Ornish, el Instituto de Investigación en Medicina Preventiva (o PMRI por sus siglas en inglés) proporciona información sobre nutrición y programas hospitalarios con licencia.

Special Foods
9207 Shotgun Ct.
Springfield, VA 22153
(703) 644-0991

Una amplia selección de productos de pasta sin gluten; se venden en muchas tiendas de productos naturales.

The Weimar Institute of Health and Education
20601 West Paoli Ln.
Weimar, CA 95736
(530) 637-4111 or (800) 525-9192
www.weimar.org.

Patrocina los Seminarios para Revertir la Diabetes y la Obesidad de NEWSTART a nivel regional en todos los Estados Unidos.

INGREDIENTES DE COCINA Y OTROS PRODUCTOS

Arrowhead Mills, Inc.
The Hain Celestial Group
4600 Sleepytime Dr.
Boulder, CO 80301
(800) 434-4246
www.ArrowheadMills.com

Una amplia selección de cereales y harinas; se encuentra en la mayoría de las tiendas de productos naturales y en algunos supermercados (colmados).

Butler Foods
PO Box 40
Grand Ronde, OR 97347
(503) 879-5005
www.butlerfoods.com

Ofrece Soycurls, un versátil sustituto del pollo.

Dixie Diners' Club
PO Box 1969
Tomball, TX 77377
(281) 516-3535 or (800) 233-3668
www.dixiediner.com

Ofrece "comida saludable que sabe como la comida chatarra", lo cual incluye muchos interesantes sustitutos de la carne.

Eden Foods, Inc.
701 Tecumseh Rd.
Clinton, MI 49236
(517) 456-6075 or (888) 424-3336
EdenFoods.com

Productos de pasta sin gluten; leches de soya y de arroz; se venden en las tiendas de productos naturales y en algunos supermercados.

Ener-G Foods, Inc.
5960 First Ave., S.
P.O. Box 84487
Seattle, WA 98124-5787
(206) 767-6660 or (800) 331-5222
www.Ener-G.com

Fabrica pan de arroz sin gluten y sustituto del huevo, los cuales se venden en muchas tiendas de productos naturales.

Food for Life Baking Co., Inc.
(951) 279-5090 or (800) 797-5090
www.FoodforLife.com

Fabrica pan de arroz y pastas de arroz; estos se venden en muchas tiendas de productos naturales.

The Great American Spice Company
www.americanspice.com.

Especias y muchos otros productos.

Hain Pure Foods
4600 Sleepytime Dr.
Boulder, CO 80301
(800) 434-4246
www.HainPureFoods.com

Ofrece harina sin gluten y muchos otros productos.

Lumen Foods
409 Scott St.
Lake Charles, LA 70601
(337) 436 6748 or (800) 256-2253
www.soybean.com

Una variedad de sustitutos de la carne.

The Mail Order Catalog
PO Box 99
415 Farm Rd.
Summertown, TN 38483
(888) 260-8458
www.healthy-eating.com

Muchos productos vegetarianos.

May Wah
213 Hester St.
New York, NY 10014
(212) 334-4428
www.vegieworld.com

Ofrece una sorprendente cantidad de sustitutos de la carne, especialmente sustitutos de carnes al estilo chino, para el público y para dueños de restaurantes.

Pangea
2381 Lewis Ave.
Rockville, MD 20851
(800) 340-1200
www.veganstore.com

Alimentos veganos y muchos otros productos.

Polish Art Center
9539 Jos. Campau
Hamtramck, MI 48212
(313) 874-2242
www.polartcenter.com

Hongos, consomé de hongos y muchos otros productos.

Salumeria Italiana
151 Richmond St.
Boston, MA 02109
(800) 400-5916
www.salumeriaitaliana.com

Consomé de hongos en cubitos.

Transitions for Health
(800) 648-8211
www.Emerita.com

Una crema de progesterona natural, útil para tratar la osteoporosis, los problemas menstruales y otras afecciones.

World Spice Merchants
1509 Western Ave.
Seattle, WA 98101
(206) 682-7274
www.worldspice.com.

Una amplia selección de especias que se venden por correo.

RECETAS E INFORMACIÓN SOBRE COCINA EN LÍNEA

www.bryannaclarkgrogan.com

La página *web* de la chef Bryanna Clark Grogan.

www.happycow.net

Proporciona direcciones de restaurantes vegetarianos en cualquier parte del mundo.

NutritionMD.org

Más de 1.000 recetas en un formato con opción de búsqueda, también incluye información sobre nutrición.

www.veganchef.com

La página *web* de la chef Beverly Lynn Bennett ofrece una enorme cantidad de recetas.

http://vegfamily.com/vegan-recipes.

Deliciosas recetas en una página *web* diseñada para familias.

www.vegsource.com

Recetas, además de información sobre nutrición y bienestar.

http://vegweb.com.

Muchas recetas e información sobre cocina.

ÍNDICE DE TÉRMINOS

Las referencias de páginas subrayadas indican que el tema se trata en un recuadro o en una tabla en la página correspondiente.

A

D

N

O

P

Q

R

S